Daniela Kammerer, Helga Klug, Jeanne Wolff Bernstein (Hg.)
Neu denken und handeln

Das Anliegen der Buchreihe Bibliothek der Psychoanalyse besteht darin, ein Forum der Auseinandersetzung zu schaffen, das der Psychoanalyse als Grundlagenwissenschaft, als Human- und Kulturwissenschaft sowie als klinische Theorie und Praxis neue Impulse verleiht. Die verschiedenen Strömungen innerhalb der Psychoanalyse sollen zu Wort kommen, und der kritische Dialog mit den Nachbarwissenschaften soll intensiviert werden. Bislang haben sich folgende Themenschwerpunkte herauskristallisiert: Die Wiederentdeckung lange vergriffener Klassiker der Psychoanalyse – wie beispielsweise der Werke von Otto Fenichel, Karl Abraham, Siegfried Bernfeld, W. R. D. Fairbairn, Sándor Ferenczi und Otto Rank – soll die gemeinsamen Wurzeln der von Zersplitterung bedrohten psychoanalytischen Bewegung stärken. Einen weiteren Baustein psychoanalytischer Identität bildet die Beschäftigung mit dem Werk und der Person Sigmund Freuds und den Diskussionen und Konflikten in der Frühgeschichte der psychoanalytischen Bewegung.

Im Zuge ihrer Etablierung als medizinisch-psychologisches Heilverfahren hat die Psychoanalyse ihre geisteswissenschaftlichen, kulturanalytischen und politischen Bezüge vernachlässigt. Indem der Dialog mit den Nachbarwissenschaften wiederaufgenommen wird, soll das kultur- und gesellschaftskritische Erbe der Psychoanalyse wiederbelebt und weiterentwickelt werden.

Die Psychoanalyse steht in Konkurrenz zu benachbarten Psychotherapieverfahren und der biologisch-naturwissenschaftlichen Psychiatrie. Als das ambitionierteste unter den psychotherapeutischen Verfahren sollte sich die Psychoanalyse der Überprüfung ihrer Verfahrensweisen und ihrer Therapie-Erfolge durch die empirischen Wissenschaften stellen, aber auch eigene Kriterien und Verfahren zur Erfolgskontrolle entwickeln. In diesen Zusammenhang gehört auch die Wiederaufnahme der Diskussion über den besonderen wissenschaftstheoretischen Status der Psychoanalyse.

Hundert Jahre nach ihrer Schöpfung durch Sigmund Freud sieht sich die Psychoanalyse vor neue Herausforderungen gestellt, die sie nur bewältigen kann, wenn sie sich auf ihr kritisches Potenzial besinnt.

Bibliothek der Psychoanalyse
Herausgegeben von Hans-Jürgen Wirth

Daniela Kammerer, Helga Klug,
Jeanne Wolff Bernstein (Hg.)

Neu denken und handeln

Der Einfluss gesellschaftlicher Umbrüche auf die Psychoanalyse

Mit Beiträgen von Françoise Davoine, Markus Fäh, Francisco J. González, Elisabeth Imhorst, Andreas Jensen, Daniela Kammerer, Helga Klug, Christine Korischek, Ann Pellegrini, Maximilian Römer, Eyal Rozmarin, Avgi Saketopoulou und Jeanne Wolff Bernstein

Psychosozial-Verlag

Bibliografische Information der Deutschen Nationalbibliothek
Die Deutsche Nationalbibliothek verzeichnet diese Publikation
in der Deutschen Nationalbibliografie; detaillierte bibliografische Daten
sind im Internet über http://dnb.d-nb.de abrufbar.

Originalausgabe

info@psychosozial-verlag.de
www.psychosozial-verlag.de

Umschlagabbildung: Gianna Virginia Prein, *and now, 3000 years later,*
I don't know what to feel
Umschlaggestaltung und Innenlayout nach Entwürfen von Hanspeter Ludwig, Wetzlar
ISBN 978-3-8379-3360-4 (Print)
ISBN 978-3-8379-6264-2 (E-Book-PDF)

Inhalt

Flucht – Trauma – Krieg

Sexualpolitische Wende

Editorial

»Do I contradict myself?
Very well then I contradict myself
(I am large, I contain multitudes).«

(Walt Withman, 1904 [1855], S. 69)

»If there is a point, it lies precisely in taking every occasion to turn the very legacy that had been handed down to us into a problem.«

(Giuseppe Civitarese, 2021, S. 255)

Unsere Gegenwart ist von zahlreichen Umbrüchen geprägt, welche die Gesellschaft vor neue Herausforderungen stellen. Eine Pandemie, Kriege, Massaker, ökologische und klimatische Bedrohungen, Migrationsprozesse, soziale Ungleichheit oder sexualpolitische Veränderungen sind Teil eines Erfahrungsraums, den Analytiker:innen und Patient:innen mit anderen Menschen teilen. Wir kommen, so die Meinung der Herausgeberinnen, nicht umhin, die soziale Dimension in Freuds »Junktim zwischen Heilen und Forschen« (Freud, 1926e, S. 293) in den Vordergrund zu stellen und ihren Einfluss auf Theorie und Behandlungspraxis der Psychoanalyse in diesem Sammelband genauer zu untersuchen. Dabei geht es den Herausgeberinnen vor allem darum, nicht nur das Krisenhafte von Umbrüchen, sondern die darin enthaltenen Möglichkeiten freizulegen und neben einem Verständnis für das individuelle Leiden ein solches für gruppenpsychologische Prozesse zu generieren.

Die Autor:innen aus den USA und Europa verfügen über verschiedene psychoanalytische Zugänge und gehören unterschiedlichen Generationen an, sodass ein historisch erhellender Bogen zwischen politischen Veränderungen im letzten Jahrhundert und der Gegenwart gespannt werden kann. Es zeigt sich, dass Konzepte von Kolleg:innen, die in den letzten Jahrzehnten in Vergessenheit geraten sind, in der Gegenwart aufgegriffen und weitergedacht werden können, sich daneben aber auch völlig neue Betrachtungs- und Handlungsmöglichkeiten auftun.

Das Buch ist in drei Abschnitte gegliedert. Im ersten Abschnitt »Realpolitik und ihre Auswirkungen auf Theorie und Klinik« wird der Einfluss des Sozialen auf die genannten Bereiche psychoanalytischen Arbeitens in

Kriegs- und Krisensituationen einerseits und in Zeiten gesellschaftlicher Umbrüche andererseits erörtert und historisch kontextualisiert. Dabei werden Eckpfeiler psychoanalytischer Technik wie Abstinenz bzw. Neutralität einer kritischen Diskussion unterzogen und Fragen nach einem veränderten Subjektverständnis aufgeworfen, das den verschiedenen wechselseitigen Beziehungen zwischen Gruppen und Individuen Rechnung trägt.

Françoise Davoine beschreibt in ihrem Beitrag »Sozialpolitische Wendepunkte in der Psychoanalyse? Veränderungen der psychoanalytischen Theorie und Praxis als Folge sozialer Umbrüche«, wie Psychotherapeut:innen nach dem Ersten Weltkrieg ihre therapeutische Praxis umgestalten mussten. Ausgehend von Bions Buch *The Long Week-End* (1982), das in Vergessenheit geraten ist, zeigt die Autorin eine Veränderung der Auffassung von Übertragung, durch die der:die Analytiker:in gezwungen ist, die Neutralität aufzugeben. Diese Frage manifestiert sich gerade heute wieder bei den Psychotherapeut:innen, die unter täglichen Bombenangriffen in der Ukraine arbeiten und darauf bestehen, dass ihre Arbeit »echte« Psychoanalyse ist. In ihrem Beitrag stellt sie klinische Beispiele aus ihrer eigenen Praxis wie auch literarische Werke vor, die einen Heilungsprozess darstellen.

Francisco J. González setzt sich in »Trump(f)-Karten und Klein'sche Flaschen. Zum Kollektiven des Individuums« mit einem vernachlässigten Feld der psychoanalytischen Theorie auseinander; nämlich mit den kollektiven Aspekten des Individuums in der Objektbeziehung zu anderen. Aus seiner Sicht ermöglicht die Gruppentheorie, diesen Brennpunkt zwischen Individuum und Gruppe zu beschreiben, was eine nuanciertere theoretische Ausarbeitung der sozialen Verbindung in der Psychoanalyse erlaubt. Subjektivität ist auf fundamentaler Ebene Intersubjektivität, einer Ebene, die sich auf plurale Andersheiten erstreckt.

Maximilian Römer beleuchtet in »Psychoanalyse – Politik – Öffentlichkeit. Fragmente einer komplexen Beziehung« die vielschichtige und konflikthafte Beziehung der Psychoanalyse zu politischen Fragestellungen sowie zur Öffentlichkeit. In Rekurs auf die Geschichte der psychoanalytischen Bewegung und der aus dieser fortbestehenden Kontinuität einer Spaltung in Klinik und Sozialpsychologie wird die Fantasie einer apolitischen Wissenschaft dekonstruiert. Der Autor sucht Hürden und Widerstände zu identifizieren, die einer Einmischung der Psychoanalyse in das öffentliche Geschehen entgegenstehen, und erörtert die Möglichkeit eines politisch-öffentlichen Engagements im Sinne der »community psychoanalysis«.

Jeanne Wolff Bernstein befasst sich in »Die Illusion der Neutralität« mit dem Kernkonzept der neutralen/abstinenten Position im psychoanalytischen Prozess. Was einst als die Grundregel der Psychoanalyse galt, ist mit der Analyse von schwer traumatisierten Patient:innen infrage gestellt und als unzureichend und entfremdend entlarvt worden. Am Beispiel von kriegsverwundeten Patient:innen im Russland-Ukraine-Krieg, zeigt die Autorin auf, wie unzulänglich und verletzend eine solche abstinente Position sein kann, die letztlich mehr dem Schutz der Analytiker:innen anstatt der intensiven Behandlung der Patient:innen dient.

Der zweite Abschnitt »Flucht – Trauma – Krieg« beschäftigt sich mit dem Zustand der Immigration im Sinne von Andersheit und fehlender Zugehörigkeit als Ausdruck der conditio humana, weiters mit dem Stellenwert hoffnungsspendender Objekte für Menschen mit Fluchterfahrung und mit der Rolle der Verleugnung als zentralen Abwehrmechanismus der postneoliberalen Gesellschaft im Umgang mit Flüchtenden. Das an anderer Stelle des Buches geforderte Zusammenwirken von Politik, Leben und Psychoanalyse wird anhand von Paul Parins Biografie, dem Begründer der Ethnopsychoanalyse, dargestellt.

Andreas Jensen identifiziert in seinem Beitrag »Das Janusgesicht der Hoffnung. Psychoanalytische Gedanken zu einer Leerstelle der Fluchtforschung« sowohl in der Fluchtforschung als auch in der Psychoanalyse eine fehlende Auseinandersetzung mit dem Begriff Hoffnung. Ausgehend von Interviews mit *Geduldeten Geflüchteten* setzt sich der Autor im vorliegenden Beitrag mit dieser Leerstelle auseinander, beleuchtet die psychosoziale Dynamik von Hoffnung im Kontext von Flucht und Exil und erarbeitet ein Konzept *hoffnungsspendender Objekte* für die psychoanalytische Theorie und Praxis.

Helga Klug lotet in ihrem Beitrag »Überlegungen einer Analytikerin zur Dehumanisierung des Anderen im Umgang mit Geflüchteten« die vielschichtige gesellschaftliche Rahmung der Begegnung einer europäischen Analytikerin mit Menschen auf der Flucht aus, indem sie sozioökonomische Veränderungen und ihre psychischen Repräsentationen, die Wiederkehr des Verdrängten in Verbindung mit dem Faschismus und den Elitarismus der Psychoanalyse als Bestimmungsfaktoren dieser Annäherung befragt.

Christine Korischek geht in ihrem Beitrag »Mit Paul Parin an den Rand der Utopie reisen. Zur Entstehung der Ethnopsychoanalyse« anhand ausgewählter Schlüsselstellen aus Parins wissenschaftlichem und literarischem

Werk der Frage nach, wie biografische Knotenpunkte mit der Entstehung der Ethnopsychoanalyse ab den 1950er Jahren verknüpft sind und wie die Afrikaforschungen in Parins kultur- und gesellschaftskritische psychoanalytische Praxis und Theorie wirken.

Eyal Rozmarin thematisiert in seinem Text »Immigration und Zugehörigkeit in der Psychoanalyse« Auswanderung als klinische Realität und Metapher. Er behandelt die oft illusorische Sesshaftigkeit des analytischen Settings sowie dessen Tendenz, sich selbst als Zentrum gegenüber einer Marginalität zu setzen, und fordert Leser:innen auf, über die vielfältigen Arten nachzudenken, in welcher Weise soziale Realitäten die menschliche Erfahrung bestimmen. Der Autor plädiert deshalb für eine Psychoanalyse, die sich dessen bewusst ist, dass das Subjekt von sozialen Kräften und Narrativen geprägt wird.

Im dritten Abschnitt »Sexualpolitische Wende« wird der gesellschaftliche und sozialpolitische Wandel im ausgehenden 20. Jahrhundert in seinem Einfluss auf die psychoanalytische Theoriebildung und Klinik untersucht; so wird die Abkehr von Konzepten wie dem Ödipuskonzept unterschiedlich diskutiert und anhand von klinischen Beispielen beschrieben. Hierbei kommt es zu kontroversen Haltungen, denen der Sammelband einen weiten Raum gibt.

Markus Fäh erläutert in seinem Text »Postödipale Gesellschaft und Deödipalisierung der Psychoanalyse«, wie diese Konzepte miteinander zusammenhängen. Die konformistische *mainstream*-Psychoanalyse beschränkt sich seiner Meinung nach darauf, die unter dem Leistungs- und Genießens-Diktat leidenden Menschen im neoliberalen Spätkapitalismus zu reparieren und wieder *in Form* zu bringen, statt ihnen den Weg zu ihrer unbewussten Wahrheit zu zeigen. Die postödipale Gesellschaft bedarf – so der Autor – nicht eines Abschieds vom Ödipuskomplex, sondern einer Weiterentwicklung des ödipalen Denkens.

Daniela Kammerer beschäftigt sich in ihrem Beitrag »Lust an der Gegenwart. Eine Verteidigung zeitgenössischer Sexualpolitik« mit den realpolitischen und diskursiven Umbrüchen und deren Auswirkung auf die psychoanalytische Konzeptbildung. Sie zeigt, wie beängstigt Analytiker:innen oft auf die neuen Diskurse und Lebensformen reagieren; man kann ihnen jedoch auch lustvoll begegnen und sich auf Potenziale der Theorie berufen, um einen neuen Blick auf die Gegenwart sowie die Methode zu erlangen.

Elisabeth Imhorst beschreibt in »Identitätsdiffusion und trans Identität. Historischer Abriss und klinisches Beispiel« die veränderte gesellschaftliche, historische und gesetzliche Realität von trans Personen. In einem ausführlichen Fallbeispiel stellt sie dar, wie sie die (innere) Situation eines 14-jährigen trans Jungen, der in Sorge war, vielleicht doch nicht trans zu sein, psychoanalytisch versteht.

Anhand einer weiteren Fallgeschichte illustrieren *Avgi Saketopoulou und Ann Pellegrini* in ihrem Text »Gender, Trauma und transgenerationale Weitergabe«, wie transgenerationelle Prozesse als enigmatische Botschaften im Sinne von Jean Laplanche Einfluss auf die unbewusste Genderwahl nehmen.

Auf dem Cover sieht man einzelne Plateaus aus einer Arbeit der Künstlerin Gianna Virginia Prein, mit dem Titel *3000 years later*. Die an der Wand installierten Objekte sind Abdrücke von Bänken verschiedener Aussichtspunkte um Wien, mit Blick auf die Stadt. Ähnlich kreiert der vorliegende Sammelband unterschiedliche Perspektiven auf Gesellschaft und Psychoanalyse und zeigt das sich daraus ergebende Spannungsfeld und die Diversität verschiedener analytischer Positionen auf.

Wir danken der Sigmund Freud PrivatUniversität Wien für die großzügige Unterstützung des Druckkostenzuschusses für diesen Band. Wir danken Mag.[a] Brita Pohl für die Übersetzung der englischsprachigen Texte.

Daniela Kammerer, Helga Klug & Jeanne Wolff Bernstein

Literatur

Bion, W.R. (1982). *The Long Week-End 1897–1919. Part of a Life*. Routledge.
Civitarese, G. (2021). The limits of interpretation. A reading of Bion's »On Arrogance«. *The International Journal of Psychoanalysis, 102*(2), 236–257.
Freud, S. (1926e). *Die Frage der Laienanalyse. GW XIV*, 207–296.
Withman, W. (1904 [1855]). *Song of Myself*. The Roycrofters.

Realpolitik und ihre Auswirkungen auf Theorie und Klinik

Sozialpolitische Wendepunkte in der Psychoanalyse?

Veränderungen der psychoanalytischen Theorie und Praxis als Folge sozialer Umbrüche

Françoise Davoine

Die psychoanalytische Theorie und Praxis veränderte sich schon im Ersten Weltkrieg, und heute trifft das erneut auf die Arbeit ukrainischer Psychoanalytiker:innen, die unter den russischen Bombenangriffen weiterhin praktizieren, zu. Dennoch gerieten diese wichtigen Veränderungen während des »langen Wochenendes« zwischen den beiden Weltkriegen in Vergessenheit, mit Ausnahme einiger wegweisender Analytiker:innen, die sich an die »Frontpsychotherapie« mit traumatisierten Soldaten in Militärhospitälern hinter der Front erinnerten. Ich werde einige dieser Pionier:innen vorstellen, deren Namen ich im Laufe meiner Analyseausbildung in öffentlichen psychiatrischen Krankenhäusern nach und nach entdeckt habe. Ich werde auch über zwei klinische Fälle zu dieser Art der sozialpolitischen Wende berichten und einen Erfahrungsbericht zu meiner Teilnahme an monatlichen Videodiskussionen mit ukrainischen Psychoanalytiker:innen vorlegen, die das Freud Museum Wien organisiert hat.

Analyseausbildung auf den Schlachtfeldern vergangener Kriege

Ende 1968 ging ich an das Labor des Soziologen Alain Touraine an der École des Hautes Etudes en Sciences Sociales, einem sozialwissenschaftlichen Institut in Paris, das später unter dem Namen »Zentrum für die Erforschung sozialer Bewegungen« bekannt wurde. Im gleichen Zeitraum verfolgte ich Lacans Seminare und begann eine Psychoanalyse an der École Freudienne. Die beiden Disziplinen mochten sich nicht.

Einige Zeit später begannen Jean-Max Gaudillière – mein 2015 verstorbener Mann – und ich, uns für die antipsychiatrische Bewegung in England und Italien zu interessieren. Wir initiierten ein soziologisches Forschungsprojekt unter dem Titel »Wahnsinn und die Brüche der sozialen Beziehung«. Da wir weder Psychiater:innen noch Psycholog:innen waren, sondern unsere erste Ausbildung in klassischer Literatur und danach in Soziologie absolviert hatten, kam uns die Idee, psychotische Menschen in psychiatrischen Spitälern aufzusuchen. Wir hatten allerdings keine Ahnung, wo wir anfangen sollten, bis wir bei einer Konferenz an der École Freudienne Edmond Sanguer, den ärztlichen Leiter einer Abteilung an einem öffentlichen psychiatrischen Krankenhaus in Nordfrankreich, kennenlernten, der uns Zugang zu seiner Abteilung gewährte. Er stellte uns der Oberschwester als »die Soziolog:innen« vor, und sie gab uns weiße Kittel, in denen wir die Schwestern bei ihren verschiedenen Aufgaben begleiteten und die Insass:innen trafen.

Von hier an spreche ich nur über meine persönlichen Erfahrungen. Die Straße, die zum Krankenhaus führte, war von endlosen Feldern mit weißen Kreuzen gesäumt, unter denen die internationalen Soldaten vergangener Kriege begraben lagen. Ich war allerdings nicht darauf gefasst, dass die Patient:innen, die dort über längere Zeit eingewiesen waren, mit mir über den letzten Krieg sprechen würden, als wäre er gestern gewesen. Ich war auch nicht darauf gefasst, dass unsere Gespräche im Aufenthaltsraum die Bombenangriffe und das Résistance-Netzwerk meiner frühen Kindheit in den Alpen wieder lebendig werden lassen würden, die mein Lacanianischer Analytiker übergangen hatte. Als mein Großvater, der im Ersten Weltkrieg Sanitäter gewesen war, mir in einem Traum erschien, gab ich den objektiven soziologischen Ansatz auf. Mir wurde klar, dass ich zur Analytikerin wurde, besonders deshalb, weil es den Patient:innen, mit denen ich sprach, besser ging.

Im Aufenthaltsraum stand eine Frau, die seit Jahren stumm gewesen war, vor dem Heizkörper. Ihre weiten blauen Augen wirkten wie eine Aufforderung, und so verbrachte ich in den nächsten Monaten einige Zeit damit, neben ihr zu stehen und auszusprechen, was mir in Bezug auf die Vorgänge um uns herum durch den Kopf ging. Nach langer Zeit öffnete sie den Mund und sagte: »Ich habe ein großes JA gehört, jetzt kann ich sprechen.« Dann erzählte sie mir folgende Geschichte – in der Gegenwartsform. Sie ist acht. Es ist Krieg. Ihr Vater ist Soldat. Ihre Mutter ist Schleusenwärterin an einem Kanal und verschwindet jeden Nachmittag. Eines Tages geht sie ihr nach und findet sie im Stadtgraben der nahegelegenen Kleinstadt mit deutschen Soldaten. Sie läuft nach Hause, aber ihre Mutter sieht sie und sagt, während sie den Rock hebt: »Du willst wissen, was ich tue – schau hin!« Ihre Tochter springt in den Kanal – die Algen liebkosen sie, sagt sie, die Fische sehen sie freundlich an, als der Schiffer eines dort vertäuten Lastkahns ins Wasser springt und sie rettet. Sie erinnert sich an den Namen des Kahns, »*Quand j'y pense*, wenn ich daran denke«. Ich fand diesen Namen wirklich »surreal« – ein Wort, das Guillaume Apollinaire erfunden hat, der an der Front des Ersten Weltkriegs Gedichte schrieb. Von diesem Tag an war die Patientin wieder fähig zu kommunizieren und ihr Leben eigenständig zu führen.

Was war geschehen? Neben anderen Hinweisen könnte eine Interferenz mit meiner eigenen Geschichte vorliegen. Ihre Stummheit war mir vertraut, da meine Mutter von Zeit zu Zeit plötzlich aufhörte zu sprechen, ihre Augen steinern, und so sprach ich, wissend ohne zu wissen, dass sie ihre Gefangenschaft Ende 1942 und Anfang 1943 wieder erlebte, als sie mit mir schwanger war. Später tauchten mit anderen Patient:innen dank anderer Interferenzen in kritischen Sitzungen große sozialpolitische Umbrüche aus dem Müllhaufen der Geschichte auf, auf dem sie entsorgt worden waren. Doch derartige Zeugnisse lagen den Analytiker:innen unserer Schule nicht. Sie warfen uns vor, nicht neutral zu bleiben und auf verdrängte Signifikanten zu hören, die Lacan (1966) den »Diskurs des Anderen« nannte.[1]

Das Problem besteht darin, was zu tun ist, wenn der – große oder kleine – Andere durch bedeutende Umbrüche vernichtet wird. Psychoanalytiker:innen müssen eine sozialpolitische Wende vollziehen, um »Zeug:innen von zeugenlosen Ereignissen« zu werden, wie es Dori Laub (Laub & Felman, 1992) ausdrückt, der an der Entstehung der »Fortunoff Video Testimonies of the Holocaust« beteiligt war. Diese Wende wurde in unserer psychoanalytischen Ausbildung ignoriert. Das war wenig überraschend, wo doch Lacan die psychiatrische Konferenz in Bonneval 1946 eröffnet hatte, ohne den gerade erst zu Ende gegangenen Krieg zu erwähnen, mit Ausnahme eines kurzen Absatzes, der die Aufgabe seiner Praxis in diesen »barbarischen Zeiten« rechtfertigte. Nun ja, barbarische Zeiten ereigneten sich in der Gegenwart unserer Arbeit mit eingewiesenen Patient:innen ebenso wie in zwei weiteren psychiatrischen Krankenhäusern und deren Ambulanzen, in die wir den Arzt die folgenden 30 Jahre bis zu seiner Pensionierung einmal wöchentlich begleiteten. Da sein Nachfolger pharmakologische Behandlungen vorzog, empfingen wir unsere Patient:in-

1 Siehe hierzu auch den Beitrag von Jeanne Wolff Bernstein in diesem Sammelband.

nen danach im Rahmen einer privaten Praxis für einige wenige Euros, da wir von der EHESS (Hautes Etudes en Sciences Sociales) bezahlt wurden.

Das EHESS wollte, dass wir ein wöchentliches Pflichtseminar zu unseren Forschungen abhielten, das wir unter dem Titel »Wahnsinn und die Brüche der sozialen Beziehung« anboten. Um vor einer interdisziplinären Hörer:innenschaft das Arztgeheimnis zu wahren, besprachen wir 40 Jahre lang Autor:innen, deren Werke sich mit Wahnsinn, Kriegen und Sklaverei auseinandersetzten – unter anderem Cervantes' *Don Quixote*, Toni Morrisons *Beloved (Menschenkind)*, Philosophen, die in den Krieg zogen, wie Descartes und Wittgenstein, und Analytiker:innen, die Psychosen behandelt hatten, wie Frieda Fromm-Reichmann und Harry Stack Sullivan, bis ich unser Seminar nach dem Tod von Jean-Max Gaudillière 2015 beendete.

Danach übernahm Stéphane Audoin, ein Historiker des Ersten Weltkriegs am EHESS, die Teilnehmer:innen. Er entwickelte für sie und junge Historiker:innen ein Seminar mit dem Titel »La guerre transmise«, die Übertragung des Krieges, das bis Juni 2024 stattgefunden hat. Unter den Vortragenden wurde ich eingeladen, Hervé Mazurels Buch *L'Inconscient ou l'oubli de l'Histoire* (Das Unbewusste oder das Vergessen der Geschichte, 2021) zu diskutieren, was unter Analytiker:innen einige Entrüstung auslöste. Ich lobte es, mit Ausnahme seines Vergessens der Analytiker:innen, die während der Weltkriege in Militärhospitälern arbeiteten, etwa Frieda Fromm-Reichmann und weitere, die ich nun erwähnen will.

Ein neues Paradigma für die Psychoanalyse nach dem Ersten Weltkrieg

Während die etablierte und strukturale Psychoanalyse im Fall von Psychosen die Übertragung als unmöglich oder zumindest problematisch betrachtete, erklärte die deutsche Psychoanalytikerin Frieda Fromm-Reichmann (1960), dass alles Übertragung sei, wenn es keine Übertragung gibt. Denn man kann sich auf Dinge, Pflanzen oder Tiere beziehen – wie im Fall des ertrinkenden kleinen Mädchens Fische und Algen –, wenn sozialpolitische Umbrüche zum Zerfall des Vertrauens und zur Vernichtung alles Anderen führen, mit Ausnahme einer unbarmherzigen Kraft, für die der andere nicht existiert. In einem derartigen Bruch der sozialen Beziehung wendet man sich der »nichtmenschlichen Umwelt« zu, einem Begriff, wie ihn Harold Searles (1960) geprägt hat, der bei Fromm-Reichmann in der

Chestnut Lodge, einer bekannten psychoanalytischen Klinik in der Nähe von Washington, D.C., wo sie die Psychoanalyse von Psychosen entwickelte, in Analyse war.

Vor ihrem Exil in den Vereinigten Staaten ab 1935 war sie eine junge Neurologin gewesen, die bei Kurt Goldstein studiert hatte, und war während des Ersten Weltkriegs – inoffiziell, weil sie eine Frau war – Leiterin einer Abteilung für Soldaten mit Hirnverletzungen im Königsberger Krankenhaus. In Anlehnung an die Lehre ihres Mentors bestärkte sie trotz der Angst und Panik der Soldaten deren Fähigkeiten, die sie aus ihren Verletzungen heraus entwickelten. Nach dem Krieg machte sie am Berliner Psychoanalytischen Institut die Ausbildung zur Analytikerin und begann sich für Patient:innen zu interessieren, bei denen Schizophrenie diagnostiziert worden war; sie fand sie leichter zu behandeln als jene mit Hirnverletzungen. Für sie modifizierte sie Freuds Methode, um ein Unbewusstes zu erreichen, das von nicht-symbolisierbaren, sensorischen Bildern geprägt war, die keinem Narrativ zugänglich sind.

Bereits 1907 hatte Freud in seinem Kommentar zur *Gradiva* des deutschen Schriftstellers Kurt Jensen ein unverdrängtes Unbewusstes erwähnt. Die Geschichte handelt von der Heilung der Wahnvorstellungen eines jungen Archäologen im ersten Jahrhundert unserer Zeitrechnung während des Ausbruchs des Vesuvs: »Alles was verdrängt ist, ist unbewußt; aber nicht von allem Unbewußten können wir behaupten, daß es verdrängt sei« (Freud, 1907a, S. 74). Allerdings sagte er nie, wie in der Praxis mit diesem speziellen Unbewussten zu arbeiten sei, um das es geht, wenn sozialpolitische Umbrüche alle symbolischen Orientierungen zerstören.

Als die nationalsozialistische Verfolgung der Juden Fromm-Reichmann 1935 ins Exil zwang, fand sie an der Chestnut Lodge eine Ferialstelle. Dort bat sie der Leiter Dexter Bullard, eine psychoanalytische Behandlung für an Schizophrenie Erkrankte zu entwickeln. Eine ehemalige Patientin, Joanne Greenberg, legt in ihrem Roman *I Never Promised You a Rose Garden (Ich hab' dir nie einen Rosengarten versprochen)* (Greenberg, 2000) Zeugnis von ihrer Praxis ab. Von Anfang an weist »Doctor Fried« darauf hin, dass die Vertreibung der Großeltern des an Wahnvorstellungen leidenden Mädchens in den Pogromen in Lettland ihren Nachhall in antisemitischen Angriffen gegen sie in einem Sommerlager finden, und vergleicht das mit ihrer eigenen Vertreibung aus Deutschland.

An der Chestnut Lodge leitete sie gemeinsam mit dem Psychoanalytiker Harry Stack Sullivan, der die Bedeutung von verschwiegenen sozialpolitischen Katastrophen in den Familien von Patient:innen mit Schizophreniediagnose unterstrich, auch ein wöchentliches Seminar. Sullivan betrachtete Schizophrenie als »menschlichen Prozess« (Sullivan, 1981), der helfen sollte, sich Brüchen der sozialen Verbindung zu stellen, die verständlich werden, wenn sie in der Interaktion während der Sitzungen stattfinden.

Exil und Haft waren auch Teil seiner Geschichte. Seine Großmutter war vor der großen irischen Hungersnot geflohen und hatte auf der Überfahrt über den Atlantik ein Kind verloren. Sullivan hatte zudem eigene Erfahrungen mit völliger Einsamkeit, da er als Jugendlicher in ein psychiatrisches Krankenhaus eingewiesen wurde. Dort lernte er zufällig Abraham Brill kennen, einen der ersten Psychoanalytiker in den Vereinigten Staaten, der mit 16 Jahren ohne einen Dollar in der Tasche aus Galizien eingewandert war. Dank der gemeinsamen traumatischen Erfahrung fühlte sich der junge Sullivan wahrscheinlich weniger entfremdet. Als er später Psychiater wurde, entwickelte er eine neue Art, Psychoanalyse für als hoffnungslos betrachtete Jugendliche zu praktizieren. In seinen Fünfzigern vertraute er seiner Assistentin Helen Swick Perry (Perry, 1982) an, dass er, würde er heutzutage in eine Klinik eingewiesen, in irgendeiner Anstalt verkümmert wäre.

Er und Fromm-Reichmann fanden einen Weg aus einer erstarrten Zeit heraus, da, wenn alle symbolischen Vertrauens- und Bündnisgarantien zerstört sind, keine Symbole verfügbar sind, um die Chronologie aufrechtzuerhalten. Die Vergangenheit wird als Gegenwart erneut erlebt und es gibt keine Zukunft. Daher auch die Entmutigung von Analytiker:innen, die bereit sind, ihre Patient:innen aufzugeben, wenn diese immer wieder an den Start zurückgehen und alle Deutungen in Bezug auf vergangene Umbrüche verweigern. »Ok,« sagten sie, »es verändert sich aber nichts«. Tatsächlich gibt in solchen Stillständen der Zeit keine Kausalität, weil sie die Vergangenheit braucht, um die Wirkungen in der Zukunft zu bestimmen. Die Frage lautet daher: Wie kann man die Zeit wieder in Gang bringen?

»Wenn das Werkzeug mit dem Namen zerbrochen ist«

»Wenn das Werkzeug mit dem Namen zerbrochen ist« (Wittgenstein, 1958, S. 20), schlägt der österreichische Philosoph und Veteran des Ersten Weltkriegs Ludwig Wittgenstein vor, ein neues »Sprachspiel« zu erfinden. Er brauchte zehn Jahre, um den letzten Satz seines an der Ostfront verfassten *Tractatus logico-philosophicus* (Wittgenstein, 1922) zu ändern: »Wovon man nicht sprechen kann, darüber muss man schweigen«, weil das Werkzeug mit dem Namen zerbrochen war, mit dem er seine unsagbaren Erfahrungen mit Krieg und Gefangenschaft erzählen konnte, als er mit einer schrecklichen posttraumatischen Belastungsstörung nach Wien zurückkam. Erst als er 1928 eingeladen wurde, nach Cambridge zurückzukehren, konnte er seine philosophische Lehrtätigkeit wieder aufnehmen, die er aufgegeben hatte. Dann begann er ein »neues Sprachspiel«, wobei er behauptete, dass, wenn man nicht sprechen kann, nicht anders kann als das, was nicht gesagt werden kann, durch »unwägbare Evidenz« (Wittgenstein, 1958, S. 228) zu zeigen, etwa Ton oder Gesichtsausdruck.

Hier nun ein weiteres Beispiel aus dem dritten psychiatrischen Krankenhaus in den Vorstädten von Paris: An einem Montagmorgen sah ich eine junge Frau im Aufenthaltsraum, die mit einer der verstörteren Damen in der Abteilung sprach. »Sind Sie eine neue Psychologiepraktikantin?«, fragte ich – »Nein, ich bin Psychotikerin«, antwortete sie. »Und Sie, was tun Sie hier?« Ich folgte meinem ersten Eindruck – der sich als richtig erwies, da sie mir später erzählte, dass sie in ihrem Heimatland Italien Psychologie studiert hatte – und legte zum ersten Mal gegenüber einer Patientin, nennen wir sie Gilda, meine andere Arbeit offen: »Ich arbeite auch an einem sozialwissenschaftlichen Institut über ›Wahnsinn und die soziale Beziehung‹.« Sie antwortete sofort: »Apropos Wahnsinn und die soziale Beziehung sollten Sie wissen, dass mein Vater der einzige Überlebende eines Massakers in der Schlacht von El Alamein war.« Dort waren italienische Truppen 1942 geschlagen worden. »Aber ich möchte hier nicht mit Ihnen sprechen. Ich komme zu Ihnen in die Ambulanz, wenn ich entlassen werde.«

Damals hätte ich nie enthüllt, dass auch mein Vater nur knapp einem Massaker an Geiseln entgangen war, die auf die italienische Seite des kleinen Sankt-Bernhard-Passes verschleppt worden waren. Um es kurz zu machen, werde ich mich auf eine Sitzung in der Ambulanz konzentrieren, in der ein neues Sprachspiel aus der »unwägbaren Evidenz« erfunden werden musste, dass die Zeit stillstand. Sie kam an einem Montagnachmittag und hatte einen Gesichtsausdruck, den ich nicht kannte, furchtbar entschlossen, und stellte fest, ohne auf eine Antwort zu warten: »Gestern Nacht haben mich Außerirdische besucht; meine Mission auf der Erde endet in einem Monat.« Ich dachte sofort an die Kameraden ihres Vaters, die nie beerdigt wurden, es war jedoch nutzlos, an die Vergangenheit zu erinnern, weil sie gerade jetzt ihr Leben forderten. Also erfand ich in der Unmittelbarkeit des Todes schnell ein Sprachspiel: »Außerirdische leben in so weit entfernten Sphären, dass die Zeit für sie nicht unsere ist. Ein Monat könnte viele Jahre bedeuten.« Ihr Gesicht entspannte sich. »Ach, ich verstehe, Einstein!«, und ich dachte: »Danke, Einstein.«

Wir benötigten noch Jahre, um die Zeit aus ihrem Stillstand der traumatischen Erfahrungen wieder in Gang zu bringen, und währenddessen hinterfragte sie mich regelmäßig: »Durch welchen Zufall haben wir uns getroffen?« Eines Tages legte ich das Zusammentreffen der beiden Massaker offen, denen unsere Väter entkommen waren. Heute lebt sie ihr Leben erfolgreich ohne Medikamente. Sie ist nicht mehr Satan oder die Große Göttin der Erde. Als die Covid-19-Pandemie begann, rief sie mich an, um mich zu fragen, wie es mir ging, und sagte: »Lesen Sie Boccaccios *Dekameron*, er hat es als Psychotherapie nach der Pest geschrieben, die Florenz 1348 dezimiert hat.« Das Buch hätte auch in unser Seminar gepasst, gemeinsam mit Cervantes' *Don Quixote*, Toni Morrisons *Beloved*, Musils *Der Mann ohne Eigenschaften*, dem *Narrentheater* der Renaissance und anderen Werken über »Wahnsinn und die Brüche der sozialen Beziehung«.

Die Psychotherapie von Traumata ist so alt wie Krieg und Seuchen, doch wir vergessen sie, wenn die Dinge besser werden, sodass sie bei der nächsten Turbulenz neu erfunden werden muss. Eine Ausnahme sind Psychoanalytiker:innen, die früh Psychosen behandelt haben, wie Fromm-Reichmann, deren Praxis der konventionellen Psychoanalyse unorthodox erschien.

Zu jenen, die ausgestoßen, für ihren Verstoß gegen die Neutralität verurteilt wurden, könnten wir Sándor Ferenczi zählen: Seine »mutuelle Psychoanalyse« entstand vielleicht aus seiner Erfahrung in ungarischen Militärhospitälern während des Ersten Weltkriegs. Es gab auch andere Psychotherapeut:innen, die eine sozialpolitische Wende in der Psychoanalyse vollzogen, als sie mit traumatisierten Soldaten arbeiteten. Auch ihre Namen hörte ich während meiner Ausbildung nie.

Eine sozialpolitische Wende der Psychoanalyse während des Ersten Weltkriegs

Im Jahr 1995 hielten Jean-Max Gaudillière und ich in Washington, D.C. ein Seminar, in dem wir unserer Überraschung Ausdruck verliehen, als führende Psychosen-Psychoanalytiker am Austen Riggs Center, wie Otto Will und Martin Cooperman, ihre Kriegserfahrung in der Schlacht um Guadalcanal (1942 und 1943) in Verbindung mit psychotischen Patient:innen brachten. Bei uns zu Hause wäre ein derartiges Statement unmöglich gewesen! Am Ende dieses Seminars stellte sich eine Teilnehmerin vor, Nancy Bakalar, eine Psychiaterin in der Navy, und wandte ein, dass wir Thomas Salmon[2] vergessen hätten, der seine Leitlinien (»Principles«) an der Front des Ersten Weltkriegs in den Vogesen angewandt habe. »Natürlich haben Sie von ihm gehört«. Als wir verlegen verneinten, nein, noch nie, versprach sie, uns Unterlagen über die »Frontpsychiatrie« in den beiden Weltkriegen zu schicken. Tatsächlich waren diese Berichte unserer eigenen Praxis mit Psychosen und Traumata so ähnlich, dass wir diese Unterlagen in einem Seminarjahr vorstellten und in einem Buch mit dem Titel *History Beyond Trauma* (Davoine & Gaudillière, 2004) publizierten.

Salmons Leitlinien (»Principles«) – Nähe, Unmittelbarkeit, Erwartung und Einfachheit – bauen in der Arbeit mit den Patient:innen aufeinander auf, die durch die Vernichtung jegliche Orientierung verloren haben. Nähe stellt eine neue Reflexivität her, wenn alle Spiegel zersprungen sind, wenn der:die Analytiker:in fähig ist, unsagbare Dinge aus der eigenen Erfahrung zu reflektieren. Unmittelbarkeit ermöglicht die Erforschung einer erstarrten Zeit durch Interaktion. Erwartung eröffnet die Zukunft der Hoffnung. Und Einfachheit begünstigt einen demokratischen Austausch ohne Fachausdrücke.

Salmon war ursprünglich Armenarzt und hatte auf Ellis Island (eine Insel vor New York, auf die Immigrant:innen bei ihrer Einreise landeten) gearbeitet, wo er für den Bau eines Pavillons eintrat, in dem Immigrant:innen, »die den Verstand verloren hatten«, einige Zeit verbringen und ihn wiederfinden konnten. Später wirkte er an der Gründung des Committee for Social Hygiene (Ausschuss für Sozialhygiene) mit, der von Clifford Beers, einem ehemaligen Patienten, initiiert worden war (Beers, 1981 [1907]). Obwohl er weder beim Militär noch Psychiater war, wurde er vor dem Eintritt Amerikas in den Krieg im August 1917 von der amerikanischen Armee beauftragt, künftige Empfehlungen für die Behandlungen psychischer Folgen des Krieges zu formulieren und dafür nach Europa geschickt. Aus dieser Zeit stammen seine Leitlinien (»Principles«).

2 Vor Kurzem wurde auf Französisch eine Biografie von Salmon veröffentlicht (Delaporte, 2023).

In England hat er möglicherweise den englischen Neurologen und Anthropologen William Rivers kennengelernt, der gerade erst an der Royal Academy of Medicine einen Vortrag über »Verdrängung unter Kriegsbedingungen« gehalten hatte – der 1918 im Lancet veröffentlicht wurde (Rivers, 1918) –, in dem er über seine Erfahrungen am Militärhospital Craiglockhart in Schottland berichtete, an das er 1915 eingezogen worden war, um zurückgekehrt, traumatisierte Offiziere zu behandeln. Er ist der Held von Pat Barkers *Regeneration*-Trilogie (Barker, 1996), der seine klinischen und ethnografischen Notizen für die Bühne verwendet hat, um dessen Begegnungen mit Männern zu inszenieren, die den Verstand verloren hatten, und um zu zeigen, wie er Freuds Technik modifizierte, indem er versucht an ein Unbewusstes heranzukommen, das »nicht verdrängt, sondern unterdrückt« (Bion, 1982, S. 265) ist.

Am Ende seines Vortrags betonte er, dass er nicht zur Regression ermutige, sondern auf positive Details fokussiere, die inmitten der Schrecken ausgelöscht worden sind. Ein junger selbstmordgefährdeter Offizier, der jede Nacht das entstellte Gesicht seines verstümmelten Kameraden in einem Granattrichter sieht, das sich seinem nähert, erinnert sich, dass er dessen Gürtelschnalle und Rangabzeichen an sich genommen hatte, um sie dessen Mutter zu schicken. So sieht das Begräbnisritual eines Soldaten am verstümmelten Körper seines Freundes in einem Granattrichter aus. Der Anthropologe, der die Begräbnisrituale von Kopfjäger:innen auf den Salomoneninseln erforscht hatte, erkannte, dass er ein solches Ritual vollzogen hatte. Daraufhin hörten die Alpträume auf.

Einer von Rivers' Schülern, John Rickman, war Wilfred Bions zweiter Analytiker, als dieser aus dem Ersten Weltkrieg, an dem er als Panzerkommandeur »Captain« Bion teilgenommen hatte, zurückkehrte. »Oh ja, ich bin gestorben – am 8. August 1918« (Bion, 1982, S. 265), als seine Männer fielen, schrieb er 50 Jahre später. Nach dem Waffenstillstand gab er seinem ersten Analytiker, der ihn zu einer Anamnese seiner Kindheit drängte und übersah, dass der Krieg für ihn noch immer gegenwärtig war, den Spitznamen »FIP, Feel it in the Past« (Fühlen Sie es in der Vergangenheit). Im Gegensatz dazu wusste Rickman, der im Krieg gewesen war, um das Stillstehen der Zeit. Bion wartete lange Zeit – bis er 70 Jahre alt war –, bis er über seine Kriegserfahrungen (»his war«) schrieb, nachdem er 1969 ins selbstauferlegte Exil nach Los Angeles gegangen war – »auf der Flucht vor der behaglichen Zahmheit von England«. Dort schrieb er drei autobiografische Bücher (Bion, 1982, 1985, 1991), die seinen originellen Zugang zur Behandlung von Trauma und Psychosen erklären. »Man ist kein Psychoanalytiker«, meinte er am Ende seines Lebens, »sondern wird durch seine Persönlichkeit und auch dadurch zum Analytiker, wie die eigene Geschichte auf *die* Geschichte trifft« (Bion, 1990).

Dieser Paradigmenwechsel in der Psychoanalyse, der sich im Ersten Weltkrieg vollzog, um psychologische Kriegsopfer zu behandeln, geriet in Friedenszeiten in Vergessenheit und wird jetzt zum Beispiel mit dem Krieg zwischen Russland und der Ukraine wiederentdeckt.

Psychoanalyse unter Kriegsbedingungen heute

Im Juni 2022 luden Jeanne Wolff Bernstein, Psychoanalytikerin aus Wien, und Oleksander Filts, Psychoanalytiker aus Lviv, Jerry Fromm – den ehemaligen Leiter des Erikson Institute for Education and Research am Austen Riggs Center – und mich ein, uns an vom Freud Museum Wien organisierten monatlichen Videodiskussionen mit Analytiker:innen zu beteiligen, die unter dem russischen Bombenhagel arbeiten. Diese Reihe trägt den Titel »Psychoanalysis Under Conditions of War« (Psychoanalyse unter Kriegsbedingungen), und ich werde nun einige Beispiele aus unserer gemeinsamen Arbeit vorstellen:

Bei unserem ersten Treffen betonte Alexander Filts, der Leiter einer Klinik, die traumatisierte Soldat:innen und Zivilist:innen aus Kriegsgebieten behandelt, die sozialpolitische Wende, um die es geht, und unterstrich zwei wichtige Punkte: »Was wir tun, ist echte Psychoanalyse, auch wenn es vielleicht nur wenige persönliche Sitzungen braucht, und vor allem: Neutralität ist unmöglich!« (Oktober 2022).

Monat für Monat fasste Jeanne Wolff Bernstein unser vorhergehendes Treffen gekonnt zusammen und bemerkte dabei, dass wir jedes Mal von Neuem anfangen und nicht wissen, welche Aussagen uns erwarten. Die Wiederentdeckung der sozialpolitischen Wende war allerdings offensichtlich. Da Neutralität die völlige Einsamkeit ihrer Patient:innen verstärken würde, sagte Filts im November 2022, »müssen wir extrem proaktiv sein, weil sie nicht über sich selbst sprechen wollen«.

»Sie haben kein Recht, mich zu fragen, was passiert ist«, schrie eine Frau einen anderen ukrainischen Analytiker an. Sie hatte Monate in einem unterirdischen Schutzraum verbracht und schaffte es nicht, sich zu bewegen und aus dem Bett zu kommen. »Was geschehen wird, wird sich zeigen, wenn Vertrauen etabliert ist«, sagte ihr Analytiker. Vertrauen begann sich zu entwickeln, als er entschied, sie nicht als Opfer zu betrachten, ohne zu leugnen, was sie durchgemacht hatte. Als sie ihm erzählte, dass sie Lehrerin gewesen war, entschied er sich, sie als solche anzusprechen, weil er selbst literaturinteressiert war. So konnte sie ihrem Schmerz Worte geben, weil Gram nicht spricht, wie Shakespeare sagt, und stand auf und erzählte ihm die lange Geschichte ihrer Familie über die Kriege hinweg.

Olexander, ein anderer Kollege, erzählte uns seine »eigene Reise«, wie er als ausgebildeter Psychoanalytiker zum Psychiater wurde, der am Schlachtfeld verletzte Soldat:innen behandelt. Seine Geschichte traf im Zuge der tragischen Ereignisse der Maidan-Revolution 2014 auf *die* Geschichte, sagte er, als er sich als junger Militärarzt unerfahren und in der Rhetorik der Brüderlichkeit der Sowjetunion gefangen fühlte. Vier Jahre später brach er zusammen, konnte nicht schlafen, lesen oder schreiben, ja sich nicht einmal bewegen. Aus seiner Nähe zu seinen Patient:innen heraus veränderte sich sein Arbeitsstil. Er las Bion und Bessel Van der Kolks (2014) *The Body Keeps the Score*, die beide davon ausgehen, dass Dissoziation nicht pathologisch ist, sondern ein notwendiges Überlebenswerkzeug.

Der junge Mann, den er vorstellte, lag auch bewegungsunfähig im Bett, war auf derselben Wellenlänge, wie er gewesen war. Er sagte ihm, dass er ein guter Mensch und unfähig sei, Wut zu empfinden. Aus dieser Interferenz mit seiner eigenen Erfahrung heraus konnte er ihn beruhigen, indem er Bions Aussage zitierte: »Man kann kein Freund seiner Freunde sein, wenn man kein Feind seiner Feinde ist.« Damit half er ihm aus der Sackgasse, entweder aggressiv oder Opfer zu sein. Am nächsten Tag traf er den Soldaten, der draußen rauchte und wieder klar denken konnte; er sagte ihm: »Gut, dass wir geredet haben.«

In welcher Sprache? Eine russischsprachige Analytikerin traf nach dem Einmarsch einen Patienten, dessen Sprechen voll mit Putins Propaganda war. Sie war nahe daran, die Analyse zu unterbrechen, hörte sich aber plötzlich in der Unmittelbarkeit der Sitzung Ukrainisch sprechen, sodass ihr Patient auch in dieser Sprache antwortete, und die Propaganda hörte auf. Sie nahmen die Analyse trotz der überwältigenden Angst wieder auf.

»Angst ist überall und sollte respektvoll behandelt werden«, sagte ein Analytiker zu einem Soldaten, der es nicht gewagt hatte, die Schützengräben zu verlassen und sich mit seinen Kameraden in einen Unterstand zu flüchten. Diese wurden von einem Granateneinschlag getötet, und nun lähmte ihn das Schuldgefühl. Wie Rivers betonte der Analytiker die rituelle Geste, die dieser junge Mann ausführte, indem er am Platz des Einschlags ein Kreuz aufstellte und ihre Spitznamen darauf schrieb, falls Verwandte nach ihnen suchen sollten, und eröffnete so eine zukünftige Hoffnung.

Dieser junge Soldat hatte die zweite Bedeutung des homerischen Wortes *Therapôn* – der etymologischen Wurzel von »Psychotherapie« – performativ ausgeführt, und zwar als »der Zweite im Kampf: Patroclos für Achilles« und als der rituelle Doppelgänger, der Beerdigungspflichten übernimmt (Nagy, 1979). Diese »therapeutische« Rolle ist in der ukrainischen Gesellschaft in unterschiedlichen Maßstäben vorhanden, und umgekehrt hilft jede einzelne Genesungsgeschichte die soziale Beziehung zu heilen.

Ein weiteres Beispiel: Am Ende unseres ersten Treffens, bei dem ich aus meinem Hintergrund heraus über die Ressourcen sprach, die in Extremsituationen entwickelt werden, tauchte am Bildschirm eine junge Psychologin auf, die folgende Geschichte erzählte: Am Ende eines Tages ging sie mit einer Freundin in einen Park und setzte sich auf eine Bank. Da sahen sie einen jungen Veteranen in einem Rollstuhl auf sie zukommen, der beide Beine amputiert hatte, und sie ansprach: »Mädchen, es ist gefährlich, hier alleine in der Dämmerung zu sitzen! Ich bleibe bei euch, um euch zu beschützen.«

Solche kleinen Auszüge aus eindrucksvollen klinischen Geschichten sollten nicht nur als individuelle im Gegensatz zur kollektiven Dimension betrachtet werden. Die sozialpolitische Wende der Psychoanalyse fördert das Auftauchen eines politischen Subjekts, das aus seiner Auslöschung durch einen skrupellosen Akteur heraus und für die Sprachlosen spricht. Wie ein ukrainischer Analytiker es ausdrückte: »Das Trauma nicht im Sprachlosen zu lassen, ist eine spiegelnde Reaktion auf die Wunden der Gesellschaft durch massive Traumata.« Es ist wichtig zu bemerken, dass diese »spiegelnden/überlegten Antworten« der ukrainischen Analytiker:innen angesichts des Nicht-vorhanden-Seins weiterer Ressourcen von Gewicht sind. Die von mir zitierten Analytiker:innen praktizieren diese Position dank einer »Hermeneutik des Vertrauens« allen Widrigkeiten zum Trotz, wie auch Donna Orange (2011) in ihrem Buch *The Suffering Stranger* es beschreibt. Sie spricht von dieser Veränderung der Psychoanalyse als Wendung von einer »Hermeneutik des Misstrauens« – in der konventionellen Psychoanalyse – hin zu einer »Hermeneutik des Vertrauens« gegenüber Patient:innen, die vermeintlich nicht analysierbar sind.

Auf der Suche nach einem verlorenen Paradigma

Zur Jahrtausendwende erwarteten wir nicht, dass Kriege und Pandemien, die historisch oft miteinander einhergehen, uns so kurz hintereinander treffen würden: 2020 (Corona), Februar 2022 (der russische Angriff auf die Ukraine) und im Oktober 2023 (das Massaker der Hamas und der folgende Gaza-Krieg). Im Folgenden werde ich über mündliche und schriftliche Überlieferungen seit der Antike schreiben, in der Psychotherapie bzw. Heilungsprozesse mit derartigen Katastrophen in Zusammenhang gebracht werden.

Die *Ilias* beginnt mit Krieg und Seuche und endet im letzten, 24. Gesang, mit der Psychotherapie von Achilles' Furor – *menis*, dem ersten Wort der epischen Erzählung. Darauf verweist Pierre Judet de la Combe, der das Epos neu ins Französische übersetzt hat (Judet de la Combe, 2019), in seiner Einleitung. Letztlich ist Achilles' *therapôn* der besiegte König von Troja, der alte Priamos, der nachts alleine – wenn auch von einem Gott geführt – die Frontlinien passiert und Hektors Mörder anfleht, ihm den Leichnam seines Sohnes zurückzugeben, den zu begraben Achilles sich weigert. Verblüfft vom Mut des alten Mannes, lässt Achilles seinen Zorn fahren und kann nun Tränen über Patroklos' Tod vergießen, den Hektor getötet hatte. Über Jahrhunderte hinweg wurde das Epos alle vier Jahre aufgeführt, was als performativer Heilungsprozess der traumatischen Erfahrungen der Bürger:innen verstanden werden kann. Zwei Tage lang wurde am Fest der großen Panathenäen dieser Epos rezitiert.

Ich bin weit davon entfernt, im Epos universelle Symbole ausmachen zu wollen, aber es wird auf dieselbe Weise in einer völlig anderen Kultur als Quelle sozialpolitischer Gesten mit therapeutischen Ergebnissen betrachtet wie ein Töpfer aus der Antike die Gesten zeitgenössischer Kolleg:innen wiedererkennen könnte. In diesem Sinne schrieb Jonathan Shay (1995), Psychiater am Boston Veterans Hospital, sein Buch *Achilles in Vietnam*, nachdem er an der Harvard University ein Seminar des Gräzisten Gregory Nagy über die *Ilias* besucht hatte. Seiner klinischen Erfahrung zufolge kann Trauma nach dem Modell des Verrats von Agamemnon an Achilles als Verrat durch das eigene Kommando, die eigenen Leute, definiert werden.

Judet de la Combe (2019) schließt seine Einführung mit der Erwähnung von Veteranen des Ersten Weltkriegs, die in einem dissoziierten Zorn verharrten, der durch den Verrat ihres Kommandos oder die Verachtung der

Zivilist:innen ausgelöst wurde, wie Achilles, der sich von der Armee der Achäer dissoziierte, nachdem Agamemnon seinen Anteil der Kriegsbeute, die Gefangene Briseis, gestohlen hatte. Hier zitiert Judet de la Combe van der Kolks (2014) Buch *Verkörperter Schrecken*, das auch ukrainische Analytiker:innen benutzen. Van der Kolk war Psychiater in einem Veteranenkrankenhaus und scheiterte immer wieder an der Behandlung des anhaltenden Zorns oder der Apathie seiner Soldaten, und wandte sich um 1980 der Neurologie zu, als bildgebende Techniken für das Gehirn entwickelt wurden. Neben anderen Entdeckungen dieser Zeit fiel ihm auf, dass angesichts von Todesgefahr unser »animalisches Hirn« die Kontrolle übernimmt – mit Flucht oder Angriff, Rückzug oder Unterwerfung reagiert –, während die neuronalen Pfade zur präfrontalen Region von Sprache und Zeit auf dem Scan unbeleuchtet bleiben, wenn sie auch Läsionen aufweisen. Daher das traumatische Wiederaufleben, das außerhalb von Sprache, außerhalb der Zeit auftritt, wenn es durch leichte Bedrohungen des Lebens ausgelöst wird. Deshalb auch die Notwendigkeit der Dissoziation für das Überleben, die zuvor von niederländischen Psycholog:innen erkannt wurde, als sie nach dem Zweiten Weltkrieg auf zurückkehrende Deportierte trafen. Sprache und Zeit wieder in Gang zu setzen, ist überall auf der Welt die Rolle von mündlicher oder schriftlicher Literatur, dies wird verkörpert durch den Rhythmus des Atems, durch künstlerische Rituale oder Psychotherapie.

Ich hätte hier auch Don Quixote, Cervantes grillenhaften Sohn, zitieren können, wie dieser seinen Helden im Prolog des ersten Buches nennt. Er gibt ihm die Mission auf, durch Halluzinationen zu »zeigen«, was sein Autor nicht sagen konnte, als er fünf Jahre lang als Elitesoldat diente und nach der Schlacht von Lepanto 1571 seine linke Hand nicht mehr gebrauchen konnte oder als er fünf Jahre lang in Algier versklavt war. Don Quixote betrieb seine Mission auch über eine andauernde Sprechkur mit seinem unermüdlichen *therapôn* Sancho Panza. Vor Kurzem hat Jordi Savall (2005), der katalanische Gambist, den in Cervantes' Romanen erwähnten Liedern Leben eingehaucht, die seine zeitgenössischen Leser:innen gekannt haben müssen.

Doch ich werde dieses Kapitel mit Boccaccios *Decameron* schließen, das mir Gilda empfohlen hat. Boccaccio schrieb es als Psychotherapie nach der Pest, die Florenz dezimiert hatte, wo er 1348 lebte. Nach seiner Einleitung, in der er einen chaotischen Zustand beschreibt, wie wir ihn vor Kurzem erlebt haben – Verlust von Beerdigungsriten, Unwissenheit über Medikamente, Panik der Gesetzgebung –, lässt er zehn Jugendliche auftreten, sechs Mädchen und vier junge Männer, die sich entschließen, ihr Recht darauf einzufordern, für ihre Lebenslust zu kämpfen, und sich in eine ländliche Villa zurückziehen, um dort inmitten der Katastrophe eine Ordnung zu errichten.

Jeden Tag wählen sie eine Königin oder einen König, der für das physische und psychische Überleben zu sorgen beauftragt wurde. Letzteres besteht darin, dass jeden Tag jede:r von ihnen eine Geschichte erzählt, deren Thema der:die am Tag zuvor gewählte König:in festlegt; die Erzählungen werden von Musik, Tanz und Spaziergängen in der Natur unterbrochen. Daher die einhundert Geschichten, die an zehn Tagen erzählt werden, auf Griechisch *Deka-meron*, die über Jahrhunderte hinweg Autor:innen und Komponist:innen inspirieren sollten.

Ich behaupte, dass das Erzählen von Geschichten die älteste Psychotherapie für Traumata der Welt ist, und das gilt für völlig verschiedene sozialpolitische Beziehungen. Von meinem singulären Standpunkt aus gehört es zur politischen Wende in der Psychoanalyse, wenn ich an Gilda denke, die mir, als sie ging, sagte: »Am Nützlichsten waren für mich nicht Ihre Theorien, sondern die kleinen Geschichten, die Sie mir über Ihre Lektüren und manchmal über sich selbst erzählt haben.«

Aus dem Englischen übersetzt von Brita Pohl

Literatur

Barker, P. (1996). *Regeneration Trilogy*. London: Harper Collins. Dt.: (1997) *Niemandsland*; (1998) *Das Auge in der Tür*; (2000) *Die Straße der Geister*. Übers. v. M. Fienbork. München: Hanser.

Beers, C. (1981 [1907]). *A Mind That Found Itself.* Pittsburgh: University of Pittsburgh Press.

Bion, W. (1982). *The Long Weekend: 1897–1919 (Part of a Life)*. Hrsg. v. F. Bion. Abingdon: Fleetwood Press.

Bion, W. (1985). *All My Sins Remembered (Another Part of a Life)*. Hrsg. v. F. Bion. Abingdon: Fleetwood Press.

Bion, W. (1990). *Brazilian Lectures, 1973 Sao Paulo, 1974 Rio de Janeiro/Sao Paulo*. London: Karnac.

Bion, W. (1991). *A Memoir of the Future*. London: Routledge.

Boccacio, G. (2016 [1353]). *The Decameron*. London: Penguin Classics.

Davoine, F. & Gaudillière, J.-M. (2004). *History Beyond Trauma.* New York: Other Press.

Delaporte, S. (2023). *Thomas Salmon, médecin des sans voix et des soldats.* Paris: Odile Jacob.

Freud, S. (1907a). Der Wahn und die Träume in W. Jensens »Gradiva«. *GW VII*, 29–122.
Fromm-Reichmann, F. (1960). *Principles of Intense Psychotherapy*. Chicago: University of Chicago Press.
Greenberg, J. (2000). *Ich hab dir nie einen Rosengarten versprochen*. Hamburg: Rororo.
Judet de la Combe, P. (2019). *Iliade, in Tout Homère*. Paris: Albin Michel.
Lacan, J. (1966). *Ecrits*. Übers. v. A. Sheridan. New York/London: W.W. Norton & Company. Dt.: *Schriften I*. Wien: Turia + Kant, 1999.
Laub, D. & Felman, S. (1992). *Testimony*. London: Routledge.
Mazurel, H. (2021). *L'inconscient ou l'oubli de l'histoire*. Paris: La Découverte.
Nagy, G. (1979). *The best of the Acheans*. Baltimore: Johns Hopkins University Press.
Orange, D. (2011). *The Suffering Stranger*. London: Routledge.
Perry, H. Swick (1982). *Psychiatrist of America, The Life of Harry Stack Sullivan*. Cambridge, MA: Harvard University Press.
Rivers, W.H.R. (1918). The Repression of War Experience. *The Lancet, 191*, 173–177.
Savall, J. (2005). *Don Quijote de la Mancha, Romances y Musicas*. Montserrat Figueras y La Capella Reial di Cataluna, Hesperion XXI. CD.
Shay, J. (1995). *Achilles in Vietnam, Combat Trauma and the Undoing of Character*. New York: Simon & Schuster.
Searles, H. (1960). *The Non- Human Environment*. New York: International Universities Press.
Sullivan, H.S. (1981). *Schizophrenia as a Human Process*. New York: Norton.
Van der Kolk, B. (2014). *The Body Keeps the Score*. London: Penguin. Dt.: *Verkörperter Schrecken: Traumaspuren in Gehirn, Geist und Körper und wie man sie heilen kann*. Lichtenau: G.P. Probst, 2015.
Wittgenstein, L. (1922). *Tractatus logico-philosophicus. Logisch-philosophische Abhandlungen*. London: Kegan Paul.
Wittgenstein, L. (1958). *Philosophische Untersuchungen/Philosophical Investigations*. New York: Macmillan.

Biografische Notiz

Françoise Davoine arbeitet als Psychoanalytikerin in Paris, wo sie 40 Jahre lang zusammen mit ihrem verstorbenen Ehemann Jean-Max Gaudilliere an der EHESS wöchentliche Seminare über Wahnsinn und die soziale Verbindung bis 2015 geleitet hat. Sie ist Autorin zahlreicher Artikel und Bücher, darunter *History Beyond Trauma* (2004), *Wittgenstein's Folly* (2012), *Mother Folly* (2014), *Pandemics, Wars, Traumas and Literature* (2022) und *Shandean Psychoanalysis* (2023). Sie ist Mitglied der von Gaetano Benedetti gegründeten International Society for Psychological and Social Approaches to Psychosis (ISPS) und außerdem ist sie eine von zwei klinischen Berater:innen des monatlichen Seminars »Psychoanalysis under Conditions of War«, das vom Freud Museum in Wien organisiert wird.

Trump(f)-Karten und Klein'sche Flaschen[1]

Zum Kollektiven des Individuums

Francisco J. González

Seit ihren Anfängen postuliert die Psychoanalyse das Soziale als mächtige Kraft, die das psychische Leben beeinflusst. Der zum großen Teil individualistisch angelegte konzeptionelle Rahmen, der die Grundlage der psychoanalytischen Theorie bildet, war jedoch häufig für eine klinische Arbeit mit Kollektiven wenig hilfreich. Aus traditioneller Perspektive wird das Auftauchen von gesellschaftlichen Kräften oder Bildern oft als eine Ableitung aus individuellen Objektdynamiken wiedergegeben, vielfach als Übertragungsmanifestation in Bezug auf die Person des:der Analytiker:in. Diese eingeschränkte Lesart hat die Tendenz, dem Sozialen jede wirkliche klinische Bedeutung zu entziehen, indem es zu nicht mehr als der Repräsentation des Individuums gemacht wird. Die mit dieser Reduktion verbundene Gefahr ist eine verengte Analyse, was ihre Relevanz einschränkt. Alternativ (und wesentlich weniger häufig) wird individuelles klinisches Material als Manifestation der gesellschaftlichen Ordnung verstanden – etwa nach dem Motto »das Private ist politisch« oder in einer direkten Beziehung des Individuums zum Sozialen, etwa durch Interpellation. Während diese Formulierungen unsere klinische Fähigkeit vorangebracht haben, die Bedeutung von sozialen Kräften über Individualismus, Eltern-Kind-Dyaden und den konventionellen Ödipus hinaus anzuerkennen, ist es schwierig, sie im Behandlungszimmer zu handhaben. Übermenschliche Kräfte (Diskurs, Geschichte, Kultur) müssen auf eine Weise in die klinische Begegnung eingebracht werden, die akademischen Intellektualismus vermeidet, während eine Art bewahrt wird, das Sine qua non der Psychoanalyse, die lebensspendende Rolle des Unbewussten, zu denken (vgl. Layton, 2006; Guralnik &

1 Dieser Text ist bereits in englischer Sprache erschienen: Francisco J. González (2020). Trump Cards and Klein Bottles: On the Collective of the Individual. *Psychoanalytic Dialogues, 30*(4), 383–398. Der Abdruck erfolgt mit der Genehmigung von Taylor & Francis.

Simeon, 2010).[2] In diesem Beitrag zeige ich sozusagen einen dritten Weg auf. Die leistungsfähige analytische Gruppentheorie bietet eine notwendige Überbrückung zwischen der sozialen Ordnung und der individuellen Psyche, was uns ermöglicht, kollektive Aspekte der individuellen Subjektivität und eine idiosynkratische Geschichte dessen zu entwerfen, was als »Gruppenobjekte« bezeichnet werden könnte. Dieses Framing eröffnet vielversprechende klinische Zugänge, die ebenso der Ausarbeitung, Deutung und Veränderung unterworfen sind wie die konventionelle individuelle Dynamik. Diese Überlegungen möchte ich anhand einer erweiterten Fallvignette veranschaulichen, wobei ich zunächst die theoretische Dimension ausführe, um danach auf den Fall zurückzukommen. Doch zuerst muss ich mich sozial verorten.

Seismische Verschiebungen

Einige Tage nach der überwältigenden Wahl 2016 ging mein Cousin Wili, ein Mann, der sein ganzes Leben in Castros Kuba verbracht hat, in Laredo an einen Grenzposten und beantragte mit seiner Frau und seinem 21-jährigen Sohn politisches Asyl. Er hatte trotz herzzerreißender persönlicher Verluste seine Würde und Liebenswürdigkeit bewahrt und Jahrzehnte darauf gewartet, seine Heimatinsel zu verlassen, ein Recht, das ihm wiederholt verweigert worden war, und hatte sich und seiner Familie nun gefälschte Arbeitserlaubnisse beschafft, um nach Mexiko zu fahren. Und jetzt waren sie mithilfe des privilegierten Status eines politischen Flüchtlings in diese vermeintlich Vereinigten Staaten eingewandert. Für mich hatte dieser Tag eine bissige Ironie, er war bittersüß und schmerzlich.

Für meine gesamte Großfamilie – wir haben im ganzen Land verstreut gelebt, von New York und Connecticut über Florida, Texas und Kalifornien bis hin zu Illinois und Idaho – war Amerika weit mehr als ein symbolisches Licht auf einem Hügel. Es war Hafen und Zuflucht. Doch erst jetzt erfasste ich wirklich, was für alle, die mich kennenlernten, immer schon offensichtlich war: Meine Familie ist eine Einwandererfamilie. Eine Tante

2 Ein gutes Beispiel für diesen Ansatz, in dem das Soziale ernst genommen wird, ohne dabei unbewusste Dynamiken aufzugeben, findet sich in Laytons Konzept des normativen sozialen Unbewussten (vgl. Layton, 2006). Guralnik und Simeon (2010) legen einen klinisch gefärbten Blick auf die Interpellation vor.

ging vor der Revolution weg, um an der New York University zu studieren; andere schmuggelten sich kurz danach auf Bananenschiffen heraus. Meine Eltern kamen mit meiner jüngeren Schwester und mir im Schlepptau, als klar wurde, dass eine demokratische Entwicklung nicht mehr zu erwarten war. Meine Großeltern und ein Schwung Tanten und Onkel kamen mit ihren Kindern während der unter Präsident Johnson Mitte der 1960er Jahre etablierten »Freedom Flights«. Ungefähr drei Jahrzehnte später sprang in der Balsero-Krise 1994 eine weitere Cousine gemeinsam mit vier jungen Freund:innen auf ein selbstgebautes Floß und stach in See, nur um von der US-Küstenwache aufgegriffen und nach Guantanamo gebracht zu werden, wo sie ein Jahr in einem Flüchtlingslager verbrachte, bevor sie bei meinen Eltern einzog. Ihr Bruder kam einige Jahre später an, als er in der Visalotterie gewann. Mein Cousin Wili und seine kleine Familie schlossen sich einfach den vorhergehenden Wellen von Immigrant:innen meiner Familie an. Wir sind im Laufe von 50 Jahren als Kleinkinder und Jugendliche angekommen, als junge Erwachsene, im mittleren und im fortgeschrittenen Alter, doch die Breite und der Einfluss dieser offensichtlichen Realität erschien mir plötzlich neu, eine Landschaft, die aus der fremden Warte dieser befremdlichen Wahl schlagartig sichtbar wurde.

Ich kann nicht sagen, dass ich mich persönlich bedroht gefühlt hätte – im Gegensatz zu mehreren Einwanderer-Patient:innen, die ich in der darauffolgenden Woche sah. Ein junger Akademiker, der als Kind illegal über die Grenze gekommen war, war zutiefst verunsichert. Erfolg als höherer Angestellter und eine aktuelle Staatsbürgerschaft reichten nicht aus, wiedererwachte Kindheitsängste vor einer Abschiebung zu entschärfen. »Man lernt, sich zu ducken und weiterzumachen«, lautete an diesem Morgen das Urteil, der Blick starr auf den Teppich gerichtet, der Staat plötzlich als bedrohliche Gegenwart im Büro spürbar. In manchen ödipalen Dramen spielt die Sphinx eine ebenso bedeutende Rolle wie das konventionelle Dreieck: Es wird überdeutlich, dass die triadische Familie selbst bereits in eine größere Heimsuchung eingebunden ist und andere Mächte einer anderen Größenordnung und auf anderer Ebene das kleine Trio wie ein Spielzeugboot hin- und herwerfen können.

Die Wahl hatte meine psychischen Identifikationen eindeutig drastisch verändert. Ich hatte das Gefühl, gesellschaftlich in einer anderen Position zu sein, und das auf eine Art, die veränderte, wer ich bin oder wer ich zu sein meinte. Die Trauer, die ich empfand, als mein Cousin Mitte November die Grenze überquerte, war Desillusionierung, die zutage tretende

Enttäuschung eines kindlichen Idealismus. Warum, fragte ich mich, hatte sich meine ganze Familie entschieden, hierher zu kommen und nicht in ein anderes Land? Wir waren ängstlich und verzweifelt, Teil einer Generation, die sich müde und arm fühlte, sturmgebeutelt und heimatlos. Wir nahmen die Freiheitsstatue beim Wort. Nun machte mich dieses, *mein* Land (konnte ich es so nennen?) traurig, und unter dem Einfluss eines gescheiterten und zutiefst belasteten Patriotismus (dem einzigen Patriotismus, den ich je leben konnte) wurde mir das volle Ausmaß und Gewicht der Immigration meiner Familie bewusst. Nach mehr als einem halben Jahrhundert, das ich hier lebe, und mit dem vagen quälenden Gefühl, das Freud unheimlich nannte, konnte ich mich nicht wirklich zu Hause fühlen.

Evan

Evan war zum ersten Mal nach einem brutalen Mord in ihrem Lebensumfeld zu mir gekommen, wodurch eine ganze Reihe an traumatischen Erinnerungen geweckt wurde, und wir arbeiteten in der Analyse etwa zehn Jahre mit einer Frequenz von vier- bis fünfmal wöchentlich, bis wir langsam die aktuelle Frequenz auf zweimal wöchentlich reduzierten. Wir hatten häufig die Frage ihrer Handlungsfähigkeit in der Welt angesprochen, etwas, das sie unbewusst verleugnen konnte. Ein einfacher Satz – »Da ist nichts zu machen« – reichte aus, um ihre Wirkungsmacht auszulöschen und die Möglichkeit des Handelns auszuschließen. Doch Evan war durchaus tatkräftig und kreativ, und sie konnte ihren Standpunkt immer besser formulieren und ihre Autorität behaupten. Sie war als weiße Frau in den 1960er Jahren in Oakland erwachsen geworden, als es (wie vielleicht heute wieder) praktisch unmöglich war, unpolitisch zu sein. In Auflehnung gegen die konservativen Einstellungen ihrer Eltern bestand sie darauf, in die Oakland Tech, eine mehrheitlich schwarze High School, zu gehen, weil sie sich weigerte, in einer Blase zu leben. Seit damals engagierte sie sich immer wieder politisch und half, zu einigen ihr wichtigen zivilgesellschaftlichen Themen Wähler:innen zu organisieren. In der ersten Wahlkampagne von Obama war sie zunächst niedergeschlagen und hatte das Gefühl, nicht viel tun zu können. Ich stellte ihre Zurückhaltung infrage, was ohne weiteres ihren Kampfgeist weckte. Sie engagierte sich in der Kampagne als ehrenamtliche Mitarbeiterin, warb telefonisch um Stimmen und spendete Geld. Obamas Wahl war ein Wendepunkt: ein persönlicher ebenso wie kollektiver Sieg.

Es war also keine Überraschung, dass Evan vom Wahlergebnis 2016 am Boden zerstört war. Ihre kreative Arbeit steht in enger Verbindung mit der Subjektivität von Mädchen und dem historisch marginalisierten Status von Frauen, und so fühlte sie sich vor allem als Frau zutiefst verraten. Während der Kampagne war sie von den im Internet verbreiteten Geschichten über die sexuelle Herabwürdigung von Frauen aufgebracht; dieses neue Phänomen der öffentlichen Erzählungen von alltäglicher Verletzlichkeit, die oft schambehaftet ist, vermittelte Macht und Stärke. Und jetzt war das Unvorstellbare geschehen. Wie konnte ein Mann, dem das Land dabei zugesehen und zugehört hatte, wie er freimütig mit seinen sexuellen Eroberungen von Frauen geprahlt hatte, und das auf primitivste und schonungsloseste Art und Weise, zum Oberhaupt des Landes gewählt werden? Was bedeutete es, dass so viele ihn unterstützten?

Eine Woche wie die nach der Wahl hatte ich in meiner 30-jährigen Praxis noch nie erlebt. Was ihr am nächsten kam, war 9/11, aber selbst der 11. September hatte keine so großen Auswirkungen wie der 8. November, teils sicherlich deshalb, weil San Francisco so weit von Ground Zero entfernt war, aber wahrscheinlich auch deshalb, weil 9/11 ein Anschlag von außen war. Damals konnte der Feind eindeutig als Anderer konstruiert werden, als feindlicher Fremder, doch dies war ein Angriff aus dem Inneren, und wie alle derartigen Angriffe zog er etwas viel Verwirrenderes nach sich und stellte das Innerste der Identität infrage: *Wer sind wir?* Und die natürliche Folge war eine Störung des vorausgesetzten und lange gehegten Gefühls der Kohärenz im Kollektiv: *Und wenn wir so sind, wer bin ich dann?*

Mehr als einen Monat nach der Wahl war Evan noch immer orientierungslos. Sie beteiligte sich an Versuchen, den mutmaßlich designierten Präsidenten über das Wahlmännerkollegium abzusetzen, entwarf Briefe an die Wahlmänner, in denen sie all ihre Überzeugungskraft einsetzte. Doch sie wurde angesichts dessen, dass sich die Dinge nicht änderten, besonders in ihr selbst nicht, immer frustrierter. In den Sitzungen absolvierten wir einen Balanceakt, bei dem wir manchmal eine etwas gefestigte, wenn auch wackelige Resignation erreichten. Eines Tages kurz vor der Entscheidung des Wahlmännerkollegiums kam sie besonders bestürzt, gepackt von einer kaum beherrschten Panik. Die Sitzung war der einzige Ort, an dem sie die Fassade ablegen und – ambivalent, zögernd – zulassen konnte, dass das, was in ihrem Inneren geschah, an die Oberfläche kam. Ich deutete ihre Sorge, dass sie, wenn sie diesem Geschehen Ausdruck verleihen würde, völlig hinweggefegt würde, während sie, wenn sie es im Zaum hielt, mit der inneren

Katastrophe allein blieb. Als sie sich zu öffnen begann, wurde deutlich, wie verängstigt und wütend sie war, als die vorsichtig dosierte Beunruhigung zu einem verzweifelten Schwall wurde: »Warum hielt ihn niemand auf? Die Leute verstummten und normalisierten damit ein Desaster. Sie werden uns Frauen alle Rechte nehmen! Warum tut niemand etwas?«

In den anfänglichen Sitzungen dieser Sequenz folgte ich einem Deutungsstrang, den ich als Beschreibung eines »politischen Geisteszustands« (Meltzer, 1973)[3] dachte. Evan hatte sich zuvor in politischen Zuständen eingerichtet, die ihr ausreichend Hoffnung und Mut zum Handeln verliehen hatten: andere zu organisieren, zu protestieren, Druck auf gewählte Funktionär:innen auszuüben. Doch in der unmittelbaren Folgezeit dieser Wahl schien Evan von einer überwältigenden, hilflosen Angst erfasst zu sein, die sie völlig einem allmächtigen Despoten auslieferte, der mit ihr und anderen Frauen tun konnte, was er wollte. In diesem Zustand gab es wenig oder kaum Handlungsmöglichkeit, kein Zugehörigkeitsgefühl zu einer Gruppe von Gleichgesinnten. Allein und entfremdet lebte sie in einer Art Einzelhaft. Beim Versuch, Verbindung zu ihr aufzunehmen, scheiterte ich an ihrer Wut. Oft kam mir ein Bild, dass sie am Ertrinken war, sich verzweifelt an mir festklammerte, mich unter Wasser zog, während ich versuchte, mich ihr zu nähern, um zu helfen. Dieser verzweifelte Zustand war verständlich – auch ich hatte solche Momente erlebt –, aber sie schien jeden Kontakt mit einem anderen politischen Zustand verloren zu haben, sowohl ihren inneren psychischen als auch den äußeren im sozialen Feld.

Zunächst fühlte ich mit ihrer Angst und Verzweiflung mit, und als das nicht zu helfen schien, ertappte ich mich dabei, dagegenzuhalten: »Sie scheinen zu glauben, dass Sie mit ihrer Verzweiflung alleine sind.« Sah sie nicht, dass die Mehrheit der Wähler:innenschaft, um mehr als zwei Millionen Menschen mehr, gegen Trump gestimmt hatten? Bot das nicht eine gewisse Erleichterung? Glaubte sie wirklich, dass *niemand irgendetwas* tat? Sehen Sie sich die Nachrichten an: Viele Leute schrieben und protestierten, und zahlreiche Institutionen – sogar der Staat Kalifornien! – boten aktive Gegenwehr. Bedeuteten diese Zeichen des Widerstands ihr gar nichts?

3 In *Sexual States of Mind* beschreibt Meltzer (1973) Schrecken als lähmende Angst, bei der man von einem bösen inneren Objekt kontrolliert wird, das als »Tyrann« (S. 106) wirkt. Seine Analyse beschreibt die individuelle mütterliche Objektbeziehung, in der Evan gefangen war. Es ist interessant, dass diese Passagen bei Meltzer ausdrücklich eine Verbindung zwischen dem individuellen und dem soziopolitischen Bereich herstellen.

Damit erreichte ich wenig mehr, als die Flammen zu schüren: Sie wurde noch aufgelöster. Im Rückblick ist mir klar, dass ich mich zum Teil unbewusst selbst gegen ihre wütende Panik verteidigte und sie damit in eine Zwickmühle brachte. »Sie sagen, ich solle hierherkommen und sagen, was wirklich mit mir los ist«, mahnte sie, »aber dann tue ich das, und wofür? Ich sollte einfach gar nicht darüber sprechen ...«

Ich kämpfte mit meinen eigenen Erschütterungen, meinem eigenen Gefühl, nach der Wahl neu gesehen/positioniert zu werden, und das nicht nur gesellschaftlich, sondern auch als Analytiker. Zu diesem Zeitpunkt hatte ich bereits wochenlang der Angst und Wut so vieler meiner Patient:innen zugehört, ihrer Betroffenheit und Hoffnungslosigkeit und Verwirrung. Vor den Fenstern meines Sprechzimmers im Zentrum von San Francisco unterbrachen die Sprechchöre »Nicht mein Präsident!« von Protestmärschen manche Sitzungen und lieferten so eine wörtliche, externalisierte Repräsentation der Wut, die hier ausgesprochen wurde, oder einen erfrischenden Aufruf zum Handeln oder eine grobe Unterbrechung der berührenden Traurigkeit einer Patientin, die vielleicht gerade erneut eine schmerzliche Kindheitserinnerung durchlebte, die direkt von diesen nationalen Ereignissen wieder hervorgeholt worden war. Sicher war es erfrischend, Zeuge dessen zu sein, wie sich die nationale Politik in so viele gewöhnliche Leben einschrieb, die Leidenschaft und Entschlossenheit so vieler meiner Patient:innen zu sehen, sich für eine Veränderung einzusetzen, und ganz bestimmt war es ein Privileg, dass meine Praxis mir auch eine Möglichkeit bot, die sich entwickelnden Ereignisse zu verarbeiten, aber es war auch anstrengend, eine solche Gefühlsintensität zu halten, daran zu arbeiten, meine eigenen emotionalen Reaktionen *ausreichend* zu kontrollieren, damit Platz für andere blieb, aber *nicht so stark*, dass ich eine lebendige Verbindung verloren hätte. Diese Bemühungen sind natürlich das Tagesgeschäft der therapeutischen Arbeit, aber jetzt war da eine besondere Bündelung und Schwere, da das gesamte Kollektiv meiner Praxis so heftig auf ein gemeinsames kulturelles Ereignis reagierte, in das ich als Therapeut ebenfalls zutiefst involviert war.

Während der Schlagabtausch mit Evan heftiger wurde, schien es mir wichtig, ihre Reaktion auch in psychologischen und nicht nur in konventionelleren intra- oder intersubjektiven Begriffen zu verstehen. Ich beschrieb ihre soziale Verortung und versuchte, ihren seelischen Schmerz eben als Ergebnis dieses Ortes zu verstehen. Mit anderen Worten: Ich wollte ihr helfen zu verstehen, dass ihr seelischer Schmerz als Kommunikation gefasst werden konnte, nicht nur von einem Teil ihrer selbst zu einem anderen, sondern von Teilen des Kollektivs, dem sie nicht angehörte, zu Teilen des Kollektivs, zu denen sie gehörte. Die Verzweiflung und das nicht zu verarbeitende Gefühl der Verschiebung, das wir wohlhabende, liberale Einwohner:innen »blauer«, mehrheitlich demokratisch wählender Staaten nun erlebten, war wie eine enorme projektive Identifikation von allen möglichen anderen, die sich übergangen, gedemütigt, entrechtet fühlten. Unbeholfen versuchte ich, das zu vermitteln: Vielleicht war das, was sie jetzt fühlte – die Angst vor einem Polizeistaat, der möglichen Aushöhlung von Grundrechten, eine völlige Geringschätzung ihrer persönlichen Erfahrung durch die Regierung –, das, was andere Gruppen, besonders marginalisierte Gruppen und nichtweiße Menschen, aber auch die weiße Arbeiterklasse des Rust Belt[4], schon geraume Zeit empfunden hatten (vgl. Hochschild, 2016).

Evans Verbitterung wuchs, sie wurde immer wütender. Ich schien zu versuchen, ihr ihre Gefühle auszureden, Partei zu ergreifen, oder, noch schlimmer, ihr zu sagen, dass sie ihre Gefühle unterdrücken und sich wohlwollend auf die Notlage anderer konzentrieren solle. Ihre Eskalation schürte wiederum meine Defensive. Ich war von ihr genervt und nur am Rande war mir klar, wodurch. Ganz deutlich arbeitete sie gegen mich, störte ein prekäres Gefühl des Könnens, das ich in meiner Rolle als erfolgreicher Therapeut genießen hätte können, der zumindest im Bereich seiner eigenen Praxis die internationale Aufregung beruhigen konnte, die von verstörenden politischen Ereignissen ausgelöst worden war. Ganz sicher ertappte ich mich dabei, sie zu meiner persönlichen Karikatur der »wütenden Frau« zu verflachen. Ich fühlte mich untergraben von einem Leben voller gesellschaftlicher Narrative, die diese Gestalt im Versuch, sie zu verharmlosen, verunglimpfen, geprägt vom Erbe einer psychoanalytischen Theoriebildung, die auf der Grundidee der hysterischen Frau aufbaut, und fühlte mich jetzt selbst machtlos und entwaffnet, ich hielt sie nicht mehr aus. Aber was ich in meiner wachsenden Irritation am stärksten fühlte, war ihr Status als privilegierte weiße Amerikanerin.

Evan wusste davon, dass ich in Kuba geboren und als Kind eingewandert war. Jetzt kämpfte ich mit meiner eigenen sozialen Neuverortung und in der seltsamen erneuten Begegnung mit einer Einwandererherkunft, die

4 Anm. d. Hrsg.: Hierbei handelt es sich um die älteste und größte Industrieregion in den USA.

zuvor nie wichtig erschienen war, murmelte ich etwas darüber, wie es möglich ist, politische Turbulenzen zu überleben, dass diese Wahl im größeren Maßstab gesehen eigentlich nicht so viel ausmache, dass man eine Revolution überleben könne, dass meine Familie eben das gemacht habe. Ich muss diese Interventionen mir gegenüber als verzweifelten Versuch gerechtfertigt haben, Evan in ihrem Strudel aus panischer Wut und Verzweiflung einen Halt zu bieten. Überleben, sogar Erfolg, *war* nach einer Katastrophe möglich – wollte ich sagen – ich bin der lebendige Beweis: »Sehen Sie, auch nach dem Kataklysmus immer noch da!« Aber ehrlicher war es eine Art von Triumphieren: meine Trump(f)karte. »Ach, kommen Sie«, fauchte sie zurück, »Sie sind als Kind hierhergekommen!« Die Sitzung endete abrupt, spannungsgeladen und, da wir uns an aufeinanderfolgenden Tagen trafen und das der zweite war, mit einem Abstand von sieben Tagen bis zur nächsten Sitzung.

Zwei Tage später sah ich einen verpassten Anruf von Evan, bei dem sie aber keine Nachricht hinterließ, und kurz darauf eine Textnachricht. Es war für sie höchst uncharakteristisch, zwischen den Sitzungen Kontakt aufzunehmen. Als ich sie zurückrief, war sie kühl – kalte Wut, die ihre Bedürftigkeit maskierte –, sie habe keine Nachricht hinterlassen, sagte sie, weil meine Sprachbox voll gewesen sei und das nicht erlaubt habe, aber sie sei über unsere letzte Sitzung alles andere als glücklich. Sie rufe an, um ihrem Missvergnügen Ausdruck zu verleihen.

Die folgende Sitzung begann eisig. Wir umkreisten einander eine Weile vorsichtig, bevor das Auftauen ihrer direkten Wut und Enttäuschung über mich den Weg freimachte. In gewisser Weise war ich zum Tyrannen geworden, der sich weigerte, sie anzuerkennen. Diese Dynamik von Tyrann und Unterdrückter war zweigleisig und inszenierte etwas, das seine Wurzeln sowohl in ihrer persönlichen Vergangenheit *als auch* in der aktuellen sozialen Ordnung hatte. Der unsensible Rabauke, der ins Weiße Haus gewählt worden war, implizierte eine neue Objektbeziehung zum Staat (einer der unterschiedlichen Formen von kollektiven Objekten), die komplexe individuelle Dynamiken mit einer narzisstischen und dominierenden Mutter erneut aufrief, die zwar der Chef war, gleichzeitig aber die verwirrende Botschaft aussendete, dass Mädchen zweitrangig seien. Ebenso wichtig war meine Anerkennung der Zwickmühle, in die ich sie brachte, meiner begrenzten Fähigkeit, ihre Erfahrung zu ertragen und meinem eigenen ärgerlichen Zurückschlagen. Langsam begannen wir einander wiederzufinden.

Sie sprach von einer »inneren Bestie«, die von einer »äußeren Bestie«

gespiegelt und aufgepeitscht werde. Sie verfolge sie, fräße sie von innen her auf. Sie war kürzlich in einer alten Zeitung auf den Nachruf auf ihren Urgroßvater gestoßen, einen deutschen Einwanderer in den Mittelwesten. Als der Erste Weltkrieg ausbrach, hatte er im Zusammenhang mit der heftigen Deutschenfeindlichkeit Selbstmord begangen. Der Nachruf machte deutlich, dass er von Familie und Freund:innen geliebt und in der Gemeinde geachtet wurde. Wir spekulierten über die emotionale Isolation, die ihr Großvater erlebt haben muss. Vielleicht stellte ein kriegsbedingtes *Wir-gegen-Sie*-Narrativ alle anderen Beziehungen in den Schatten. Vielleicht quälten ihn Schuld und Scham, er erkannte sich selbst als Feind und erlebte sich so als Fremder. Vielleicht konnte er die reale Verbindung zu seiner Gemeinschaft nicht aufrechterhalten und verfiel in Verzweiflung und Hoffnungslosigkeit.

In den folgenden Wochen nahm Evan ihre Arbeit in der Kampagne, den gewählten Präsidenten seines Amtes zu entheben, bevor er es angetreten hatte, mit konzentrierter Vehemenz wieder auf. »Wir legen uns nicht einfach hin und sterben wie Hunde«, sagte sie eines Tages. Ich antwortete, dass die Bestie heute eher außen als innen sei.

Doch allzu oft verbanden sich die innere und die äußere Bestie in einer unheiligen Allianz und wir wurden in Zustände unverarbeiteter Angst und intensiver Verzweiflung zurückgeworfen. Eines Tages kamen wir auf einen Kindheitstraum zurück, dessen alarmierende Macht uns immer und immer wieder geholfen hatte, Aspekten ihrer inneren Welt und frühen Beziehungen Gestalt zu verleihen. In ihm rumpelt eine beängstigende Maschine durch eine scheinbar idyllische Landschaft und verschlingt alles und jeden in ihrem Weg, bis sie völlig alleine ist. Der Traum endet in einer gespenstischen Stille: Die riesige Maschine wird unvermeidlich wieder aufheulen und sie steht ihr in ihrer Verlassenheit alleine gegenüber. Jetzt war ihr Alptraum real: Der gefühllose, gefräßige Staat war die Maschine und es gab kein Entrinnen. Panik wurde zu Hilflosigkeit.

Ich erinnerte mich an ihren wütenden Anruf: Sie war nicht verwirrt und panisch gewesen, sondern konzentriert und klar. Sie hatte mich wissen lassen, dass sie das, was sie als Geringschätzung erlebte, nicht passiv tolerieren würde. Ich sagte ihr das: »Sie haben sich nicht hingelegt. Sie waren bereit, sich mit mir darüber auseinandersetzen, auch wenn meine Tür versperrt war, als Sie anklopften: Meine Sprachbox war voll, aber das hat Sie nicht aufgehalten.«

»Ich dachte, ach, er muss so überfordert sein«, sagte sie, »alle rufen ihn deswegen gleichzeitig an. Ich fühlte mich im Stich gelassen. Nicht wirklich von Ihnen, sondern von etwas Größerem. Aber irgendwie haben Sie mich gehört und zurückgerufen. Wir haben jetzt eine gemeinsame Bestie. Das hatten wir noch nie.«

»Im Guten wie im Schlechten«, sagte ich. »Vielleicht gibt es da etwas Verbindendes, weil wir es gemeinsam haben, aber es ist auch etwas, das sich auf mich auf eine Art auswirkt, die ich nicht immer sehen kann. Wir können das gemeinsam klären. Es erinnert mich an eine Kleinsche Flasche – diese Formen, in denen Außen- und Innenseite ein Kontinuum bilden, eines in das andere übergeht. Etwas ist draußen geschehen, es ist auf der Oberfläche der Welt gewandert und ist jetzt hier, auf der Innenseite von uns beiden gemeinsam und von jedem einzelnen von uns.«

Gruppendimensionen individueller Subjektivität

Eine weitere Ausführung dieser Vignette im Sinne der kollektiven Aspekte individueller Subjektivität setzt voraus, dass wir zunächst einen Abstecher in den Bereich der Gruppe in der Psychoanalyse und der Gruppentheorie machen.

Die konventionelle Psychoanalyse betont das Individuum auf insistente, sogar vereinnahmende Weise. In *Massenpsychologie und Ich-Analyse* (1921c) steht Freud dem Stellenwert der Gruppenpsychologie höchst zwiespältig gegenüber. Einerseits steht sie am Anfang aller Dinge und ist notwendig; andererseits ein Abstieg in die Verrücktheit der Horde. Da er diesen Text in der Zwischenkriegszeit schrieb, die außerdem in Freuds eigenem Leben eine Zeit großer Widrigkeiten war (Anzieu, 2001), ist es nicht überraschend, dass er die Gruppe weithin in negativen Begriffen fasst, als Entsprechung von gedankenlosen und gefährlichen Es-Kräften, denen das denkende Ich der Individualpsychologie mühsam abgetrotzt werden muss. Eine Analyse, wie individuelle und Gruppenperspektiven sich in der gesamten breiteren Geschichte der psychoanalytischen Theorie gegenseitig implizieren (und umkämpft sind), geht über den Rahmen dieses Beitrags weit hinaus, aber es lässt sich jedenfalls sagen, dass eine gewisse Antipathie gegenüber dem Leben der Gruppe die konventionelle Psychoanalyse – mit einigen Ausnahmen (vor allem Bion) – verfolgt und uns damit für die Brauchbarkeit der Beiträge der Gruppenanalyse blind gemacht hat.

Eine verständnisvollere Perspektive beleuchtet den dialogischen Charakter zwischen psychischen Phänomenen auf der Ebene von Individuum und Gruppe: Sie bilden die Pole einer Achse, Facetten oder Mentalitätsdimensionen, die zueinander in tiefer und gegenseitig gestaltender oder manchmal paradoxer Beziehung stehen. Ähnlich der Teilchen-Wellen-Dualität der Quantenmechanik kann die teilchenförmige Natur der Individualpsychologie auch im Sinne kollektiver »Wellen« beschrieben werden und umgekehrt. Insofern können wir anmerken, dass sogar die traditionelle Psychoanalyse ihr Verständnis des Individuums im Grunde innerhalb der Gruppe verankert: Wir haben einfach nur unseren Fokus auf eine ganz bestimmte Gruppe, die ödipale Familie, verengt. In dieser kleinen Dreiergruppe fassen wir eine Objektbeziehung typischerweise theoretisch als ein Zwei-Körper-Problem: Subjekt-Objekt- und Subjekt-Subjekt-Konfigurationen werden innerhalb eines dyadischen Rahmens untersucht. Triangularität stellt das Kind in Beziehung zu einem Urpaar und beginnt so, die Funktionen einer kleinen Gruppe im eigentlichen Sinne zu skizzieren, da die Subjektivität des Kindes in Beziehung zu einem kollektiven Anderen (dem Paar) gebildet wird. Was ist das, wenn nicht die einfachste Version einer Eine:r-zu-vielen-Objektbeziehung (in diesem Fall Eine:r-zu-Zweien, die in der Dreiergruppe enthalten sind)?

Im Anschluss an Juan Tubert-Oklander (2014) vertrete ich, dass es eine fruchtbare Kontinuität zwischen Individualanalyse, Gruppenanalyse und Gesellschaftsanalyse gibt, und weiters, dass eine gründliche Untersuchung der Ähnlichkeiten und Spannungen zwischen diesen unterschiedlichen Registern der Psychoanalyse nicht nur interessant, sondern für die Vertiefung unserer Disziplin unerlässlich ist. Eine theoretische Ausarbeitung des kollektiven Aspekts der Subjektivität kann uns zu einem nuancierteren Denken in Bezug auf die Methode hinsichtlich der Arbeit in und mit dem Sozialen führen.

Geschlechterdifferenz und Gender sind ein gutes Beispiel für diesen Gruppenaspekt der individuellen Subjektbildung (González, 2012). Der traditionellen Psychoanalyse zufolge beruht die Genderdifferenz auf der Identifizierung mit dem Elternteil des gleichen Geschlechts. Ich behaupte, dass Gender viel eher ein Effekt komplex überlappender Identifikationen innerhalb und mit Ensembles denn mit Individuen ist. Die individuelle Identifikation eines Mädchens mit seiner individuellen Mutter als weiblich/Frau ist bei näherer Betrachtung tatsächlich eine gelebte Erfahrung der Zugehörigkeit zu einer Gruppe, die von wichtigen primären Anderen als »weiblich/Frau/Mädchen« gekennzeichnet wird, etwa die Mutter selbst, obwohl unter den Akteur:innen, die das Mädchen in diese gegenderte Gruppe rufen, auch jemand wie der Vater sein kann, der sich ausdrücklich als nicht zugehörig zur Gruppe der Mädchen erklärt. Zur sinnstiftenden Entdeckung des eigenen Genders gehören notwendigerweise Gruppenidentifikationen. Mit der Zeit wird die Zugehörigkeit zu dieser Art von gegenderter Gruppierung komplexer. Die Mädchengruppe, die Mutter, Großmutter und Schwester bilden, wird irgendwann erweitert und schließt dann Cousinen und Tanten, Schulfreundinnen, gefürchtete Fremde und sogar nicht-menschliche Puppen, fiktive Gestalten oder Tiere ein. Erfahrungen in echten Gruppen vervielfältigen und überlappen sich wie ein Kaleidoskop von Mengendiagrammen und lassen eine enorme Komplexität entstehen.

Bestimmte Gruppen haben ihre eigenen spezifischen Kulturen, Verhaltens- und ästhetischen Grammatiken und zugewiesenen Rollen. Ein Kind wird Gruppen zugewiesen und entscheidet sich auch für sie, nimmt in ihnen charakteristische Positionen ein, akzeptiert und widersetzt sich und wechselt diese Positionen, und die Gruppe wiederum widersetzt sich ihm und verändert es. Diese komplexen, nuancierten und verblüffend reichen Eine:r-zu-vielen-Objektbeziehungen überlagern sich im Individuum und bilden dichte Stellen in der Persönlichkeit, Schemata, die eine Art von psychischer Masse ansammeln und ihre eigenen Anziehungskräfte entwickeln. Diese kollektiven Schemata des Ich organisieren und filtern neue Erfahrungen und werden ebenso selbst von neuen Erfahrungen geprägt und umgeformt. Hier besteht eine Analogie zu Ich-Zuständen (Bromberg, 1996), wobei diese jedoch im Plural zu betrachten sind: nicht als individuelle Objektbeziehungen, sondern als Beziehungen von einem zu vielen.[5]

Eine Gruppentheorie in die Individualpsychologie einzubringen ermöglicht uns, die zweifache Herkunft der Subjektivität zu erkennen. Wenn aus einem Freudianischen Blickwinkel der Körper als Anbindung oder fremder Attraktor wirkt, der die Psyche an der einheitlichen Natur

5 Der Einfachheit halber ist die eben skizzierte Darstellung eindeutig entwicklungslastig. Eine strukturelle Perspektive verkompliziert das Bild. Denn natürlich gibt es in dieser Betrachtungsweise keine gerade Linie einer chronologischen individuellen Entwicklung. Die Gruppen, in die man geboren wird, sind bereits tief in multiple und widersprüchliche Lagen von anderen Gruppen mit ihren eigenen komplexen Geschichten eingebettet. Mit anderen Worten, Gruppen bewegen Individuen ebenso sehr, wie ein Individuum mit der Zeit eine dichte Geschichte von Gruppen-Objektbeziehungen entwickelt.

eines einzigen Organismus verankert, dann stellt die Gruppe als Verkörperung von Institutionen, Organisationen und letztlich »Kultur« den zweiten Geburtsort der menschlichen Subjektivität. Wie der Körper erfordert auch die Gruppe von der Psyche Arbeit und macht damit ein riesiges Territorium im Unbewussten aus. Und ebenso wie das Individuum in den Begriffen, die wir über die traditionelle Psychoanalyse (entlang der individuellen Objektbeziehungen, des Bedarfs des Organismus, der sexuell oder objektmotivierten Triebe und Bindungen, dem Verlangen nach und durch den singulären anderen, und so weiter) zu verstehen gelernt haben, ein verdrängtes oder dissoziiertes persönliches Unbewusstes mitbringt, ist dieses Unbewusste nur in seiner Beziehung zu den hegemonialen Kräften, gesellschaftlichen Strukturen, institutionellen Mächten und der Geschichte vorstellbar, die in Gruppen – also einem sozialen Unbewussten – verkörpert werden.

Zwischen Innen und Außen: der *vínculo* und das Inter-Subjekt

Die psychoanalytische Theorie kann im Allgemeinen als Ausarbeitung der Schwelle zwischen dem Inneren und dem Äußeren betrachtet werden. Die konventionelle analytische Theorie verankert diese Ausarbeitung, die als eine Art Fundament für die Psychologie fungiert und vom Organismus-basierten primären Narzissmus zum Bezug auf Objekte führt, im Körper. Die Wende zur Intersubjektivität bestand darin, dass die Psyche immer ein Zwischenphänomen ist. Die Gruppenanalyse erweitert dies noch und arbeitet die Schwelle zwischen Innen und Außen von einer anderen Wurzel ausgehend aus: dem Sozialen als Matrix des Intersubjektiven. In diesem Abschnitt wende ich mich aus zwei Perspektiven dieser Zwischenzone zu, die der Geburtsort der Psyche ist.

Ein historischer Überblick über die analytische Gruppentheorie geht weit über den Rahmen dieses Beitrags hinaus,[6] ich werde jedoch hier kurz Denkansätze zweier prominenter Denker in diesem Feld anführen, die generell unter Psychoanalytiker:innen in den Vereinigten Staaten nicht sehr bekannt sind: Enrique Pichon-Rivière zur inneren Gruppe und dialektischen Spirale des *vínculo*, und Rene Kaës zum Inter-Subjekt.

6 Für einen Überblick über die Gruppentheorie s. Dalal (1998).

Pichon-Rivière

In jüngster Zeit wurden mehrere Besprechungen von Pichon-Rivières Werk veröffentlicht, die seinen tiefgreifenden Einfluss auf die psychoanalytische Theorie des Individuums aufzeigen (Arbiser, 2017; Berenstein, 2012; Bernardi & De León De Bernardi, 2012; Gabbard, 2012; Scharff et al., 2017). Die Gruppe ist untrennbar mit Pichon-Rivières Verständnis des Individuums verbunden, da Individuum und Gruppe für ihn immer in einem dialektischen Verhältnis zueinander stehen (Tubert-Oklander & Hernández de Tubert, 2004). In seiner Interpretation von Klein erweitert Pichon-Rivière die Vorstellung von Objektbeziehungen um den dynamischeren Begriff des *vínculo*. Als Verbindung, Band oder Bindung ist der *vínculo* eine Zwischenstruktur, eine Brücke, die zwei Objekte miteinander als lebendiges Gebilde verspannt, ein Prozess, der sich mit der Zeit entfaltet. Wie der Atem passiert er die Schwelle zwischen innerer und äußerer Welt. So gesehen sind innere Objektbeziehungen »*vínculos internos*« (innere Verbindungen), die innere oder Umweltgruppen im Bereich des Ich reproduzieren (Pichon-Rivière, 2003 [1985], S. 42).[7] Doch die innere Dimension ist nur ein Aspekt des *vínculo*, der als »eine Gesamtstruktur« zu betrachten ist, »die ein Subjekt, ein Objekt und ihre wechselseitige Beziehung durch Kommunikations- und Lernprozesse umfasst« (ebd., S. 10). Das innere Objekt bei Klein ist typischerweise ein singuläres, relativ statisches Gebilde; im Gegensatz dazu betont der *vínculo* die sich entwickelnden Modi der Bezugnahme zwischen Subjekt und Objekt. Pichon-Rivières innere Welt ist eine Welt von Gruppen, eine, in der die Beziehungen *zwischen* Objekten mindestens so wichtig sind wie die Beziehung *zu* Objekten. Darüber hinaus ist diese Welt nicht statisch, sondern befindet sich stattdessen in einem ständigen und notwendigen Zustand der Interaktion mit äußeren Objekten, und diese Interaktion ist für die strukturelle Integrität des *vínculo* unerlässlich. Pichon-Rivières Interpretation dazu ist radikal: »[A]lles unbewusste Leben, also der Bereich der *unbewussten Phantasie*, sollte als Interaktion zwischen inneren Objekten *(der inneren Gruppe)* in einer ständigen dialektischen gegenseitigen Beziehung zu den Objekten der äußeren Welt betrachtet werden« (ebd., S. 42).

Alles unbewusste Leben ist Interaktion zwischen innerer und äußerer

7 Anm. d. Ü.: Soweit nicht anders angemerkt, basiert die Übersetzung von Pichon-Rivières Zitaten auf Übersetzungen des Autors aus dem Spanischen in das Englische.

Welt: Interaktion mit der Welt der äußeren Objekte erfordert eine Modifikation der inneren Gruppe, die wiederum die Beziehung des Subjekts zum Äußeren verändert. Eben daraus leitet er sein Bild der Spirale ab: Denn die innere Gruppe wird immer in der Welt instanziiert und der Kreislauf der Interaktion der inneren Gruppe mit äußeren Objekten führt zu einer Veränderung in beiden Bereichen: »durch eine ständige Praxis, insofern, als er sich selbst modifiziert und damit die Welt in einer ständigen Spiralbewegung verändert« (ebd., S. 170). Die Spirale ist ein temporales Konstrukt: zunehmende Veränderung im Laufe der Zeit.

Zusammengefasst verortet Pichon-Rivière das Unbewusste in einer Umwelt von inneren Gruppen in einer ständigen dialektischen Dynamik mit einer Welt von äußeren Gruppen. Indem er für Freud in der *Massenpsychologie* Partei ergreift, stellt er nachdrücklich fest: »[J]ede Psychologie im engeren Sinne ist sozial« (ebd., S. 43).

Kaës

Diesen Zugang in Bezug auf die Schwelle zwischen individueller und kollektiver Psychologie können wir mithilfe von Rene Kaës' Vorstellung des *Intersubjekts* erweitern. Mit einigen Anklängen an Pichon-Rivières Idee des *vínculo* schreibt Kaës (2007) über unbewusste Verbindungen in Gruppen. »Intersubjektive Ensembles« (ob Familien oder Institutionen) übertragen unbewusste Allianzen,

> »die diesen Subjekten gemeinsam sind, die von ihren gegenseitigen – strukturierenden oder entfremdenden – Unterwerfungen unter die konstitutiven Mechanismen des Unbewussten geprägt und aneinander gebunden sind: gemeinsame Verdrängungen oder Verleugnungen, gemeinsame Phantasien und Bedeutungsträger, unbewusste Wünsche und die grundlegenden Tabus, die sie organisiere« (S. 6).

Die Unterwerfung unter diese unbewussten Allianzen prägt das Subjekt und bildet die psychische Struktur. Das Subjekt des Unbewussten ist somit das Subjekt des Verbindens, ein Subjekt, das mit anderen in einem Ensemble unbewusste Allianzen bildet, diese in sich unterdrückt, um die Verbindungen in sich aufrechtzuerhalten (man denke an das Inzesttabu, kulturelle Bräuche oder Klassengepflogenheiten, oder daran, was in einem Institut als

Analyse zählt …). Man erhält die Zugehörigkeit in einer intergenerationellen Kette von Subjekten nur, indem man Abhängigkeit von und Einschränkung durch die unbewussten Bündnisse und Abkommen akzeptiert, die die Gruppe binden. Dies vollzieht sich in allen intersubjektiven Formationen – von primären Ensembles wie der Familie bis hin zu kleinen und großen Gruppen und Institutionen. Die Rollen und Funktionen, die durch diese unbewussten Anforderungen entstehen, beunruhigen das Subjekt:

> »[D]as Subjekt ist gespalten zwischen den Anforderungen, die ihm durch die Notwendigkeit auferlegt sind, seinen eigenen Zwecken zu dienen, und jenen, die sich aus seinem Status und seiner Funktion als Glied einer intersubjektiven Kette ableiten, in der es gleichzeitig Diener, Übertragungsglied, Erbe und Akteur ist« (ebd., S. 241).

Hierbei handelt es sich selbstverständlich nicht um ein intra-psychisches Modell; es verortet die Subjektivität in einem Dazwischen, an den »Knotenpunkten der verdrängten Beziehungen, die zwischen individuellen Subjekten und Ensembles unterhalten werden« (ebd., S. 240). Es ist die intersektionale Beschaffenheit der Subjektivität als Teilchen *und* als Welle. Und darüber hinaus: Subjektivität liegt außerhalb der Grenzen des Organismus-basierten Körpers und besteht aus einer radikalen Pluralität, die in und durch eine Vielzahl von Knotenpunkten in unterschiedlichen intersubjektiven Ketten gebrochen wird.

Zusammenfassend und erweiternd kann Folgendes noch angeführt werden:

1. Die Herkunft des individuellen unbewussten Lebens kann als zweifach betrachtet werden: die intrapsychische Welt der konventionellen Psychoanalyse, infantile Sexualität, körperliche Triebe, Bindungen und individuelle Objektbeziehungen; und die *radikal* intersubjektive Welt, die von der Gruppe als Grundstruktur des Sozialen organisiert wird, mit ihren impliziten Bündnissen, Allianzen und ihrer inhärenten Multiplizität.
2. Die unbewusste Strukturierung ist daher lebenslang und wird nicht nur durch die Wirkung und den Einfluss früher Objekte auf einen Organismus-basierten Körper organisiert, sondern durch die wiederholte und immerwährende Unterwerfung unter das Gruppenleben, die als menschliche Beschaffenheit der Zugehörigkeit notwendig wird.

3. Das psychische Leben ist interstitiell, im Dazwischen verortet: Als ständige und wechselseitige Modifizierung von inneren und äußeren Gruppen, die einander im Laufe der Zeit wiederholen und kopieren und damit eine Spiralbewegung entwickeln; und als multiple Knoten in einem riesigen Netzwerk aus intersubjektiven Ketten, da Individuen sich in Gruppen sammeln, die wiederum die Individuen und ihre inneren Gruppen prägen und nachbilden, wodurch ein rekursives, sich wiederholendes Muster entsteht.
4. Eine Beschreibung des individuellen psychischen Lebens muss seinen kollektiven Aspekt, die Eine:r-zu-vielen-Objektbeziehung, umfassen. Dieser kollektive Strang im Individuum hat einen doppelten Charakter: Er fördert sowohl ein Gefühl von Kohärenz, Langlebigkeit oder Konsistenz im Subjekt (das ich »zu sein« tendiere, wenn ich in einer Gruppe bin), als auch ein Gefühl von Multiplizität, Instabilität und Inkonsistenz (insofern ich in unterschiedlichen Gruppen ein »anderer Mensch« bin).
5. In einer gesunden – inneren oder äußeren – Gruppe steht die Multiplizität in kreativer Spannung zur Kohärenz. Eine Gruppe ist am produktivsten, wenn sie unter ihren Mitgliedern eine möglichst große Diversität umfasst, die aber möglichst einheitliche Ziele teilt[8] (vgl. Tubert-Oklander & Hernández de Tubert, 2004).

Zurück zu Evan

Nun können wir uns wieder der Vignette mit Evan zuwenden und dabei diese Gruppendimension hinzufügen. Anstatt sozialpolitisches Material einfach auf Ableitungen von individuellen Dynamiken zu reduzieren, könnten die Übertragungs- und Gegenübertragungsauseinandersetzungen stattdessen als Wege verstanden werden, Differenzierungs-, Zugehörigkeits- und Sicherheitspositionen innerhalb unserer inneren und äußeren Gruppenidentifizierungen zu sichern. Doch diese Spannungen bedrohen die individuelle Kohärenz und führen zu defensiven Versuchen, kollektive Teile des jeweils anderen aus unseren inneren Gruppen auszuschließen. Ich möchte das hier detaillierter ausführen.

Aus einem streng konventionellen psychoanalytischen Blickwinkel

8 Diese Formulierung stammt von Pichon-Rivière.

werden äußere politische Ereignisse auf die Trugbilder einer individuellen inneren Welt reduziert. Aus dieser Perspektive ist Evan *wirklich* in einer regressiven Beziehung mit einer allmächtigen Mutter gefangen, oberflächlich fügsam und heimlich aufsässig. Da die Analyse in ein Stadium fortgeschritten war, in dem das falsche Selbst weitgehend aufgegeben werden kann, ist das, was an die Oberfläche kommt, Wut, aber auch die Angst vor dem Vertrauensbruch, als hätte der Analytiker sie nicht beschützt und würde sie nun dieser archaischen, beängstigenden Mutter ausliefern, die in der Gestalt von Trump als Figur im Übertragungsfeld auftaucht.

Aus der von mir vorgeschlagenen kollektiven Perspektive können wir es anders verstehen. Skizzieren wir zunächst kurz einen Auszug aus Evans inneren Gruppen in Bezug auf Gender. Im »primären intersubjektiven Ensemble« ihrer Familie (wie Kaës es nennt) ist Evan mit ihrer Mutter identifiziert, die die Familie gekonnt zusammenhielt. Hier waren Frauen stark, dienten aber gestörten, instabilen Männern. In der unbewussten Allianz, die die Familie entlang der Genderlinien verband, teilte Evan die Kraft und Kompetenz ihrer Mutter, »gehörte« aber zum Vater (während der Bruder zur Mutter »gehörte«). Dieses Bündnis erhielt ein komplexes intergenerationelles Band aufrecht, das »ineinandergeschobene Generationen« (Faimberg, 1988) zwischen der mütterlichen Großmutter, der Mutter und ihr umfasste. Diese primäre innere Gruppe wurde jedoch durch den *vínculo* mit anderen Frauengruppen verkompliziert und bereichert. Evan identifizierte sich stark mit sehr kreativen Großtanten väterlicherseits, die sie nie persönlich getroffen hatte, deren Bücher und Schriften sie jedoch schätzte. Als Kind »adoptierte« sie die Familie ihrer engsten Freundin, sodass sie eine »zweite Familie« hatte. In dieser Gruppierung wurde sie akzeptiert und geliebt, war aber zwangsläufig auch ein wenig Außenseiterin, nicht nur, weil es nicht wirklich ihre Familie war, sondern weil die Familie chinesische Wurzeln hatte. Diese Zufälle ermöglichten Evan größere Freiheit: Im Gegensatz zu den klaustrophobischen und strengen Gender-Konfigurationen ihrer Familie konnte sie in dieser Familie »Schwester« und »Tochter« unter anderen Schwestern und Töchtern sein, eine weniger eintönige Position als sie in ihrer Herkunftsfamilie hatte, zum Teil auch deswegen, weil diese neuen Positionen auch mit ethnischer Differenz gewürzt waren. Sie fühlte sich zutiefst zugehörig und gleichzeitig weniger gefangen. Als Erwachsene war sie stark in mehrere Frauengruppen involviert (Athletinnen, Künstlerinnen und Aktivistinnen). Diese Erfahrungen schufen ein reiches Mosaik an inneren Gruppen, eine übereinandergeschichtete Reihe von Eine-zu-vielen-Beziehungen unter der Rubrik Gender. In diesem komplexen Kaleidoskop von Schemata hat Evan Zugang zu unterschiedlichen Positionen, Konfigurationen und Anordnungen dessen, was es bedeutet, eine »Frau« in einer Gruppe zu sein (d. h. die Kategorie »Frau« ist alles andere als monolithisch).

In Übereinstimmung mit dem Standpunkt vieler Analytiker:innen heute ist die Wahl von Trump nicht einfach auf ein inneres Ereignis im psychoanalytischen Feld zu reduzieren. Obwohl er vielleicht intra-psychisch die allmächtige Mutter verkörpert, ist klar, dass das nicht die einzige Art ist, wie er unter die Haut geht. Im intersubjektiven Feld der großen Gruppe wird seine Erhebung in eine Machtposition von vielen (auch Evan und mir) als soziales Trauma erlebt. Das heißt, wir erleben ein Zerbrechen des kollektiven Verständnisses dessen, wer »Wir« als Nation sind. Unser Band zum nationalen Kollektiv, unser Zugehörigkeitsgefühl, das auf einer Eine:r-zu-vielen-Objektbeziehung beruht, wird *direkt* unterbrochen, wobei wir mit der zutiefst unbewussten Beschaffenheit unserer Verbindung zur nationalen Gruppe konfrontiert werden. Dabei handelt es sich nicht um das Auftauchen einer Figur im Feld oder eine Verlagerung; wir erleben beide eine echte und unmittelbare Veränderung der Gruppenobjektbeziehung. Wir dachten, wir verstünden, wer *wir* sind, entdecken aber ein Sprechen innerhalb dieses kollektiven »Wir«, das von einem Ort ausgeht, den wir nicht erkennen. Die Störung dieses *vínculo* wirkt sich zwangsläufig auf unsere inneren Gruppen aus. Wir sind gezwungen, einen Teil unserer individuellen Subjektivität neu zu ordnen, der kollektiv ist.

Evans Panik an diesem Punkt könnte zum Teil als Zusammenbruch der Vielstimmigkeit sowohl ihrer Konzeption der äußeren nationalen Gruppe als auch der inneren Gruppen verstanden werden. Trump erscheint psychisch als das totalitäre, zum Schweigen bringende Objekt auf der Ebene des Sozialen. Zunächst scheint das Land nur eine Stimme zu haben und »sie« haben einen Oberbefehlshaber gewählt, der vollkommene Macht besitzt. Das Nettoergebnis ist, dass für Evan die Komplexität ihrer inneren Gruppen radikal reduziert wird. Ganz sicher wird sie in ein Kindheitsverständnis ihrer Position in ihrer kleinen Familie zurückgeworfen und vielleicht dort eingeschlossen, einer Position, die vom vereinfachenden Kreuz der zwei Variablen Gender und Generation bestimmt wurde, die ein Quadrat bildet: Mann, Frau, Junge, Mädchen (Vater, Mutter, Bruder, Selbst). Darüber hinaus verliert das Mädchen, das von dieser frühen Gruppe bestimmt ist, die Verbindung zu späteren Revisionen von Eine:r-zu-vielen-Objektkonfigurationen, die entlang von Genderlinien organisiert sind: etwa die Subjektivität des »adoptierten« Mädchens, das in der chinesischen Familie ihrer lieben Freundin einen Platz gefunden hat; die rebellische Jugendliche, die ihre politischen Ansichten behauptete und ihr Gender durch die Kreuzung mit Rasse verkomplizierte; die kompetente und kreative Frau in Beziehung mit vielen anderen solchen Frauen in ihrem aktuellen künstlerischen und politischen Leben. Von diesen unterschiedlichen »Intersubjektivitäten« ließe sich auch sagen, dass sie in ihr eine lebendige innere Gruppe formten, ihre unterschiedlichen gegenderten kollektiven Ichs. Die Wahl sprengt symptomatisch ihre Psyche, nicht (nur), weil Trump für ihre Mutter steht, sondern weil seine alarmierende Wahl zum Führer der nationalen Gruppe sich *direkt* auf ihre kollektive Subjektivität auswirkt, etwas, das bereits »in« ihr ist, etwas, das Schwingungen auslöst, die das reibungslose Funktionieren ihrer inneren Gruppe verängstigen und lähmen. Die nationale Gruppe erscheint nun fremd und entfremdend: »Sie« haben scheinbar die chinesische Immigrantin und die politische Dissidentin aus dem Kollektiv »Wir« ausgestoßen. Und weil sie ein »Intersubjekt« ist, deren Psyche an den Knotenpunkten der Unterwerfung unter diesen größeren kollektiven Verkettungen lebt, erlebt Evan den höchst quälenden Zustand, sich selbst fremd zu sein.

Natürlich bringt sie das Problem in die Analyse mit. Es wäre anzunehmen, dass ich als ihr Analytiker ihr helfen könnte, das Funktionieren einer kreativen inneren Gruppe zurückzugewinnen, ihr helfen könnte, wieder Vertrauen in die Vielstimmigkeit der nationalen Gruppe zu fassen, sodass sie sich nicht aus einem Zugehörigkeitsgefühl geworfen fühlt.

Aber ich bin in meinen eigenen traumatischen Reaktionen gefangen und kann die Affekte, die sie mir bringt, nicht halten. Meine eigenen Einer-zu-vielen-Objektbeziehungen sind durcheinander. In meiner eigenen kürzlichen Neupositionierung als Immigrant baue ich Evan als privilegierte, hier geborene weiße Frau auf. Jeder Aspekt dieser Konfiguration hat in unserem bi-personalen Feld Gewicht. Unsere Differenz entlang der Linien Einwanderung und Gender, unsere große Ähnlichkeit entlang der Linie der Rasse (in spanischer Färbung bin auch ich weiß). Aspekte unserer jeweiligen kollektiven Selbste finden sich in einer Position des Ausschlusses aus der Gruppe: Etwas vereinfachend gesagt, die Identifikationen als Frau oder als Immigrant werden plötzlich als hervorgehoben und umstritten erlebt, nicht nur als Teil unserer »Identitäten«, sondern als Punkte der Anbindung an und Zugehörigkeit zu einer größeren sozialen Ordnung. Wir sind verschoben, in Bezug auf den jeweils anderen und beide in Bezug auf die breitere sozialpolitische Landschaft. Indem wir gleichzeitig eine Neuordnung unserer inneren Gruppen und kollektiven Identifizierungen erlitten haben, erleben Evan und ich eine Verwerfung in Bezug auf die größere Matrix. Wir arbeiten in einem Riss des psychosozialen Stoffs, erleben einen Bruch im Gefühl eines kollektiven »Wir«, der unsere Differenzen analytisch brauchbar machen sollte.

In der Einleitung zu seinem bahnbrechenden Beitrag zu Identität beschreibt Erik H. Erikson (1956) den Kreuzungspunkt zwischen dem Persönlichen und dem Sozialen folgendermaßen:

> »Hier geht es um diese Identität von etwas im Kern des Individuums mit einem wesentlichen Aspekt der inneren Kohärenz einer Gruppe: Denn das junge Individuum muss lernen, am meisten es selbst zu sein, wo es anderen am meisten bedeutet – und zwar jenen anderen, die ihm am meisten bedeuten. Der Begriff Identität drückt eine solche wechselseitige Beziehung aus, insofern er sowohl eine beharrliche Gleichheit innerhalb seiner selbst (Selbstidentität) und ein beharrliches Teilen einer Art von wesentlicher Beschaffenheit mit anderen impliziert« (S. 56f.).[9]

In dieser Konstruktion ist die Vorstellung der Identität eine Art Möbiusband, bei dem die Individualität nahtlos und paradox in das Kollektive übergeht, an dem Punkt, an dem man am meisten man selbst ist, ist man auch am meisten für die anderen.

Was sich in der Analyse materialisiert, ist eben die Dreidimensionalität dieses Möbiusbands, eine Reihe von Überschneidungen – Intersektionen –, die die konventionelle Vorstellung der »Intersektionalität« (Crenshaw, 1989) umfassen, aber über sie hinausgehen. Gewiss müssen sowohl Evan als auch ich mit der junktionalen Beschaffenheit unserer Identitäten fertigwerden, die möglicherweise in den Registern Ethnizität und Gender am offensichtlichsten ist. Doch die äußere politische Krise macht deutlich, inwiefern das Sprechzimmer selbst immer und zwangsläufig ein intersektionaler Raum und dass der Framing-Prozess immer eine komplexe und lebendige Verhandlung zwischen außen und innen ist. Weil die sozialpolitische Landschaft (die immer als relativ stumme Kulisse der Therapie wirkt) verändert wurde, verschiebt dies unvermeidlich auch das Framing der Analyse.

9 Wo Erikson die Idee der Selbstidentität betont, würde ich die inhärente Pluralität dessen unterstreichen, was er beschreibt. Identität wäre hier eine vorläufige, wenn auch notwendige Position, deren Kohärenz vom Zufall der Dynamik der jeweiligen Gruppe abhängt (vgl. auch Seligman & Shanok, 1995).

Wir gelangten an einen Wendepunkt, als ich meine Pläne ankündigte, Zeit zu streichen, und mehrere Sitzungen absagte. Evan bemerkte, dass der Zeitpunkt mit ihren eigenen Plänen zusammenfiel, am Frauenmarsch in Washington, D.C. teilzunehmen. Schließlich fragte sie, ob ich auch hinführe. Meine Bejahung der Frage leitete bei ihr einen Prozess der Wiedergutmachung des Kollektivs ein. Diese Reparatur wurde innerhalb einer konstitutiven Abwesenheit (Green, 1997 [1986]) herbeigeführt: Wir wussten, dass wir beide auf dem Marsch sein würden, diese Anwesenheit würde aber während einer realen Unterbrechung unserer Begegnungen stattfinden. Wir hatten einander als singuläre Objekte im Kopf, die für einander als Individuen abwesend waren (wir sahen einander nicht), während wir gleichzeitig die Gegenwart unserer Beteiligung an einem kollektiven Objekt gemeinsam hatten (wir wussten, dass wir beide dort waren). Wir waren Teilchen in der Welle, der Masse der Marschierenden, und zwar in einer »aktivistischen« Menge, die Handlungsfähigkeit besaß (Samuels, 2017).

Die Reparatur des Stoffs eines gemeinsamen »Wir« machte auch Platz für die tatsächlichen Unterschiede zwischen uns, und zwar auf eine nun nutzbarere Art und Weise: Gender- und ethnische Unterschiede konnten konstruktiv ins Spiel gebracht werden, sie überschnitten und widersprachen einander vor dieser gemeinsamen Kulisse des Kollektivs neu.[10] Diese Verschiebungen begannen, uns für die Heterogenität der Gruppen zu öffnen, die wir füreinander repräsentieren und die in uns leben. Das affektive Band wurde eingesetzt, um eine kreative Spannung zum Kollektiv aufrechtzuerhalten. Evan »wusste«, dass sie Teil eines »Wir« war, konnte das emotional aber nicht empfinden. Die begriffliche Fassung der analytischen Verbindung als Instanziierung des kollektiven statt eines rein individualistischen Bandes half uns, ihre Angst durchzuarbeiten. Sie bestätigte, dass es ein »Wir« geben konnte, in dem unvereinbare kollektive Identifikationen für uns beide trotz wesentlicher Differenzen noch immer in einem sinnvollen Austausch miteinander stehen konnten. Eine:r-zu-vielen-Objektbeziehungen und die innere Gruppe wurden dadurch aktualisiert, wodurch neue Verknüpfungen zu neu konfigurierten äußeren Gruppen möglich wurden.

10 Damit sei nicht gesagt, dass nicht auch individuelle Objekte eine wichtige Reparatur erfuhren – etwa ein mütterliches oder väterliches Objekt, die jetzt ihre Handlungsfähigkeit und Wirkungsmacht anerkennen könnten, und zwar spezifisch als Frau. Ich betone hier absichtlich kollektive Aspekte, die bisher meiner Meinung nach wesentlich weniger Aufmerksamkeit erhalten haben.

Zum Thema Geschichte

Ein Fokus auf die kollektiven Dimensionen der individuellen Subjektivität impliziert, dass die Psychoanalyse weiter als bis drei zählen muss. Das Kollektive impliziert n-Dimensionalität, eine Beziehung von eine:r-zu-vielen, in der *viele* sich sogar auf die Ebene der Geschichte ausdehnen kann. Eine persönliche Analyse auf dieser Ebene muss eine Analyse von historischer Subjektivität einschließen, nicht nur der »individuellen« Geschichte des:der Patient:in. Eine Grundvoraussetzung dieses Beitrags lautet, dass die Unterscheidung zwischen der großen Geschichte der Massenkräfte gegen die kleine Geschichte des Individuums ein heuristischer Behelf ist, da Individuen zwangsläufig in Gruppen eingebettet sind, deren Geschichten Geschichte sind.

Wir anerkennen also, dass die kollektiven Identifikationen zwangsläufig von der großen Geschichte bedingt sind. Die Lebensformen zum Beispiel, die sich um homosexuelles Begehren entwickelten, nehmen radikal unterschiedliche Gestalt an, je nachdem, ob man in die aristokratische Klasse des antiken Athen geboren wurde oder im New York der 1940er Jahre oder im ländlichen Mexiko der 1990er Jahre aufwuchs. Das heißt, kulturelle Kategorien (die Identität ermöglichen) bringen ihre je eigenen Geschichten mit sich: Es gibt außerhalb dieser Historizität kein Gefühl, »Frau« oder »Immigrant« zu sein.

Ein derartiges Verständnis macht die eigene Position gegenüber übermenschlichen historischen Strömungen klein. Durchzuarbeiten, was es bedeutet, ein geschichtliches Subjekt zu sein, bedeutet, die eigene begrenzte Handlungsfähigkeit anzuerkennen (mit Unterstreichung sowohl der Einschränkung *als auch* des Einflusspotenzials). Für Evan war die Wahl Geschichte als Flutwelle. Überwältigt und einige Zeit ohne klare Verankerung in einem brauchbaren kollektiven »Wir« ging sie unter. Angesichts der Geschichte zerlegte sich die Allmacht völlig (ohne dass eine analytische Intervention notwendig war); was nötig war, waren Interventionen, die dabei halfen, angesichts der Größe der Geschichte wieder ein Gefühl der Handlungsfähigkeit zu bekommen. Möglicherweise stellt das eine Art historischer depressiver Position dar, oder eine Wiederherstellung nützlicher Illusion, um einige Analogien zu den individualistischen Schemata anzubieten, mit denen wir besser vertraut sind.[11]

11 Eine interessante Analyse des Einsatzes von Illusionen mit Blick auf eben diesen Trump-Moment findet sich bei Seligman (2018).

Eine derartige Position trifft ebenso auf unseren *vínculo* mit der lebendigen Gruppe zu, die die Psychoanalyse *ist*. Da kollektive Aspekte unserer individuellen Subjektivitäten zwangsläufig in Bezug auf sie verändert werden, führen diese Veränderungen unweigerlich dazu, die Psychoanalyse, so wie wir sie kennen, zu transformieren.

Aus dem Englischen übersetzt von Brita Pohl

Literatur

Anzieu, D. (2001). Freud's Group psychology: Background, significance, and influence. In E.S. Person (Hrsg.), *On Freud's »Group psychology and the analysis of the ego«* (S. 39–60). The Analytic Press.
Arbiser, S. (2017). Enrique Pichon-Rivière's conception of reality in psychoanalysis. *The International Journal of Psychoanalysis, 98*(1), 115–127. https://doi.org/10.1111/1745-8315.12637
Berenstein, I. (2012). Vínculo as a relationship between others. *The Psychoanalytic Quarterly, 81*(3), 565–577. https://doi.org/10.1002/j.2167-4086.2012.tb00508.x
Bernardi, R. & De León De Bernardi, B. (2012). The concepts of vínculo and dialectical spiral: A bridge between intra- and intersubjectivity. *The Psychoanalytic Quarterly, 81*(3), 531–564. https://doi.org/10.1002/j.2167-4086.2012.tb00507.x
Bromberg, P.M. (1996). Standing in the spaces: The multiplicity of self and the psychoanalytic relationship. *Contemporary Psychoanalysis, 32*(4), 509–535. https://doi.org/10.1080/00107530.1996.10746334
Crenshaw, K. (1989). Demarginalizing the intersection of race and sex: A black feminist critique of antidiscrimination doctrine, feminist theory and antiracist politics. *University of Chicago Legal Forum, Article 8*, 139–167. https://chicagounbound.uchicago.edu/uclf/vol1989/iss1/8
Dalal, F. (1998). *Taking the group seriously: Towards a post-Foulkesian group analytic theory*. Jessica Kingsley Publishers.
Erikson, E.H. (1956). The problem of ego identity. *Journal of the American Psychoanalytic Association, 4*(1), 56–121. https://doi.org/10.1177/000306515600400104
Faimberg, H. (1988). The telescoping of generations – Genealogy of certain identifications. *Contemporary Psychoanalysis, 24*(1), 99–117. https://doi.org/10.1080/00107530.1988.10746222
Freud, S. (1921c). *Massenpsychologie und Ich-Analyse. GW XIII*, 71–161.
Gabbard, G.O. (2012). Deconstructing vínculo. *The Psychoanalytic Quarterly, 81*(3), 579–587. https://doi.org/10.1002/j.2167-4086.2012.tb00509.x
González, F.J. (2012). Loosening the bonds: Psychoanalysis, feminism, and the problem of the group. *Studies in Gender and Sexuality, 13*(4), 253–267. https://doi.org/10.1080/15240657.2012.735575
Green, A. (1997). The analyst, symbolization, and absence in the analytic setting. In ders., *On private madness* (S. 30–59). The Hogarth Press. (Erstveröffentlichung 1986, Karnac).

Guralnik, O. & Simeon, D. (2010). Depersonalization: Standing in the spaces between recognition and interpellation. *Psychoanalytic Dialogues, 20*(4), 400–416. https://doi.org/10.1080/10481885.2010.502501

Hochschild, A. R. (2016). *Strangers in their own land: Anger and mourning on the American right.* The New Press.

Kaës, R. (2007). *Linking, alliances, and shared space: Groups and the psychoanalyst.* Übers. v. A. Weller. International Psychoanalytic Association.

Layton, L. (2006). Racial identities, racial enactments, and normative unconscious processes. *Psychoanalytic Quarterly, 75*(1), 237–269.

Meltzer, D. (1973). *Sexual states of mind.* Karnac.

Pichon-Rivière, E. (2003). *El proceso grupal: Del psicoanálisis a la psicología social (I).* Nueva Vision. (Erstveröffentlichung 1985).

Samuels, A. D. H. L. (2017). The »activist client«: Social responsibility, the political self, and clinical practice in psychotherapy and psychoanalysis. *Psychoanalytic Dialogues, 27*(6), 678–693. https://doi.org/10.1080/10481885.2017.1379324

Scharff, D. E., Losso, R. & Setton, L. (2017). Pichon Rivière's psychoanalytic contributions: Some comparisons with object relations and modern developments in psychoanalysis. *The International Journal of Psychoanalysis, 98*(1), 129–143. https://doi.org/10.1111/1745-8315.12496

Seligman, S. (2018). Illusion as a basic psychic principle: Winnicott, Freud, Oedipus, and Trump. *Journal of the American Psychoanalytic Association, 66*(2), 263–288. https://doi.org/10.1177/0003065118769908

Seligman, S. & Shanok, R. S. (1995). Subjectivity, complexity and the social world: Erikson's identity concept and contemporary relational theories. *Psychoanalytic Dialogues, 5*(4), 537–565. https://doi.org/10.1080/10481889509539093

Tubert-Oklander, J. (2014). *The one and the many: Relational analysis and group analysis.* Karnac.

Tubert-Oklander, J. & Hernández de Tubert, R. (2004). *Operative groups: The Latin-American approach to group analysis.* Jessica Kingsley Publishers.

Biografische Notiz

Francisco J. González ist Psychiater, Supervisor und Psychoanalytiker sowie »Community Psychoanalysis Supervising Analyst« und Dozent am Psychoanalytischen Institut von Nordkalifornien (PINC), wo er Co-Leiter des »Community Psychoanalysis Track« ist. Seit 1997 arbeitet er in der Gemeindepsychiatrie am »Instituto Familiar de la Raza«. Seine Schriften, die mit dem Symmonds Prize und dem Ralph Roughton Award ausgezeichnet wurden, befassen sich mit den Äußerungsformen des Sozialen im psychischen Leben in seinen verschiedenen Ausprägungen, einschließlich der Bereiche Gender, Sexualität, ethnische Differenz, Immigration, Film und Gruppen.

Psychoanalyse – Politik – Öffentlichkeit

Fragmente einer komplexen Beziehung

Maximilian Römer

> »Wir leben in einer Zeit, in der falsches Handeln die verhängnisvollsten Folgen haben kann. Wir können nicht die Anwendung derjenigen Wissenschaft auf die Politik unterlassen, die uns ein neues Verständnis vom Handeln vermittelt.«
>
> *(Becker & Nedelmann, 1983, S. 147)*

Verhältnissondierungen

Präludium

Kultur- und gesellschaftskritische Arbeiten waren zu Beginn der psychoanalytischen Bewegung durchaus verbreitet, bereits in frühen Veröffentlichungen fanden sich explizit politische Bezüge.[1] Freud selbst unterzeichnete einige öffentliche Aufrufe, u. a. gegen den Krieg (vgl. Peglau, 2017, S. 529ff.), auch eine Wahlempfehlung (Dahmer, 2020, S. 8), und identifizierte das Konfliktpotenzial der sozialen Verhältnisse, z. B. in der Kulturfeindseligkeit benachteiligter Klassen in seiner Schrift *Die Zukunft einer Illusion* (Freud, 1927c, S. 333). Auf Max Eastmans Frage, was er politisch sei, antwortete Freud jedoch: »Politisch bin ich gar nichts« (Roazen, 1971, S. 250).

Der Begründer der Psychoanalyse verstand diese als Behandlungsmethode neurotischen Leidens, als spezifisches Forschungsverfahren seelischer, unbewusster Prozesse sowie als eine Reihe von durch jene Methodologie gewonnene Einsichten, die eine wissenschaftliche Disziplin begründet (Freud, 1923a). Innerhalb dieser Trias stellt die Krankenbehandlung ledig-

1 Der Begriff der Politik, den ich dieser Arbeit zugrunde lege, adressiert nebst staatlicher Einwirkung, der Regulation des öffentlichen Lebens der Bürger:innen auch Ideologien oder Gesinnungen sowie geneigtes Handeln von Institutionen und Bewegungen (»Politik machen«).

lich ein unmittelbar mit dem Aspekt der Forschung verschränktes Element dar, was sich im Junktim von »Heilen und Forschen« (Freud, 1927a, S. 293) ausbuchstabiert. Freud (1926e) äußerte die Sorge vor der Vereinnahmung seiner Entdeckung – dem »Verschlucken« der Psychoanalyse durch die Medizin – als rein kurative Anwendung. Seine Haltung zur Notwendigkeit des Dialogs mit weiteren Disziplinen artikulierte sich unter anderem in seinem Ideal einer interdisziplinären psychoanalytischen Universität (ebd.). Schlussendlich ist das Freud'sche Gesamtwerk ein Zeugnis der vielzähligen Anwendungsfelder der Psychoanalyse, die es vermag, nebst dem Seelenleben des Individuums auch das gesellschaftliche Unbewusste zu erforschen (vgl. Parin, 1978, S. 387).

Apolitische Wissenschaft?

Bereits zu Beginn des 20. Jahrhunderts wurde kontrovers diskutiert, ob die Psychoanalyse *eine* Weltanschauung darstelle, d. h. sich zu einer *bestimmten* Position bekenne, die *ein* Menschenbild und *eine* Wertvorstellung vertritt (vgl. Nitzschke, 1991). Damals wie heute gilt, dass die politischen Haltungen von Analytiker:innen individuell variieren. Trotz pluralistischer soziopolitischer Ansichten versammelte die erste Kandidat:innengeneration jedoch »mehr Sozialisten und Kommunisten als konservativ eingestellte« (Federn, 1992, S. 89). Ernst Simmel gründete 1913 den *Verein sozialistischer Ärzte*, weitere prominente politisch und später im antifaschistischen Widerstand aktive Analytiker:innen waren u. a. Edith Jacobson oder John Rittmeister (vgl. Peglau, 2017, S. 452ff.). Der Einfluss gesellschaftlicher, soziopolitischer Bedingungen auf die Entstehung der Neurosen war zentral in den Überlegungen Siegfried Bernfelds und Otto Fenichels (vgl. Klug, 2008, S. 66ff.).[2] Ergo waren politisch engagierte Akteur:innen der Psychoanalyse nie fremd, ihr Verhältnis zwischen politischen und psychoanalytischen Institutionen jedoch stets spannungsreich, wie Jorge Bruce (2023, S. 152) exemplarisch für den Fall Wilhelm Reich illustriert, der »aus der kommunistischen Partei ausgeschlossen [wurde], weil er Psychoanalytiker war und aus der IPA, weil er Kommunist war«. Zunehmend vollzog sich eine Spaltung zwischen klinischer Psychoanalyse und psychoanalytischer

2 Eine ausführliche Darstellung ist hier nicht möglich, findet sich jedoch u. a. bei Klug (2008, S. 66ff.) oder Zaretsky (2021).

Sozialpsychologie. Fanden sich in den sozialpsychologischen Ausrichtungen zunächst noch Kliniker:innen, wie z. B. Erich Fromm im 1924 gegründeten *Frankfurter Institut für Sozialforschung*, stellten sich hier bereits die Weichen einer überdauernden Trennung.

Eine Zäsur der initialen gesellschafts- und kulturkritischen Entwicklungslinie markierte der Nationalsozialismus. Innerhalb eines Großteils der psychoanalytischen Gemeinschaft etablierte sich ein »Neutralitätskurs« (Lohmann & Rosenkötter, 1983, S. 1112), in dem sich in »vorsichtig abwartende[r] Haltung« (ebd.) bemüht wurde, die Psychoanalyse als »unpolitisch« und »reine« Naturwissenschaft auszuweisen, um deren Fortbestand zu sichern (Nitzschke, 1991, S. 34). In teilweise vorauseilender Haltung folgte die »Arisierung« des DPG-Vorstands (ebd., S. 35), der Ausschluss jüdischer Mitglieder sowie im Sinne einer »präventiven Selbstgleichschaltung« (Lohmann & Rosenkötter, 1983, S. 1111f.) ein politisches Betätigungsverbot. Waren die Freudianer zuvor eine »liberale, philanthropische, sozialpädagogisch-pazifistische […] Interpretationsgemeinschaft« (Dahmer, 2020, S. 7), führten jene Entwicklungen zu einem neuen »Abstinenzgebot« (Lohmann & Rosenkötter, 1983, S. 1111). 1934 erfolgte die Verpflichtung der in Deutschland verbliebenen an das »Göring-Institut« angegliederten Analytiker:innen, »keinen Patienten in Behandlung zu nehmen, welcher sich in verbotener Weise politisch betätigt« (Ash, 2010, S. 27), 1936 wurde die »Phase der Entpolitisierung« eingeläutet (Nitzschke, 1991, S. 41). Während der Unterwerfung vollzog sich eine »Vermischung von Politik und Psychoanalyse«, qua »Amalgamierung der Psychoanalyse mit NS-Theoremen« (ebd., S. 42), die Psychoanalyse verlor ihre »emanzipatorische Kraft« (Becker & Nedelmann, 1983, S. 72). Nach der Niederschlagung des NS-Regimes bestanden Bemühungen der Rehabilitierung des gesellschaftskritischen Potenzials, insbesondere in der Synthese mit marxistischer Theorie. Und doch erwies sich die erfolgte »Weichenstellung« (Dahmer, 2020, S. 9), diese künstliche Trennung in eine apolitische klinische Psychologie und eine vorwiegend in den Sozial- und Kulturwissenschaften sowie der Soziologie ausgelagerten Sozialpsychologie, in ihrer Beharrlichkeit.

Nicht nur die Zeit des Nationalsozialismus zeugt von der notwendigen Voraussetzung eines bestimmten politischen Milieus, damit die Psychoanalyse sich frei entfalten und uneingeschränkt praktiziert werden kann. Sie ist »auf eine Gesellschaft angewiesen, die der Idee der Freiheit eine die Öffentlichkeit bestimmende Kraft einräumt« (Nedelmann, 1984, S. 32), was sich gegenwärtig in demokratischen Regimen realisiert. Auch andere totalitäre und autoritäre Regime zeig(t)en sich bemüht, die Psychoanalyse, aufgrund ihres eingeschriebenen Bestrebens nach Erkenntnisgewinn und Wahrheitsfindung, zu verdrängen und zu zerstören (Ash, 2010).

Neben der notwendigen Voraussetzung eines bestimmten politischen Milieus vollzieht sich auch die klinische Praxis selbst innerhalb eines politischen Raums. Im analytischen Raum reinszenieren sich politische Verhältnisse, Analytiker:innen sind an der Konstruktion der Kategorien von »Gesundheit« und »Krankheit« beteiligt, engagieren sich im Feld der Berufspolitik, leben als Bürger:innen nie außerhalb politischer Sphären. Gemäß der Annahme, »dass im idiosynkratischen Leid des Individuums ein Stück des kollektiven Schicksals der Menschen steckt« (Schumann, 2021, S. 69), lässt sich schlussfolgern, dass sich in der klinischen Praxis »ein Erfahrungsraum konstituiert, der für das Verständnis gesellschaftlicher Verhältnisse bedeutsam ist« (ebd., S. 67). In der Praxis werden wir Zeug:innen der psychischen Niederschläge soziopolitscher Verhältnisse, kumulieren z.B. ein Wissen über die Auswirkungen von Ausgrenzung und Diskriminierung.[3]

Ich hoffe, diese kurze Skizze verdeutlicht, dass die Psychoanalyse in alle politischen Ereignisse des 20. Jahrhunderts »verwickelt« war (Becker & Nedelmann, 1983, S. 73) und weiterhin ist, das Politische diese durchdringt.

Öffentlichkeit

In Anlehnung an Jürgen Habermas kann zwischen einer *inneren* und einer *äußeren* Öffentlichkeit unterschieden werden, wobei die Öffentlichkeit, verwoben mit Machtansprüchen und Interessenkonflikten, einen »genuin politische[n] Raum« (Ludin, 2018, S. 114) darstellt. Die *innere* Öffentlichkeit adressiert eine umgrenzte gesellschaftliche Gruppe, die *äußere* Öffentlichkeit hingegen die regelhaft massenmedial informierte Gesamtgesellschaft. Analytiker:innen bewegen sich, z.B. mit institutsinternen

3 Erfolgt keine Auseinandersetzung, z.B. über die Folgen politisch motivierter Diskriminierungserfahrungen für das Unbewusste unserer Patient:innen und verkennen wir diese ausschließlich als neurotische Einstellungen, kann dies den Verlauf der Behandlung und das Übertragungs-Gegenübertragungsgeschehen verzerren.

Seminaren, Fachvorträgen, in Arbeitsgruppen oder internen Publikationen innerhalb der *inneren* Öffentlichkeit. Die *äußere* Öffentlichkeit kann durch öffentliche Stellungnahmen, Internetauftritte, für Laien zugängliche Tagungen und Vorträge, Buchveröffentlichungen und Podcasts erreicht werden. Kritisch lässt sich fragen, ob gegenwärtig überhaupt ein Interesse und aktives Bemühen besteht, eine breite *äußere* Öffentlichkeit zu erreichen. Nun steht insbesondere in Deutschland durch die Kassenfinanzierung der analytischen Psychotherapie, der Regulierung durch Approbationsordnungen und universitärer Einbindung die (institutionalisierte) Psychoanalyse unweigerlich in der Öffentlichkeit, ganz behaglich scheint ihr dies jedoch nicht zu sein.

Freud bewegte sich auf dem Feld der *inneren* und *äußeren* Öffentlichkeit, suchte und konfrontierte die Öffentlichkeit mit seinen revolutionären Erkenntnissen, hat diese »erschreckt, erstaunt, Unverständnis und Interesse ausgelöst und diese mit der Form der Psychotherapie im weitesten Sinne vertraut gemacht« (Weigeldt, 1984, S. 13), sodass Couchsetting und Konterfei Freuds auch heute noch als Symbol der Psychotherapie im Allgemeinen firmieren. Vereinzelt bestanden Bemühungen, die *äußere* Öffentlichkeit zu erreichen: Paul Federn und Heinrich Meng veröffentlichten 1926 erstmalig *Das Psychoanalytische Volksbuch*, Harald Leupold-Löwenthal organisierte Veranstaltungen für Lehrer:innen und Richter:innen, um ihnen psychoanalytisches Denken und die sich daraus ableitenden gesellschaftlichen Implikationen näherzubringen, Alexander Mitscherlich vermittelte die Ideen der Psychoanalyse massenmedial in Rundfunkbeiträgen. Nedelmann (1984, S. 44) vertrat die Ansicht einer Verantwortung gegenüber der Öffentlichkeit: »Die Psychoanalyse muß ihr helfen, die Welt zu verstehen«.

Wenngleich innerhalb der *inneren* Öffentlichkeit der analytischen Institutionen gesellschaftspolitische Positionen diskutiert werden, lässt sich bezüglich der *äußeren* Öffentlichkeit eine deutliche Zurückhaltung wahrnehmen. Ein Rückzug »ins Private«, als auch in die *innere* Öffentlichkeit, verspricht Intimität und Schutz, während die *äußere* Öffentlichkeit zur Auseinandersetzung auffordert und eine Bedrohung darstellen kann. Ein Rückzug und das damit verbundene Ausbleiben von Resonanzprozessen im Dialogischen steht dem psychoanalytischen Projekt indes entgegen und hemmt Erkenntnis-, Anwendungs- und Entwicklungspotenziale unserer Disziplin.

Kurzum: Die im Titel dieses Textes angeführten Satzzeichen sollten nicht als Trennstriche verkannt werden. Es sind Verbindungslinien, die auf eine untrennbare Beziehung verweisen. Es sind Spiegelstriche, in dem Sinne, dass die titelstiftenden Begrifflichkeiten sich erst in einer auf sich gegenseitig bezogenen Betrachtung, einem Sich-Spiegeln, umfassender zu erkennen geben.

Nun stellt sich die Frage, was immer wieder zu Angriffen auf diese Verbindungslinien führt, warum trotz besorgniserregender gesellschaftlicher Entwicklungen ein Schweigen von Analytiker:innen zu destruktiven politischen Prozessen herrscht.

Hürden und Widerstände

> »Ist es nicht eigenartig, daß eine Wissenschaft, die sich der Aufklärung, dem Bewußtmachen unbewußter Konflikte und Nöte und ihrer gesellschaftlichen Bedingtheit mit den Mitteln von Vernunft und Sprache verschrieben hat, sich dieser Mittel öffentlich so wenig bedient und sich schwer tut, sich selbst zu vermitteln.«
>
> *(Micha Hilgers, 2000, S. 406)*

Vor dem geschichtlichen Hintergrund und den sich daraus ableitenden strukturellen Einschränkungen, der Reduktion der Psychoanalyse als kurative Anwendung im Rahmen der Ausbildung und der fortwährenden Fantasie einer apolitischen Wissenschaft, lässt sich die Schwierigkeit, öffentlich zu politischen Fragen Stellung zu nehmen, teilweise erklären. Auch die eigene Ohnmacht im Angesicht zahlreicher Konflikte, Katastrophen und politischer Backlashes, der mitunter lähmenden Frage, wie und wo mit dem eigenen Engagement zu beginnen sei, erscheint relevant. Als weitere mögliche Ursachen lassen sich ökonomische Gründe oder auch die Herausforderung, neben umfassender Praxistätigkeit kulturkritische Kapazitäten aufzubringen, benennen (vgl. Hilgers, 2000, S. 407).

Bezüglich der zeitlichen Dimension wissen wir, dass gründliche Denk- und Verständnisprozesse, insbesondere in Einbezug des Unbewussten, ausreichender Zeit bedürfen. Nicht nur den Gegenstand, d.h. das Politikum an sich, gilt es zu analysieren, sondern auch unsere eigene Verflechtung mit diesem zu reflektieren (vgl. Hoffer, 2013 [1962], S. 15), nachzuspüren, inwiefern unser Interesse oder Engagement an einer politischen Frage mit unserem Seelenleben korrespondiert, von welchen eigenen unbewussten Anteilen und Konflikten dieses geleitet wird, oder inwiefern es einem eigennützigen Interesse dient (vgl. Money-Kyrle, 2022, S. 156). Diese für jene Prozesse notwendige Zeit und Muße ist im mitunter schnelllebigen tagespolitischen Geschehen gewiss nicht immer in dem idealen Ausmaß möglich. Gleichwohl verfügen wir über ein Fachwissen, z. B. über die negativen Auswirkungen von sozialer, ethischer und sexueller Benachteiligung, über die Notwendigkeit »ausreichend guter« Entwicklungsbedingungen, das auch öffentlich, wenn wir solche Entwicklungen wahrnehmen, rasch zur Verfügung gestellt werden könnte.

Zentral bleibt, nicht zu vergessen, was unsere Methode uns lehrt: Die ins Feld geführten Gründe können sich ebenso als Rationalisierungen in den Dienst der Abwehr stellen. Ferner übt die Arbeit in der klinischen Praxis einen Einfluss auf die Bereitschaft, sich zu politischen Fragen zu äußern, aus. Theorie und Praxis zeigen sich dabei gegenwärtig maßgeblich geprägt von der Fokussierung der innerpsychischen Welt, bei gleichzeitiger Abwendung von äußeren Realitäten (vgl. Oliner, 2008). Während bei Folteropfern oder Menschen mit traumatischen Fluchterfahrungen die äußere, politisch durchdrungene Realität und deren Einwirken unmöglich zu leugnen ist, zeigt sich diese andernorts subtiler. Ein kurzes Beispiel soll dies illustrieren:

> In einem Tagungsforum teilten mehrere Kolleg:innen Fallvignetten jüngerer Patient:innen, für die sie eine Zunahme an Narzissmus, Wünsche und Illusionen grenzenloser Verfügbarkeit, ein gieriges Begehren nach einem »Mehr« konstatierten. Diese Dynamik fände ihre Entfaltung z. B. in Wünschen nach vielzähligen Praktika, Studiums- oder Ortswechseln. Unmittelbar dachte ich an einen meiner Patienten, einen jungen, sehr bemühten und klugen Studenten. Jüngst kam er niedergeschlagen zur Behandlungsstunde. Erneut war ein Bewerbungsgespräch gescheitert, ihm war dort die Frage gestellt worden, warum er *nur eine* Auslandserfahrung vorweisen könne. Seine prekäre Situation und Sorge vor Verschuldung hatten es nicht anders zugelassen. Qua innerer Umschrift, identifiziert mit den neoliberalen Imperativen »Just do it« und »Impossible is nothing«, erlebte er sich selbst als Versager. Es gab im Forum keine Möglichkeit, den Blick auf die gesellschaftlichen Flexibilisierungs- und Leistungsanforderungen im Außen bzw. auf die gesellschaftliche

> Bedingtheit des Psychischen zu richten. Der Fokus verschob sich rasch zur individuellen Psychodynamik der Patient:innen, hin zum individuellen Schicksal, auch wurde die zeitdiagnostische Einschätzung fehlerhafter, wenig begrenzender und optimal frustrierender Erziehungsstile – als seien auch die Eltern keine vergesellschafteten Subjekte – bemüht. Dass sich in der konstatierten Zunahme auch die Auswüchse entfesselter neoliberaler Ideologien und kapitalistischer Wachstumslogiken zeigen, schien wenig diskutabel. Dieses Beispiel zeigt die Notwendigkeit der aufmerksamen Betrachtung der durchlässigen Schnittstellen, an denen sich die Vermittlung zwischen Innen und Außen, Psycho- und Soziodynamik vollzieht (vgl. Hirblinger, 2023, S. 284).

Als weitere Hürde erweist sich die tradierte Vorstellung, dass durch öffentliches Engagement die Abstinenz annihiliert werde, was verheerend für die klinische Arbeit sei. Freuds Diktum »die Kur muss in Abstinenz durchgeführt werden« (Freud, 1915a, S. 313) hat mehrere Wandlungen erfahren, sodass die *eine* Abstinenzregel sich als solche nicht formulieren lässt. Der Begriff vereint in sich unter anderem: den behandlungstechnischen Topos der therapeutischen Zurückhaltung, die analytische Haltung als auch das aus anglophonem Raum entlehnte Konzept der Neutralität (vgl. Schütz & Müller, 2023). Die »Verschärfung« (Decker et al., 2007, S. 1275) der Abstinenz resultierte im Ideal des psychoanalytischen *Inkognito*, wo eingedenk Freuds Spiegel- und Chirurgenmetapher (Freud, 1912e, S. 380f.), jede persönliche Information unseren Patient:innen unzugänglich bleiben sollte, was z. B. durch das Tragen eines immergleichen Anzuges oder dem Abstreifen des Eherings realisiert werden sollte. Freilich offenbart sich hier bereits das utopische Ziel dieser Regel, verraten die Lage und Einrichtung unserer Praxis, die Art sich zu kleiden oder die Bücher im Regal mehr, als es uns oder dem analytischen Über-Ich lieb ist. Entscheiden wir uns gegen eine eremitische Lebensführung, so ist es außerhalb des Schutzes der Großstadt problemlos möglich, zu erfahren, ob wir z. B. verpartnert oder im Sportverein aktiv sind. Wohlgemerkt sind dies Begebenheiten, ebenso wie eine öffentliche Haltung zu soziopolitischen Fragen, die sich zunächst außerhalb der Kur ereignen. Wenn Patient:innen Kenntnis von einem solchen Engagement nehmen, so bedeutet dies, wie z. B. auch bei zufälligen Begegnungen im Kino oder Konzert, dass das Hereinbrechen der äußeren Realität wertvolles, zu analysierendes Material hervorbringen kann. Ziferstein (1951, S. 545) bemerkt überdies, dass die öffentliche Teilhabe an gesellschaftlichen Kontroversen »lediglich Fakten oberflächlicher Natur enthüllt«, bleiben unsere persönlichen Motive dabei doch unbekannt. Gewiss werden Patient:innen, im Wissen über politische Haltungen, uns meiden oder, erst recht gar beflügelt vom Wunsch einer politischen Allianz, aufsuchen. Womöglich gibt es Befürchtungen, dass politisch engagierte Analytiker:innen die Behandlung mit »einem Theorieseminar im Liegen verwechseln« (Kirchhoff, 2021, S. 28), was in der Tat einen Verlust der analytischen Haltung bedeuten und den analytischen Prozess stören würde. Wenn Allianzwünsche seitens der Patient:innen bestehen, gilt es diese, ganz im Freud'schen Sinne durch unsere Abstinenz, innerhalb der Kur zu versagen. Zu guter Letzt sollte nicht vergessen werden, wie die Kraft der Übertragung es vermag, auszublenden oder auch hinzuzufügen, was für Patient:innen »passt«. Die Wucht der Übertragung zeigt sich oft unbeeindruckt von der Realität, die sich z. B. in einer öffentlichen Stellungnahme zeigt. Und so schlussfolgert auch Hilgers (2000, S. 410), dass »[t]echnische Neutralität und öffentliches Auftreten keine Widersprüche [darstellen]«.

Neben der Abstinenz ist aus Lacan'scher Perspektive die Position des *sujet supposé savoir*, das Subjekt dem Wissen unterstellt wird (Bruce, 2017, S. 270), notwendig, damit sich die Übertragung und folglich die Kur in Gang setzt. Die von Patient:innen erfolgte Unterstellung eines *Mehr*-Wissens auf Analytiker:innenseite kann sich als verführerisch für den therapeutischen Narzissmus erweisen. Wenngleich diese Position im Verlauf von Analytiker:innen zurückgewiesen werden muss, können unbewusste Kräfte uns daran fesseln. Sich öffentlich auch mit Hypothesen und Haltungen zu politischen Zeitfragen zu positionieren, sich dabei auch partiell mit einem Nicht-Wissen in seiner Subjektivität zu präsentieren, kann diese Position unterminieren, die Sorge hervorrufen, eine für die klinische Praxis notwendige analytische Haltung zu gefährden.

Auch die für die klinische Praxis angeführten Überlegungen vermögen es, sich in den Deckmantel der Rationalisierung zu hüllen. Offen bleibt, wie ausgehend von dieser Erkenntnis die Widerstände und Hürden überwunden werden können, es gelingen kann, dass Analytiker:innen sich zu politischen Phänomenen wie Dehumanisierungen, destruktiv-regressiven Massenphänomenen und Angriffen auf den demokratischen Boden, auf dem unsere Disziplin sich erst entfalten kann, öffentlich äußern.

Widerstände überwinden

Illusorische Orte des Rückzugs – die Psychoanalyse sei eine apolitische Wissenschaft, die Kur eine Begegnung in einem soziopolitischen Vakuum, die durch öffentliches Engagement kompromittiert werde – zu verlassen, ist immer mit Scham, Kränkung und Angst sowie dem Gewahr-Werden dessen, was versäumt wurde, verbunden. Wo jenes Affektkonglomerat droht, liegt die Abwehr meist nicht fern. Dies zeigt sich nicht nur im Festhalten an der Überzeugung des Apolitischen, sondern auch am despektierlichen Blick auf sowie zynischen Fragen oder beschämenden Äußerungen gegenüber politisch engagierten Kolleg:innen (z. B. Kloppenberg, 2022, S. 545).

Die Überwindung eigener Widerstände setzt die Reflexion unseres Selbstverständnisses als Analytiker:innen voraus. In der Aneignung unserer Geschichte gilt es anzuerkennen, dass ein Schweigen zum politischen Zeitgeschehen nicht zwingend von Abstinenz und Neutralität zeugt, sondern auch ein Wegschauen, Verleugnen und den Wunsch des Vergessen-Machens repräsentieren kann. Die konsequente Anwendung der Methode unserer Disziplin besteht darin, dem latenten Gehalt und Motiven des Schweigens nachzuspüren. Da wir nie außerhalb gesellschaftspolitischer Entwicklungen stehen, ist es notwendig, unsere Verstrickungen in dem, was wir politisch adressieren, zu ergründen, reflexiv z. B. eigene rassistische oder antisemitische Anteile zu analysieren und anzuerkennen (Davids, 2019). Was hier in nüchterner Form wie eine Gebrauchsanweisung anmutet, stellt *in actu* einen ängstigenden und schmerzhaften Prozess dar. Ängste, Verunsicherungen und Scheu im Umgang mit der *äußeren* Öffentlichkeit walten auch, da innerhalb psychoanalytischer Gemeinschaften unterschiedliche, teilweise stark polarisierende Meinungen bezüglich der Stellung in und den Kontakt mit der Öffentlichkeit vorherrschen (vgl. Gerisch et al., 2005, S. 479). Die Entwicklung einer zugewandten Haltung zur Öffentlichkeit wird dabei auch durch die konflikthafte Historie, die teilweise hasserfüllte Kritik an unserer Disziplin, gehemmt. So besteht der Eindruck fort, dass die Öffentlichkeit und die Massenmedien kein Interesse an psychoanalytischen Überlegungen hegen.[4] Die Anerkennung der

4 Diese pauschalisierende Haltung erweist sich als ungültig: So beanstandete die Journalistin Mascha Jacobs in ihrem 2021 veröffentlichten Artikel für *Die Zeit* den Mangel von Stellungnahmen von Psychoanalytiker:innen zum politischen Zeitgeschehen (https://

Kränkung der Menschheit, dass das Ich nicht Herr im eigenen Haus ist, sowie die Feststellung, dass vermeintlich rational soziopolitische Entscheidungen vom gesellschaftlichen Unbewussten kompromittiert werden, sind unbequeme Wahrheiten. Diese für uns selbstverständlichen Grundannahmen können in der Öffentlichkeit Widerstand hervorrufen, sie stoßen auf Empörung, Unverständnis, massive Abwehrbewegungen, gefolgt von einer undifferenzierten Psychoanalysekritik. Erneut aufgerufene antiquierte Bilder zu korrigieren und für das emanzipatorische Projekt, das die Linderung individuellen und gesellschaftlichen Leids verfolgt, einzustehen, liegt jedoch in unserer Verantwortung (vgl. Hilgers, 2000, S. 406).

Wenn Angst und Unsicherheit dominieren, stellen öffentliche Stellungnahmen eine Herausforderung an den eigenen Narzissmus dar (ebd., S. 408). Eine Herausforderung, da wir die geschützte Position hinter der Couch verlassen. Da wir in öffentlichen Stellungnahmen zum politischen Zeitgeschehen keine umfassenden Lösungen, sondern vielmehr einen Beitrag zum vertiefenden Verständnis oder zur Vermittlung leisten können, bedeutet dies, sich in einem »work in progress«, im Nachdenken und Verstehensprozess, im Ringen um Erkenntnis zu zeigen. Die Position des *sujet supposé savoir* muss aufgegeben, rigide analytische Über-Ich- und Ich-Ideal-Vorstellungen aufgelockert und »Fehler und Ungenauigkeiten« als Teil unserer Öffentlichkeitsarbeit zudem normalisiert werden (vgl. ebd., S. 411). Diesbezüglich kann uns Freuds Schaffen und sein Gesamtwerk, mit all seinen Ergänzungen und Revisionen, Vorbild sein.

Auch können massive Individuationsängste, die Gruppe der vermeintlich apolitisch und schweigend-zurückhaltenden Kolleg:innen zu verlassen, mit der Gruppennorm der Abstinenz zu brechen und damit einen Ausschluss zu riskieren, andrängen (vgl. Bauriedl, 1984, S. 513). Nach Holm-Hadulla (2015, S. 173) bedarf es daher »Mut, Zivilcourage und Frustrationstoleranz«, um initiale Ängste und Unsicherheiten zu überwinden und sich in der *äußeren* Öffentlichkeit einzubringen.

Als unabdingbar erweist sich dafür der Rückhalt einer kollegialen Gruppe, die es vermag, die Ängste zu containen. Keine zwangsläufig homogene Gruppe, die den Blick auf das gesellschaftlich-politische Zeit-

www.zeit.de/kultur/2021-09/psychoanalyse-corona-krise-politik-sigmund-freud-samo-tomsic-10vor8/komplettansicht [17.11.2023]). Tichy und Zwettler-Otte (1999) dekonstruieren zudem den Mythos der Ignoranz und Entwertung der Massenmedien gegenüber der Psychoanalyse.

geschehen in affirmativer Weise teilt, sondern vielmehr eine Gruppe, die ermöglicht, was Gerisch als Identifikation mit dem Kulturauftrag der Psychoanalyse ausweist (vgl. Altmeyer et al., 2019, S. 290). Eine solche Gruppe, die sich als Container figuriert, kann darüber hinaus als Ort des Erfahrungsaustausches beratend und in Form eines Korrektivs kollegial zur Seite stehen.

Die Möglichkeiten, sich in den öffentlichen Diskurs einzubringen, sind vielfältig: Tagespresse, Radio, TV-Auftritte, Podcasts – Formate, die bereits erprobt wurden oder vereinzelt werden. Strittig bleibt, inwieweit öffentliche Äußerungen bei Rezipient:innen resonieren und von diesen, im Sinne eines umfassenden »Verstehensvermögens« (Gerisch et al., 2005, S. 48), aufgenommen und verdaut werden können. Reicht eine kontinuierliche und höherfrequente Präsenz innerhalb öffentlicher Diskurse aus, damit sich eine »psychoanalytisch aufgeklärte Öffentlichkeit« (Ludin, 2018, S. 124), in welcher eine analytische Haltung verinnerlicht wurde, ausbilden kann, oder ist ein »Hineinwachsen in psychoanalytische Denkformen ohne Eigenerfahrung nicht möglich« (Becker & Nedelmann, 1983, S. 60)? Falls letzteres gilt: Wie könnte dies erreicht werden?

Francisco J. González skizzierte in seinem Vortrag auf dem Kongress der American Psychoanalytic Association 2022 in Boston die Grundfeste des Community Psychoanalysis Track and Consortium (CPT & C): Am Psychoanalytic Institute of Northern California ist es für Kandidat:innen möglich, eine der drei obligatorischen Behandlungsfälle durch ein von Supervision begleitetes »community project« zu ersetzen (González & Peltz, 2021).[5]

Die Idee der Psychoanalyse in der und für die öffentliche Gemeinschaft wurzelt sowohl in frühen psychoanalytisch-reformpädagogischen Projekten als auch in der Tradition analytischer Polikliniken. Bestrebt, eine Vielzahl von unterschiedlichen Personengruppen zu erreichen, denkt die »community psychoanalysis« die Psychoanalyse über das dyadische Setting hinaus, fokussiert zudem ein Milieu, d.h. Teile der Öffentlichkeit, die keinerlei Verbindungen oder Zugang zu unserer Methode aufweisen und in der Regel keine psychoanalytischen Behandlungen in Anspruch nehmen. Die Arbeit in Großgruppen, dysfunktionalen Gemeinschaften oder Ge-

5 Ich verstehe »community psychoanalysis« nicht nur als Psychoanalyse in der »Gemeinschaft« oder im »Gemeinweisen«, sondern als »Psychoanalyse (in) der allgemeinen Öffentlichkeit«.

meinden, im Bildungssektor, in der Ausbildung von Lehrer:innen und Erzieher:innen, oder in der Sozialarbeit stellen dabei mögliche Anwendungsfelder dar (vgl. Bermudez, 2019).[6] Auch besteht die Chance, sich in politische Prozesse, wie z. B. von Horst-Eberhard Richter (1978, S. 242) erprobt, im Rahmen von Diskussionsrunden bei politischen Entscheidungsprozessen einzubringen.

Ein Teilnehmer in Boston äußerte in Anschluss an González den Gedanken, das gängige Eitingon-Modell durch eine vierte Säule, der Durchführung eines »community project«, zu erweitern. Leider folgte auf diese Einlassung keine differenzierte Diskussion. Dabei beinhaltete jene in ihrem Verpflichtungsgedanken radikale Forderung eine überaus bedenkenswerte Implikation. So ließe sich die hier beanstandete curriculare Leerstelle schließen, es bestünde die Notwendigkeit, die Psychoanalyse nicht nur als kuratives Verfahren, sondern für die Anwendung in der Öffentlichkeit als Forschungsverfahren, Methodologie und Erkenntnisinstrument zu vermitteln. Auch hätten Kandidat:innen bereits während ihrer Ausbildungen die Möglichkeit, das Feld der *inneren* Öffentlichkeit des Instituts hin zur *äußeren* Öffentlichkeit zu öffnen, das analytische Selbstverständnis zu erweitern, was für alle Beteiligten eine partizipativ-lernende Erfahrung darstellen könnte. Anders als ein rein informativ-edukativer Wissenstransfer ermöglicht eine aktive Teilnahme ein vertieftes Verständnis zu erreichen. Idealerweise vermitteln sich in den Gemeinschaftsprojekten eine neue Art des (dialektischen) Denkens sowie zentrale psychoanalytische Elemente, wie aufmerksames Zuhören, darüber die Ausbildung erhöhter Frustrationstoleranz als auch eine Abnahme primitiver Abwehrmechanismen.

Zudem ergäbe sich im Kontakt mit der Öffentlichkeit die Chance, dass weitere reflexive Prozesse angestoßen werden, indem wir gezwungen werden, unsere Konzepte und ihre Anwendungen befragen zu lassen und somit kritisch auf den Prüfstand zu stellen. Dies jedoch kann Ängste aus-

6 Der Mangel und die verhaltene Annäherung an disperse Anwendungsfelder der Psychoanalyse, die seit dem Ende der NS-Herrschaft fortbestehende »Selbstbegrenzung« (Becker & Nedelmann, 1983, S. 45), kann als historische Erbschaft verstanden werden (vgl. Bruns & Barron, 2022, S. 117). Progressive Potenziale finden sich hingegen u. a. in den USA, Heimat vieler in den 1930er Jahren zur Emigration gezwungenen Analytiker:innen, wo nach Becker und Nedelmann (1983, S. 45) »eine von psychoanalytischem Denken unbewußt mitgesteuerte öffentliche Meinung« stets zu beobachten war. In Deutschland ist zudem ein Rückzug aus den öffentlichen Institutionen, wie dem Gesundheitswesen oder den staatlichen Universitäten, zu beobachten.

lösen, da hier Kränkungspotenziale freigelegt werden, allerdings kann längerfristig eine zweiseitige erkenntnis- und lehrreiche Erfahrung eingeleitet werden. Dies ist dabei nicht nur für eine Öffentlichkeit, die politisch handelt, sondern für politische Akteur:innen und die Politik an sich denkbar: So könnte die Politik von unserer Wissenschaft und auch unsere Wissenschaft wiederum von einer intensiven Auseinandersetzung mit der Politik profitieren (vgl. Ash, 2010, S. 22). Im Idealfall ließen sich durch eine solche Novellierung Erfahrungsräume öffnen und der Kreis einer psychoanalytisch aufgeklärten Öffentlichkeit erweitern, die wiederum öffentliche psychoanalytische Stellungnahmen besser aufnehmen und verstoffwechseln könnte.

Um sich der zuvor aufgeworfenen Frage, wie eine psychoanalytisch aufgeklärte Öffentlichkeit entstehen könnte, zu nähern, ließe sich antworten, dass es an uns Analytiker:innen liegt, durch Arbeit in der Öffentlichkeit ein Gerüst zu schaffen, das unsere öffentlich geäußerten Positionen und Gedanken zum aktuell gesellschaftspolitischen Geschehen trägt.[7]

Schluss: Zwischen Verantwortung und Idealvorstellung

> »Psychoanalytiker, deutet nicht nur die Assoziationen, Träume und Albträume Eurer Patienten, sondern deutet die Wunschfantasien und die Albträume der Parteien und ihrer Wähler, der Nazis von heute und der Terrorgruppen, denn ohne Demokratie kann sich die Psychoanalyse nicht weiterentwickeln, nämlich die ihr widerfahrenen Revisionen und Reduktionen revidieren.«
>
> *(Helmut Dahmer, 2020, S. 10)*

Die Psychoanalyse verpflichtet sich als Wissenschaft und klinische Praxis auf eine Ethik, strebt im Sinne der Aufklärung nach Wahrheitsliebe und Anerkennung der Realität. Nach Roger Money-Kyrle (2022, S. 155f.) be-

7 Fraglos könnte eine solche Verpflichtung als Zwang erlebt werden und Widerstände hervorbringen und so stellt sich die Frage, ob nicht auch Arbeitskreise oder -gruppen an den Ausbildungsinstituten, einschließlich der freien Wahl einer solchen Projektumsetzung zu bevorzugen wären. Dennoch bleibt die Notwendigkeit, dass gesellschafts- und kulturkritische Seminare in den Ausbildungscurricula fest verankert werden.

steht das Ziel psychoanalytischer Behandlungen sowie psychoanalytischer Forschung darin, »die Gründe aufzuspüren, warum jemand nicht zu realitätsgerechtem Denken in der Lage ist«. Ein solches, verzerrtes Denken bestimmt aktuell eine Vielzahl politischer Diskurse und gesellschaftlicher Prozesse. Folgen wir der ethischen Verpflichtung, so muss Schweigen im Angesicht politischer Backlashes, von politischen Akteur:innen mitverantworteter ökologisch-humanitärer Katastrophen, Dehumanisierungen in kriegerischen Konflikten, antidemokratischer Strömungen sowie der gesamtgesellschaftlichen Tendenz der Komplexität der (post-)modernen Welt, mit regressiven, von Spaltung und Projektion grundierten populistischen Antworten zu begegnen, als Versäumnis und Versagen verstanden werden.

Zweifelsohne haben Psychoanalytiker:innen keine politische Macht (vgl. Richter, 2004, S. 1408), auch gilt es, sowohl die Widrigkeiten der »community psychoanalysis« als auch soziopolitischer Interventionen anzuerkennen: Die mögliche Überdehnung und Überreizung psychoanalytischer Begriffe in Anwendung auf das Politische, die Komplikationen und Unvereinbarkeiten in der Übertragung klinischer Konzepte auf die Gesellschaft (vgl. Hinshelwood, 2019), die Tendenz, komplexe Prozesse zu psychologisieren, sowie die Gefahren von Sprachverwirrungen oder der Profanisierung des Gesagten (vgl. Ludin, 2018, S. 120) sind gegeben. Trotzdem sind und bleiben Transformation und Entwicklung Triebfedern unserer Wissenschaft. Stillstand bedeutet eine Verarmung unserer Disziplin. Die Rückbesinnung auf die zu Beginn zitierte Trias der Freud'schen Lehre und sich daraus ableitenden Anwendungsfelder, die Überwindung der skizzierten Widerstände dürfte sich nicht ohne Konflikte und Auseinandersetzung vollziehen, auch das hat uns die Geschichte der Psychoanalyse bereits gelehrt. Eine von Resignation und Pessimismus gegenüber einem solchen Projekt geprägte Haltung, die lediglich auf die Grenzen oder Herausforderungen verweist, lässt sich bei genauerer Betrachtung auch als Abschirmung gegen Verpflichtungen demaskieren (vgl. Hoffer, 2013 [1962], S. 20).

Die allgemeine soziale und politische Verantwortungsübernahme adressiert uns als demokratische Bürger:innen, aber auch explizit als Analytiker:innen. Durch unsere Expertise, der »psychoanalytischen Psychologie als Wissenschaft« (ebd., S. 16), diesem durch Forschung und Praxis angeeignetem Wissen, obliegt uns nach meinem Erachten, insbesondere unter Berücksichtigung der deutschen Geschichte, eine Verantwortung, in welcher wir uns in öffentliche Diskurse mit unserer »Fachkompetenz«

(vgl. Köpp, 2012) einbringen, und unsere Gedanken und Bedenken zu Diskriminierungen, destruktiven und entwicklungshemmenden Prozessen auf individueller, gruppenbezogener und gesellschaftlicher Ebene antragen sollten. Im Idealfall, wie dargelegt, *in actu*.

Weder beinhaltet ein öffentliches Engagement ein Heilsversprechen, noch hält die Psychoanalyse endgültige Antworten bereit. Im Anschluss an Money-Kyrle (2022, S. 98) bleibt die Hoffnung, dass »die Richtung, in die sich eine Gesellschaft bewegt, der wir ihre Motive stärker haben bewusst machen können, mehr im Einklang in ihrem Wohlergehen stehen«, dass eine Annäherung an die Ideale der Gleichberechtigung aller Menschen und der möglichst freien Entfaltung aller Individuen erfolgen kann. Hier findet sich eine Parallele zur klinischen Praxis, wo nicht vorrangig Lösungen oder starre Ziele, sondern im günstigsten Fall Wachstums- und Reifungsprozesse und die Fähigkeit zu Reflexion gefördert werden (vgl. Hoffer, 2013 [1962], S. 18). Dies scheint mir für die Anwendung auf das Politische und im öffentlichen Engagement keinesfalls utopisch.

Im aufklärerischen Sinne ist die Psychoanalyse der Bewusstwerdung verschrieben, es wäre ihr zu wünschen, dass dies auch in der *äußeren* Öffentlichkeit – in »emanzipatorische[r] Beziehung zur Umwelt« (Bauriedl, 1984, S. 512) – eine Entsprechung findet. Den Schatz der Psychoanalyse, eine bestimmte Haltung zum Objekt und eine Art des Denkens, für die Öffentlichkeit zugänglich zu machen und in unserer Zunft intensiv über die praktischen Umsetzungen nachzudenken und eine Stimme zu finden, verstehe ich als politischen Akt.

Literatur

Altmeyer, M., Gerisch, B., Streeck, U., Weiß, H. & Will, H. (2019). Gibt es Fortschritt in der Psychoanalyse? *Forum Psychoanal., 35*(3), 273–96.

Ash, M.G. (Hrsg.). (2010). *Psychoanalyse in totalitären und autoritären Regimen*. Frankfurt a.M.: Brandes & Apsel.

Bauriedl, T. (1984). Geht das revolutionäre Potential der Psychoanalyse verloren? Zur politischen Bedeutung der Psychoanalyse und zum politischen Engagement der Psychoanalytiker. *Psyche, 38*(6), 489–515.

Becker, H. & Nedelmann, C. (1983). *Psychoanalyse und Politik*. Frankfurt a.M.: Suhrkamp.

Bermudez, G. (2019). Community Psychoanalysis: A Contribution to an Emerging Paradigm. *Psychoanal. Inquiry, 39*(5), 297–304.

Bruce, F. (2017). *Wörterbuch der Lacan'schen Psychoanalyse* (2. Aufl.) Wien, Berlin: Turia + Kant.

Bruce, J. (2023). Zur Unzeit. *Zschr. Psychoanal. Theor. Prax., 38*(2), 144–158.
Bruns, G. & Barron, J. (2022). Psychoanalysis and the community – introductory considerations. *Internat. J. Psychoanal., 103*(1), 108–119.
Dahmer, H. (2020). Wie politisch kann/darf/muss die Psychoanalyse sein? Vortrag Arbeitsgemeinschaft Psychoanalyse Berlin 28.02.2020. Vortragsmanuskript.
Davids, M.F. (2019). *Innerer Rassismus. Eine psychoanalytische Annäherung an race und Differenz.* Gießen: Psychosozial-Verlag.
Decker, O., Rothe, K. & Brosig, B. (2007). »Wie nehmen die Analytiker zu brennenden Zeitfragen Stellung?« Paul Parins Aufsatz von 1978 wiedergelesen. *Psyche, 61*(12), 1270–1280.
Federn, E. (1992). Psychoanalyse und Politik. Ein historischer Überblick. *Psychol. u. Gesch., 3*(3/4), 88–93.
Federn, P. & Meng, H. (1926). *Das Psychoanalytische Volksbuch.* Stuttgart: Hippokrates.
Freud, S. (1912e). Ratschläge für den Arzt bei der psychoanalytischen Behandlung. *GW VIII*, 375–387.
Freud, S. (1915a) Bemerkungen über die Übertragungsliebe. *GW X*, 306–321.
Freud, S. (1923a). Psychoanalyse und Libidotheorie. *GW XIII*, 211–233.
Freud, S. (1926e). *Die Frage der Laienanalyse. GW XIV*, 207–286.
Freud, S. (1927a). Nachwort zur Frage der Laienanalyse. *GW XIV*, 287–296.
Freud, S. (1927c). *Die Zukunft einer Illusion. GW XIV*, 323–380.
Gerisch, B., Mohr, K. & Ziob, B. (2005). Psychoanalyse und Öffentlichkeit. »Sind wir so stumm oder werden wir nicht gehört?«. In K. Münch, E. Löchel, I. B. Bautista, R. Flor, G. Junkers, A. Keune, C. Kornek & R. Ohrmann (Hrsg.), *Zeit und Raum im psychoanalytischen Denken. Metapsychologische, klinische und kulturtheoretische Aspekte* (S. 479–494) Frankfurt a.M.: Geber + Reusch.
González, F.J. & Peltz, R. (2021). Community Psychoanalysis: Collaborative Practice as Intervention. *Psychoanal. Dial., 31*(4), 409–427.
Hilgers, M. (2000). Das reine Gold legieren und Blech reden? PsychoanalytikerInnen im Spiegel der Öffentlichkeit. Professionelle Selbstdarstellung und Öffentlichkeitsarbeit als Teil des Berufs. In A.-M. Schlösser & K. Höhfeld (Hrsg.), *Psychoanalyse als Beruf* (S. 403–411). Gießen: Psychosozial-Verlag.
Hinshelwood, R.D. (2019). Reflection or action: and never the twain shall meet. In D. Morgan (Hrsg.), *The Unconscious in Social and Political Life* (S. 173–185). Bicester: Phoenix Publishing House.
Hirblinger, A. (2023). Über Tabus im psychoanalytischen Dialog und das Gebot des Einbezugs gesellschaftlicher Realitäten als Quelle psychischen Leidens. Worüber nicht gesprochen wird. *Forum Psychoanal., 39*(3), 277–292.
Hoffer, W. (2013 [1962]). Über die sozialen und wissenschaftlichen Verpflichtungen des Psychoanalytikers. *Jb. Psychoanal., 67*, 13–29.
Holm-Hadulla, R.M. (2015). Über die Schwierigkeit, sich als Psychoanalytiker zu aktuellen politischen Ereignissen zu äußern. In G. Allert, C.E. Walker, H. Blaß, M. Johne, D. Habibi-Kohlen & C. Frank (Hrsg.), *Verantwortung im psychoanalytischen Feld – Herausforderungen und Grenzen heute* (S. 170–173). Gießen: Psychosozial-Verlag.
Kirchhoff, C. (2021). Dazwischen. Psychoanalyse in Gesellschaft: als Theorie und in der Praxis. In I. Anderson & S. Eidinger (Hrsg.), *Psychotherapie zwischen Klinik und Kulturkritik. Reflexionen einer Kultur des Therapeutischen* (S. 23–40). Gießen: Psychosozial-Verlag.

Kloppenberg, B. (2022). What happens when a trans patient happens? *J. Amer. Psychoanal. Ass., 70*(2), 525–546.
Klug, H. (2008). *Die Finanzkrise 2008 im Unbewussten. Über die Ökonomie des Seelenlebens in Zeiten der Krise.* Wiesbaden: Springer.
Köpp, W. (2012). Politische und soziale Verantwortung von Psychotherapeuten. *Psychotherapeut, 57*, 113–120.
Lohmann, H.M. & Rosenkötter, L. (1983). Psychoanalyse in Hitlerdeutschland. Wie war es wirklich? Ein Nachtrag. *Psyche, 37*(12), 1107–1115.
Ludin, J.H. (2018). *Psychoanalyse als Kulturarbeit. Sigmund Freud und die Nacherziehung des Menschen*. Berlin: Vorwerk8.
Money-Kyrle, R. (2022 [1977]). Ein psychoanalytischer Blick auf die Politik. In H. Weiß & C. Frank (Hrsg.), *Die Psychologie von Krieg und Propaganda. Ausgewählte Schriften Band I* (S. 151–161). Frankfurt a.M.: Brandes & Apsel.
Nedelmann, C. (1984). Psychoanalyse und Öffentlichkeit. In H. Bach, U. Ehebald & I. Weigeldt (Hrsg.), *Psychoanalyse, Psychotherapie und Öffentlichkeit* (S. 31–47). Göttingen: Verlag für medizinische Psychologie.
Nitzschke, B. (1991). Psychoanalyse als »un«-politische Wissenschaft. Die politischen Konsequenzen der »Weltanschauungs«-Debatte vor 1933 für das Verhalten einiger offizieller Repräsentanten der deutschen (DPG) und internationalen (IPV) Psychoanalyse während der Zeit des »Dritten Reiches«. *Zschr. Psychosomat. Med. Psychoanal., 37*(1), 31–44.
Oliner, M.M. (2008). Die Psychoanalyse: ein Zimmer ohne Aussicht? *Psyche, 62*(11), 1122–1147.
Parin, P. (1978). Warum die Psychoanalytiker so ungern zu brennenden Zeitproblemen Stellung nehmen. *Psyche, 32*(5/6), 285–399.
Peglau, A. (2017). *Unpolitische Wissenschaft? Wilhelm Reich und die Psychoanalyse im Nationalsozialismus* (3. Aufl.). Gießen: Psychosozial-Verlag.
Richter, H.-E. (1978). *Engagierte Analysen. Über den Umgang des Menschen mit dem Menschen*. Reinbek: Rowohlt.
Richter, H.-E. (2004). Psychoanalyse und Politik: Das Unbehagen für kritische Aufklärung nutzen. *Dtsch Aerztebl, 101*(20), 1405–1408.
Roazen, P. (1971). *Politik und Gesellschaft bei Sigmund Freud*. Frankfurt a.M.: Suhrkamp.
Schumann, F. (2021). Sozialutopie und Therapie. Zur Vernachlässigung des therapeutischen Erfahrungsfeldes für die Kulturkritik. In I. Anderson & S. Eidinger (Hrsg.), *Psychotherapie zwischen Klinik und Kulturkritik. Reflexionen einer Kultur des Therapeutischen* (S. 65–82). Gießen: Psychosozial-Verlag.
Schütz, E. & Müller, T. (2023). »Psychoanalytische Abstinenz« aus historischer Perspektive. *Luzifer-Amor, 72*(2), 136–162.
Tichy, M. & Zwettler-Otte, S. (1999). *Freud in der Presse. Rezeption Sigmund Freud und der Psychoanalyse in Österreich 1895–1938*. Wien: Sonderzahl.
Weigeldt, I. (1984). Der Wandel des Psychotherapiebegriffs und die Folgen für die Öffentlichkeit. In H. Bach, U. Ehebald & I. Weigeldt (Hrsg.), *Psychoanalyse, Psychotherapie und Öffentlichkeit* (S. 13–30). Göttingen: Verlag für medizinische Psychologie.
Zaretsky, E. (2021). *Psychoanalyse und politische Bewegungen. Eine Geschichte für das 21. Jahrhundert*. Frankfurt a.M.: Brandes & Apsel.
Ziferstein, I. (1951). Der Psychoanalytiker vor den Problemen der Gesellschaft. *Psyche, 24*(7), 541–552.

Biografische Notiz

Maximilian Römer, M. Sc., ist Psychoanalytiker (DGPT) und psychologischer Psychotherapeut in psychoanalytischer Praxis und der Ambulanz der International Psychoanalytic University (IPU). Er ist Lehrbeauftragter am Berliner Institut für Psychotherapie und Psychoanalyse (BIPP) sowie wissenschaftlicher Mitarbeiter der Medizinischen Hochschule Brandenburg (MHB) in der Abteilung Klinische Psychologie / Psychodynamische Psychotherapie. Er studierte Amerikanistik, Soziologie und Psychologie in Hamburg und Berlin.

Die Illusion der Neutralität

Jeanne Wolff Bernstein

> »Die Legende besagt, dass deutsche Bomben auf London niedergingen, während zwei der drei mehr oder weniger formellen Gruppen britischer Psychoanalytiker heftig gegeneinander kämpften, was in der Geschichte der Psychoanalyse als die ›Kontroversen Diskussionen‹ in Erinnerung bleiben sollte. Der gleichen Anekdote zufolge, hob ein Mitglied der dritten Gruppe, D.W. Winnicott, während der Diskussionen, die in gewisser Weise nicht weniger gewalttätig waren als die Bombenangriffe selbst – die in der Zwischenzeit immer intensiver wurden –, zaghaft die Hand und schlug, als er schließlich das Wort erhielt, vor, die dringende Angelegenheit, über die sie gerade debattierten, zu verschieben und alle in den Schutzraum zu gehen« (Scarfone, 2002, S. 453).

Während diese Anekdote oft erzählt wird, um die große Leidenschaft darzustellen, die mit den kontroversen Diskussionen in den 1940er-Jahren zwischen den Kleinianer:innen, den Freudianer:innen und den Unabhängigen verbunden war, ist es bemerkenswert zu lesen, wie stark der Fokus auf die internen Kriege zwischen den analytischen Schulen gerichtet war, und der externe Krieg, zwischen England und Nazi-Deutschland, völlig ausgeblendet werden konnte. Der junge Winnicott musste warten, bis er an die Reihe kam, nachdem er zaghaft die Hände gehoben hatte, um seine Mitstreiter:innen vor den externen Gefahren zu warnen. Diese berühmte Anekdote veranschaulicht natürlich die hermetischen Grenzen, die zwischen der äußeren Welt und der inneren psychischen Welt des Individuums mit ihrem unbewussten Netzwerk von Phantasien, Träumen und Wünschen errichtet worden waren. Damals und noch lange nach dem Zweiten Weltkrieg wurde die mangelnde Aufmerksamkeit für die äußere Welt und ihre potenziellen Gefahren und Einflüsse als Zeichen für ein Acting-out-Verhalten der Analytiker:innen interpretiert, da sie sich zu stark zu Externalisierungen der inneren unbewussten Realität der Patient:innen verleiten ließen. Die Analytiker:innen sollten sich neutral und damit stumpf gegenüber äußeren Ereignissen verhalten, egal, wie katastrophal oder traumatisierend jene waren. Analytiker:innen sollten immer die inneren Verbindungen zum unbewussten Leben der Patient:innen als Antwort auf die Berichte aus der Außenwelt finden und sie miteinander verknüpfen können. Wenn ein:e Analytiker:in jedoch dazu neigte, dieser Denkweise nicht zu folgen, galt er oder sie als unzulänglich in den analytischen Fähigkeiten und lief Gefahr, als zweit- oder drittrangig verurteilt zu werden.

Vieles hat sich seither geändert, und doch spuken die Geister dieser frühen, Über-Ich beladenen Einstellungen bis heute herum. 75 Jahre im Zeitraffer nach der Szene in London nach vorne gespult, hörten die ukrainischen Analytiker:innen russische Bomben auf ihr Land niedergehen. Diesmal jedoch rannten die Analytiker:innen im Bombenhagel in die Schutzräume und fragten sich, wie sie unter den grauenvollen Kriegsbedingungen weiter mit ihren Patient:innen arbeiten könnten. Ein ukrainischer Analytiker wandte sich gleich zu Beginn des russischen Angriffskrieges im Februar 2022 an mich und bat mich um Hilfe in dieser entsetzlichen Kriegssituation, wie er, unter der Bedrohung einer russischen Invasion, analytische Behandlungen weiterführen könnte. Seine größte Sorge war, wie er in Zeiten des Krieges eine ethisch richtige analytische Haltung einnehmen und eine neutrale Position beibehalten könne. Wie sollten er und seine Kolleg:innen Patient:innen behandeln können, beispielsweise Flüchtlinge von der Ostfront, die mit dem russischen Regime sympathisierten und Gedanken äußerten wie: »Wir sind der Meinung, dass ihr Ukrainer:innen nicht existieren solltet.« Kurzum, wie sollte man unter Kriegsbedingungen mit einem potenziellen Feind arbeiten und dabei eine neutrale Haltung bewahren können? In meinem Bemühen, ihm zu helfen, wandte ich mich an Thomas Ogden, der auch in der Ukraine sehr geschätzt und geachtet wird, um seine Meinung zu dieser drängenden Frage zu bekommen. Mit zwei Sätzen brachte er seine klare Position unmissverständlich zum Ausdruck: »Es ist absolut geboten«, schrieb Ogden, »dass ein:e Analytiker:in (oder wer auch immer) sich nicht hinter einer Position der Neutralität versteckt, wenn, wie im Krieg zwischen Russland und der Ukraine, zehntausende von Zivilist:innen ermordet, vergewaltigt und gefoltert werden, während Millionen Andere ihre Häuser, ihren Besitz und ihr Land aufgeben, und zu Flüchtlingen werden. Wie kann man angesichts der täglich begangenen Kriegsverbrechen neutral bleiben?« (12. April 2022, persönliche Mitteilung, Übers. d. A.).

Die Tatsache, dass die Gruppe ukrainischer Analytiker:innen so beunruhigt war, weil sie befürchtete, die Grenzen der analytischen Grundregel zu überschreiten und sich auf ein nicht-neutrales Terrain zu begeben, machte deutlich, wie kompliziert, komplex und möglicherweise unbrauchbar dieses einst so hochgehaltene Konzept der analytischen Neutralität geworden war.

»Da der Pluralismus in der amerikanischen Psychoanalyse gedeiht, gibt es in unserer Theorie der Technik vielleicht kein kontroverseres und komplizierteres Konzept als das der Neutralität«, schreibt Steven H. Cooper (1996). Er fährt fort:

> »Während einige die Neutralität innerhalb einer zeitgenössischen klassischen Perspektive neu definieren wollen, als ein Ideal, das es wert ist, angestrebt zu werden, schlagen andere vor, das Konzept ganz abzuschaffen und Wege zu entwickeln, unsere unvermeidliche Teilnahme und unseren Einfluss besser zu verstehen« (ebd., S. 1017, Übers. d. A.).

Wie kam es zu dieser strikten Beibehaltung einer neutralen Haltung in der analytischen Theorie und warum wurde sie zu einer so wichtigen Säule der analytischen Behandlung?

Wir kennen nur zu gut die Worte, mit denen Sigmund Freud 1912 seine Kolleg:innen ermahnt:

> »Ich kann den Kollegen nicht dringend genug empfehlen, sich während der psychoanalytischen Behandlung den Chirurgen zum Vorbild zu nehmen, der alle seine Affekte und selbst sein menschliches Mitleid beiseite drängt und seinen geistigen Kräften ein einziges Ziel setzt: die Operation so kunstgerecht als möglich zu vollziehen [...] Die Rechtfertigung dieser vom Analytiker zu fordernden Gefühlskälte liegt darin, daß sie für beide Teile die vorteilhaftesten Bedingungen schafft, für den Arzt die wünschenswerte Schonung seines eigenen Affektlebens, für den Kranken das größte Ausmaß von Hilfeleistung, das uns heute möglich ist« (Freud, 1912e, S. 380f.).

Ein paar Seiten später schlägt Freud die berühmteste Metapher der analytischen Position vor: »Der Arzt soll undurchsichtig für den Analysierten sein und wie eine Spiegelplatte nichts anderes zeigen, als was ihm gezeigt wird« (ebd., S. 384). Allerdings räumt er zugleich ein, was von Analytiker:innen oft vergessen worden ist, dass

> »allerdings praktisch nichts dagegen zu sagen [ist], wenn ein Psychotherapeut ein Stück Analyse mit einer Portion Suggestivbeeinflussung vermengt, um in kürzerer Zeit sichtbare Erfolge zu erzielen, wie es zum Beispiel in *Anstalten* notwendig wird, aber man darf verlangen, daß er selbst nicht im Zweifel darüber sei, was er vornehme, und daß er wisse, seine Methode sei nicht die der *richtigen* Psychoanalyse« (ebd., Hervorh. d. A.).

Es ist interessant festzustellen, wie Freud zugleich die Dringlichkeit der Arbeit und die Notwendigkeit einer kurzen Behandlungsdauer von Patient:innen in Anstalten erkennt, aber im gleichen Atemzug davor warnt, dass diese verkürzte Behandlungsform nicht der »richtigen Psychoanalyse« gleichkomme. Er stellt der »Spiegelplatte« keine andere Metapher gegenüber, sondern stellt das Nicht-Ein- oder Vorhalten einer Spiegelplatte der Idee einer »Suggestivbeeinflussung« an die Seite, als ob eine Nicht-Spiegelung selbstredend mit einer Suggestion oder einer Beeinflussung einhergehen würde. Und doch empfiehlt er im gleichen Text eine weitaus behutsamere Metapher für die analytische Position, weit entfernt von der kühlen Vorstellung des »Chirurgen«. Er fordert nämlich, zur »Erkennung des verborgenen Unbewußten« solle der Analytiker

> »dem gebenden Unbewußten des Kranken sein eigenes Unbewußtes als empfangendes Organ zuwenden, sich auf den Analysierten einstellen wie der Receiver des Telephons zum Teller eingestellt ist. Wie der Receiver die von Schallwellen angeregten elektrischen Schwankungen der Leitung wieder in Schallwellen verwandelt, so ist das Unbewußte des Arztes befähigt, aus den ihm mitgeteilten Abkömmlingen des Unbewußten dieses Unbewußte, welches die Einfälle des Kranken determiniert hat, wiederherzustellen« (ebd., S. 381f.).

Trotz dieser ausführlichen analytischen Ratschläge resümiert er an anderer Stelle reduktionistisch mit den Worten eines alten Arztes, der sagt: *»Je le pensai, Dieu le guérit.« [Ich habe seine Wunden versorgt, Gott hat ihn geheilt.]* Mit etwas Ähnlichem sollte sich der Analytiker zufrieden geben« (ebd., S. 381).

Obwohl Freud sich mit diesen Anpassungen, Verkürzungen, Suggestionen und sogar dem Glauben an Gott begnügen konnte, wurden seine Vergleiche mit dem »Chirurgen« und mit der »Spiegelplatte« zum Mantra der analytischen Position. Freud definierte die analytische Position selbst selten als eine Position der Neutralität, sondern als eine Position der »Gelassenheit« oder »völligen Gemütsruhe« (Freud, 1920a, S. 291), der »gleichschwebende[n] Aufmerksamkeit« (Freud, 1912e, S. 377) oder der »Indifferenz« (Freud, 1915a [1914], S. 313). Nur einmal erwähnt er die Abstinenz, nämlich in den »Bemerkungen über die Übertragungsliebe« (1915a [1914]), wo er schreibt:

> »Die Kur muß in der *Abstinenz* durchgeführt werden; ich meine dabei nicht allein die körperliche Entbehrung, auch nicht die Entbehrung von allem, was man begehrt, denn dies würde vielleicht kein Kranker vertragen. Sondern ich will den Grundsatz aufstellen, daß man Bedürfnis und Sehnsucht als zur Arbeit und Veränderung treibende Kräfte bei der Kranken bestehen lassen und sich hüten muß, dieselben durch Surrogate zu beschwichtigen« (ebd., S. 313, Hervorh. d. A.).

Es ist wichtig, nicht zu vergessen, dass diese warnenden und maßregelnden Worte Freuds hauptsächlich auf die Verlockungen weiblicher Reize und Verführungen dem Analytiker gegenüber gerichtet waren und im Schatten der Affäre von C. G. Jung und Sabina Spielrein geschrieben wurden. Wiewohl Freud sich seiner widersprüchlichen Rolle eines »Moralapostels« bewusst war, konnte er nicht umhin, seiner Besorgnis über die Auswirkungen der Liaison zwischen Jung und Spielrein auf die psychoanalytische Bewegung und Praxis Taten folgen zu lassen. Freud war nicht sehr geneigt, eine Behandlungsschrift zu schreiben, aber gedrängt von Kolleg:innen und beunruhigt durch Jungs leichtsinniges Verhalten, sah er sich doch veranlasst, die beiden Schriften »Zur Einleitung der Behandlung« (1913c) und »Bemerkungen über die Übertragungsliebe« (1915a [1914]) zu verfassen. Jene Empfehlungen wurden nachträglich aber interpretiert, als wären sie die Grundlagen der psychoanalytischen Behandlung. Die Abstinenz wurde unter der Schirmherrschaft der Kleinianer:innen und der Ich-Psycholog:innen als Neutralität übersetzt und insbesondere als Instrument verwendet, andere Schulen und psychoanalytische Strömungen zu verurteilen. Anton Kris war einer der wenigen Ich-Psychoanalytiker, der versuchte, der Neutralität ein neues Gesicht zu verleihen. Wie Cooper (2014) schreibt, war Kris hauptsächlich damit beschäftigt, den Widerstand der Patient:innen gegenüber der neutralen Position des Analytikers zu verstehen:

> »Aus der Sicht von Kris trägt der Einsatz seiner affirmativen Haltung dazu bei, funktionale Neutralität zu gewährleisten, d. h. Neutralität, die zum Teil durch die Erfahrung des Patienten mit dem Analytiker und nicht durch einen von außen auferlegten Standpunkt der Neutralität definiert wird« (ebd., S. 13).

Kris' eigene Definition von funktionaler Neutralität lautet, dass »Neutralität nicht nur durch die Absicht des Analytikers definiert wird, sondern auch durch die Art und Weise, wie der Patient die Interventionen des Analytikers wahrnimmt« (Kris, 1996 [1982], S. 44, Übers. d. A.). Kris war vor allem darauf bedacht, die unbewusste Schuld der Patient:innen nicht mit seinen zurückhaltenden Interpretationen zu verstärken.

Neutralität und Ich-Analytiker

Die reservierte, abstinente oder neutrale analytische Haltung wurde den Psychoanalytiker:innen immer mehr zum Verhängnis, vor allem in dem Moment, in dem sie nicht-neurotische und schwer traumatisierte Patient:innen in ihren Praxen aufnahmen. Besonders davon betroffen waren die Ich-Psychoanalytiker:innen der 1950er- und 1960er-Jahre in den USA, denn viele von ihnen waren selbst vor dem Nazi-Regime aus Deutschland und Österreich geflohen. Aber gerade sie wurden von den Überlebenden der Shoah und ihren Nachkommen für eine psychoanalytische Behandlung aufgesucht, da beide einen gemeinsamen Hintergrund hatten. »Trauma spricht zu Trauma«, ist ein Satz, den Françoise Davoine oft wiederholt, wenn sie die Beziehung zwischen den von Krieg betroffenen Analytiker:innen und vom gleichen Krieg erschütterten Patient:innen beschreibt. Anstatt Verbindungen zwischen ihren gemeinsamen Erfahrungen zu finden, zogen sich viele Ich-Psychoanalytiker:innen auf eine stille, vermeintlich neutrale Position zurück und ließen die Patient:innen oft ratlos, erstarrt und allein auf der Couch zurück. Vielen von ihnen war es nicht gelungen, ihre analytischen Regeln von der Behandlung neurotischer Patient:innen in Wien und Berlin auf die Behandlung schwer traumatisierter Patient:innen in New York, Boston, Chicago und San Francisco zu übertragen. Darüber hinaus verhärtete sich ihre neutrale analytische Haltung, um ihre eigenen inneren Kämpfe und schwierigen Anpassungen an einen neuen Lebensstil und an eine neue Kultur in den USA zu verschleiern.

Die abstinente, neutrale analytische Position wurde somit zu einer Maske, hinter der sich die immigrierten Analytiker:innen verstecken konnten. Mit langen schweigsamen Pausen und fixiert in einer Position, die ein angebliches höheres Wissen vermitteln sollte, konnten die Unsicherheiten und vielleicht auch schlechten englischen Sprachkenntnisse hermetisch verborgen werden. Diese versteifte analytische Haltung, die wenig mit Freuds eigener analytischen Praxis zu tun hatte, führte schrittweise zu einer erst leisen, aber dann immer lauter werdenden Rebellion vonseiten der Patient:innen, die unter diesen kühlen und abstinenten Bedingungen gelitten hatten, manchmal auch, um ihre eigene Lehranalyse vollenden zu können. Bryce Boyer war einer der ersten Analytiker aus Kalifornien, der den neutralen Analytiker als jemanden beschrieb, der »auf den Patienten allerlei Emotionen projiziert, die alles andere als neutral sind« (Boyer, 1990, S. 306, Übers. d. A.). Mit der Gründung der Schule der Relationalen Psychoanalyse durch Stephen Mitchell und Lew Aron wurden die Stimmen um die neutrale Position fortwährend vehementer. Aron hielt in einem Aufsatz fest, dass »Selbstoffenbarung keine Option ist, sondern eine Unvermeidlichkeit« (Aron, 1991, S. 40, Übers. d. A.). Noch radikaler klang die Stimme eines prominenten ehemaligen Ich-Psychoanalytikers, Owen Renik, der die Ansicht vertrat, dass es unnütz sei, die neutrale Position als Ideal weiter aufrechtzuerhalten. Analytiker:innen würden sich von ihrer besten Seite zeigen, wenn sie *nicht* neutral seien. »Wenn wir uns ansehen, was wir wirklich tun, *was funktioniert*, sehen wir, dass das Konzept der Neutralität nicht wirklich die Haltung eines effektiven analytischen Klinikers beschreibt. Tatsächlich beschreibt es eine Haltung, die einer produktiven Analyse im Wege steht« (Renik, 1996, S. 499f., Übers. d. A.).

In *The Ideal of the Anonymous Analyst and the Problem of Self-Disclosure* (1995) hatte Renik bereits auf die möglichen Missbräuche und Täuschungen hingewiesen, die unter dem Deckmantel der analytischen Neutralität aufgetreten waren:

> »Wichtig scheint mir zu sein, dass die persönlichen Vorlieben eines Analytikers offen als das behandelt werden, was sie sind, und dass sie dem Patienten nicht unter dem Deckmantel der analytischen Technik aufgedrängt werden (und nicht unter demselben Deckmantel Studenten und Kollegen als kategorische Imperative aufgezwungen werden)« (Renik, 1995, S. 487, Übers. d. A.).

Die unverdiente Autorität, die so viele Analytiker:innen erlangt hatten, indem sie das analytische Spiel des Schweigens vollzogen, durch das sie ein Gefühl von unangemessener Geheimniskrämerei erzeugten, war ein Kritikpunkt, den Renik immer wieder adressierte. Gegenüber seinen früheren Gesinnungsgenoss:innen argumentierte er, dass der analytische Prozess durch übertriebene Abstinenz mehr unterbunden als gefördert werden würde. Eine Kritik von einem *Insider* zu hören, der sich auch hinter einer neutralen Position versteckt hatte, bewirkte eine starke gedankliche Veränderung gegenüber anonymen psychoanalytischen Haltungen, als jene jüngeren Kritiker:innen, die das Feld der Psychoanalyse neu betreten hatten. Im Laufe seines offenen Feldzugs gegen die neutrale, anonyme Position wurden die starren Grenzen schrittweise gelockert und eine persönlichere Beteiligung am analytischen Prozess entfaltete sich innerhalb der nord-amerikanischen Praxen. Indem Renik auf die Fallstricke der analytischen Anonymität hinwies und versuchte, diese durch Offenlegung seiner persönlichen Ansichten zu korrigieren, hatte er unwissentlich auch den Kern der analytischen Bemühungen infrage gestellt, nämlich die Erforschung und Wirkung unbewusster Fantasien auf das bewusste Leben aller Patient:innen.

Wie es sich mit so vielen Revolutionen verhält, so schlug auch diesmal das Pendel zu weit in die andere Richtung aus und erzeugte eine langjährige Debatte über das Für und Wider der *Selbstoffenbarung (self-disclosure)*. Wie viel durften und sollten die Analytiker:innen von ihren persönlichen, subjektiven Eindrücken und Einfällen den Patient:innen mitteilen? Waren diese Eindrücke und Gedanken Manifestationen ihrer Gegenübertragung oder Offenbarungen ihrer persönlichen Gefühle? Wie subjektiv waren ihre sich einen objektiven Anschein gebenden Aussagen und – noch verwirrender – wie authentisch war ihre analytische Haltung? Letztendlich konnte sich Renik auf eine Definition der Selbstoffenbarung beschränken, die nicht zu persönlich wirkte und nicht zu weit von dem Übertragungsgeschehen in der Arbeit mit Patient:innen entfernt war. In der Folge definierte er die Ethik einer Selbstoffenbarung als »eine andauernd bestehende Bereitschaft vonseiten des Analytikers oder der Analytikerin – insbesondere seine oder ihre Erfahrungen mit klinischen Ereignissen, einschließlich der eigenen Teilhabe daran – explizit dem Patienten zur Verfügung zu stellen« (Renik, 1998, S. 484, Übers. d. A.). Er ordnete diese Definition einer philosophischen Tradition, *Pensées pensées*, zu, um zu verbildlichen, dass Analytiker:innen bereit sein sollten, ihre Gedanken so mitzuteilen, wie sie sie gedacht und entwickelt hatten (vgl. ebd.). Thomas Ogden (1997) erweiterte diese neue Definition der Gegenübertragung, indem er von seinen *Reverien*, Eindrücken, Erinnerungen und Einfällen sprach, die er aber nicht in einem anmutenden bekenntnishaften Modus preisgab. Stattdessen versucht er, seine persönlichen Träumereien und Eindrücke in einen potenziellen gemeinschaftlichen, symbolischen Raum zu übersetzen, wo sie von Patient:in und Analytiker:in gemeinsam betrachtet werden – innerhalb einer asymmetrisch gehaltenen Übertragungsbeziehung. In seinem Aufsatz »Reverie and Metaphor« (1997) macht Ogden diesen Teil seiner Arbeit deutlich und schreibt: »Wenn ich mit einem Patienten über das spreche, was meiner Meinung nach zwischen uns vorgeht, versuche ich, *von* meiner Erfahrung und nicht *über* meine Erfahrung im Zustand der Träumerei zu sprechen« (S. 729, Übers. u. Hervorh. d. A.). Obwohl Ogden dafür kritisiert wurde, nicht voll und ganz intersubjektiv zu arbeiten, sondern seinen Fokus exklusiv auf den Patienten zu richten und nicht über seine persönlichen Erfahrungen zu sprechen, denke ich, dass er in der Übertragungsbeziehung seine *Subjektivität* und nicht seine Persönlichkeit einsetzte und diese in den Dienst des analytischen Geschehens stellte. Mit anderen Worten: Er unternahm jeden Versuch, seine persönlichen Erfahrungen auf eine symbolische Ebene zu heben, von der aus er gleichzeitig sprach und von der er gesprochen wurde, wo er sowohl Subjekt als auch Objekt seines eigenen Materials war, bevor er dieses Material wieder in die gemeinsame analytische Matrix rückführte und nutzbar machte. Anstatt jene subjektiven »störenden« Eindrücke zu verbannen und sie in die »analytische Toilette« zu werfen, wie Edmund Glover (1927, S. 507) den Ort bezeichnet hatte, ist die klinische Handhabung von Ogden ein Beispiel dafür, wie die neutrale analytische Haltung durchbrochen werden kann, ohne die Aufmerksamkeit auf das unbewusste zwischenmenschliche Geschehen im analytischen Raum zu minimieren.

Projektive Identifikation oder das Begehren des:der Analytiker:in

Jene Lockerung der analytischen Fesseln kam auch der Behandlung psychotischer Patient:innen zugute, die nicht verdrängten, sondern dissoziierten, die nicht frei assoziierten, sondern in Wahnvorstellungen gefangen waren, und die ihre Emotionen nicht ausdrücken konnten, sondern in ihren Affekten festgefroren waren. Zu Freuds Zeiten wurden solche Fälle als unbehandelbar eingestuft, denn ein:e Psychotiker:in war aufgrund der narzisstischen Struktur nicht imstande, sich einer Analyse zu unterziehen, ohne eine Übertragungsbeziehung zu einem Anderen, den Analytiker:innen, zu entwickeln. Auch hier kam das neue Denken über die zentrale Funktion der Gegenübertragung ins Spiel. Plötzlich wurde aus dem Stiefkind der Psychoanalyse, der Gegenübertragung, ein Lieblingskind, das auch auf den königlichen Weg zum Unbewussten führen konnte. Psychoanalytiker:innen wie Bryce Boyer, Harold Searles, Peter Giovacchini, Frieda Fromm-Reichmann und Otto Will hatten bereits in den Nachkriegsjahren erkannt, dass die unbewussten Phantasien ihrer schwer gestörten Patient:innen sich nicht auf der »Spiegelplatte« *(blank screen)* abspielten, sondern im Inneren der Analytiker:innen: »on their *dark screen*«. Die Abdrücke der Ängste und des Terrors der Patient:innen waren nicht in ihrem Unbewusstsein beherbergt, sondern waren – zur sicheren Verwahrung – im Unbewussten der Analytiker:innen lokalisiert. Die Quelle der analytischen Behandlung lag also nicht mehr in den Interpretationen, Träumen und Fehlleistungen der Patient:innen, sondern im aktiven Registrieren der und Zuwenden an die Prozesse, die in die Analytiker:innen hineinprojiziert wurden. Diese zu halten, führte zu dem wichtigen analytischen Konzept des »Containers« und der »projektiven Identifikation«. Durch die klinische Arbeit mit schwer gestörten Patient:innen waren Analytiker:innen zunehmend aufgefordert, aktiver an dem intra- und interpsychischen Geschehen teilzunehmen. Es reichte nicht mehr aus, präzise:r Zuhörer:in und Beobachter:in des Gegenübers zu sein, sondern die Analytiker:innen waren dazu veranlasst, als Sprachrohre und Übersetzer:innen abgespaltener und rätselhafter Botschaften zu fungieren.

Es gab vonseiten der Ich-Psychoanalytiker:innen viel Widerstand gegen diese neuen Ideen, aber spannenderweise auch vonseiten der Lacanianischen Analytiker:innen. Für die Ich-Psychoanalytiker:innen war die Arbeit mit der Gegenübertragung in der Analyse indiskutabel, oft wurde dieser Ansatz von seinen Gegner:innen als »magischer Humbug« bezeichnet, der zudem auch noch massiv von der neutralen analytischen Haltung abwich. Zur gleichen Zeit waren aber auch die Analytiker:innen der Lacanianischen Schule entsetzt, denn diese Art der Vorgehensweise basierte aus ihrer Perspektive auf einer rein imaginären und nicht symbolischen Basis. Dabei hatte gerade Lacan ein Konzept geprägt, das der Arbeit mit dem Unfassbaren, Nicht-Symbolisierbaren der Idee des Realen nahekam, dem Bereich unseres psychischen Geschehens, das weder den imaginären noch den symbolischen Registern zugänglich ist.

Anstatt die Gegenübertragung als Mittel anzuerkennen, das dazu verhilft, das abgespaltene Unbewusste der Patient:innen aufzufangen, fokussieren sich die Lacanianischen Schulen auf das unbewusste Begehren der Analytiker:innen. Für sie steht das Begehren der Analytiker:innen im Vordergrund, denn ohne jenes Bewusstsein vermischt sich das narzisstische Begehren der Analytiker:innen *für* die Patient:innen mit dem unbewussten Begehren der Patient:innen.

Aus diesem Grund definieren sie die ethische Position der Analytiker:innen als eine Position des Mangels, welche »die andere Szene«, das Unbewusste der Patient:innen *für* die Patient:innen vertritt. Nur durch diesen Leerraum, den die Analytiker:innen vertreten, kann ein Raum in den Patient:innen entstehen, in dem sich Signifikanten entwickeln können, die zuvor entweder unterdrückt oder verworfen worden sind. Die Betonung liegt hier auf der ethischen Verantwortung der Analytiker:innen, den Mangel, die Fremdheit und Andersartigkeit des Unbewussten, der Patient:innen zu repräsentieren – und dafür einzustehen. Eine korrektere Übersetzung von Lacans berühmtem Aphorismus macht dies überdeutlich, denn in der französischen Originalfassung des Seminars XI spricht Lacan nicht vom »Verlangen des Analytikers« *(le désir de l'analyste)*, sondern er schreibt, dass »das Verlangen nach der Analyse kein reines Verlangen ist« *(le désir de l'analyse n'est pas un désir pur)* (Lacan, 1964, S. 248). Dieses reine Verlangen nach der Analyse besteht darin, einen Raum für die Signifikanten zu schaffen, die von und durch die Analysand:innen produziert werden. Jede Art von ethischem Wohlwollen oder der Wunsch, Gutes zu tun, würde diese »reine Produktion« von Signifikanten beeinträchtigen. Daher ist es von besonderer Bedeutung, sich der subtilen Auswirkungen der unbewussten Wünsche der:des Analytiker:s für die Patient:innen ständig bewusst zu sein.

Im Gegensatz zu Lacans Konzeption des Begehrens der Analytiker:innen reformulierte Wilfred Bion die »projektive Identifikation« als einen Kanal für tiefe, unbewusste Kommunikationen und argumentierte, dass dieser Prozess nicht nur als ein früher Abwehrmechanismus unerwünschter Seinszustände und gefürchteter Ängste fungiert, sondern auch als wichtiger Kommunikationsprozess für unausgesprochene Affekte und Phantasien. Gegenstimmen zur projektiven Identifikation fürchten, dass sie zu einer Rationalisierung der Verneinung der eigenen Gefühle der Analytiker:innen führe und nicht zu einer weiteren Klarstellung der inneren Erfahrungen der Patient:innen (vgl. Wilson, 2020).

Konstruktion

In den umfangreichen Debatten, die verschiedene psychoanalytische Schulen – wie soeben referiert – um die Aufrechterhaltung der neutralen Position unter extremen Umständen (wie einem Krieg) geführt haben, ist ein Aufsatz von Freud entweder ignoriert oder vergessen worden; nämlich der Text »Konstruktionen in der Analyse« (1937d), den er zwei Jahre vor seinem Tod geschrieben hat. Darin befasst sich Freud mit der Problematik, dass das Verdrängte mit dem zugehörigen verzwickten Affekt nicht durch freie Assoziation zu erreichen ist, sondern durch die Konstruktionen vonseiten der Analytiker:innen, einer Methode, die der von Archäolog:innen ähnelt. Freud schreibt:

> »Wir haben die Erfahrung gemacht, daß das Verhältnis der Übertragung, das sich zum Analytiker herstellt, besonders geeignet ist, um die Wiederkehr solcher Affektbeziehungen zu begünstigen. Aus diesem Rohstoff – sozusagen – sollen wir das Gewünschte herstellen.
>
> Das Gewünschte ist ein zuverlässiges und in allen wesentlichen Stücken vollständiges Bild der vergessenen Lebensjahre des Patienten. Hier werden wir aber daran gemahnt, daß die analytische Arbeit *aus zwei ganz verschiedenen Stücken besteht, daß sie sich auf zwei gesonderten Schauplätzen vollzieht, an zwei Personen vor sich geht, von denen jedem eine andere Aufgabe zugewiesen ist.* Man fragt sich einen Augenblick lang, warum man auf diese grundlegende Tatsache nicht längst aufmerksam gemacht wurde [...] Wir wissen alle, der Analysierte soll dazu gebracht werden, etwas von ihm Erlebtes und Verdrängtes zu erinnern, und *die dynamischen Bedingungen dieses Vorgangs sind so interessant, daß das andere Stück der Arbeit, die Leistung des Analytikers, dagegen in den Hintergrund rückt.* Der Analytiker hat von dem, worauf es ankommt, nichts erlebt und nichts verdrängt; seine Aufgabe kann es nicht sein, etwas zu erinnern. *Was ist also seine Aufgabe?*
>
> *Er hat das Vergessene aus den Anzeichen, die es hinterlassen, zu erraten oder, richtiger ausgedrückt, zu konstruieren*« (ebd., S. 44f., Hervorh. d. A.).

Obwohl Freud sich nicht hinreißen ließ, das Vergessene als Verworfenes zu entlarven, wie er es im Text über den *Fetischismus* (1927e) beschrieben hatte, in dem er auch auf die »zwei verschiedenen Schauplätze« hingewiesen hatte, erwähnt er einige Seiten später das »Vorkommen wirklicher Halluzinationen« (Freud, 1937d, S. 54) und bemerkt, dass

> »ein allgemeiner Charakter der Halluzination, bisher nicht genug gewürdigt [wurde], daß in ihr [nämlich] etwas in der Frühzeit Erlebtes und Vergessenes wiederkehrt, etwas[,] was das Kind gesehen oder gehört zur Zeit, da es noch kaum sprachfähig war, und was sich nun dem Bewußtsein aufdrängt, wahrscheinlich entstellt und verschoben in Wirkung der Kräfte, die sich einer solchen Wiederkehr widersetzen« (ebd.).

Es scheint mir, dass Freud sich am Ende seines Lebens auf die Spuren der traumatisierten und schwer gestörten Patient:innen machte, deren Fallgeschichten er nur flüchtig, aber schon in *Jenseits des Lustprinzips* (1920g) gestreift, jedoch weiter nicht ausgearbeitet hatte. »Ich mache nun den Vorschlag, das dunkle und düstere Thema der traumatischen Neurose zu verlassen und die Arbeitsweise des seelischen Apparates an einer seiner frühzeitigsten normalen Betätigungen zu studieren. Ich meine das Kinderspiel« (Freud, 1920g, S. 11). Freuds Wahl fiel in *Jenseits des Lustprinzips* auf das kindliche Fort-da-Spiel, um den Wiederholungsdrang zu zeigen; der Behandlung der Kriegsneurose hatte er sich zuvor in Form eines Gutachtens angenommen. Da nach dem Zusammenbruch der Österreichisch-Ungarischen Monarchie 1918 Berichte zirkulierten, die von brutalen Behandlungsmethoden berichteten, die an traumatisierten Kriegssoldaten ausgeübt wurden, war Freud ersucht worden, ein Gutachten im Auftrag des Österreichischen Kriegsministeriums zu verfassen. Er plädiert darin letztlich für humanere Behandlungsmethoden bei Kriegsneurosen.

In der »Einleitung zu ›Zur Psychoanalyse der Kriegsneurosen‹« (1919d) findet sich folgende Passage:

> »In den traumatischen und Kriegsneurosen wehrt sich das Ich des Menschen gegen eine Gefahr, die ihm von außen droht, oder die ihm durch eine Ichgestaltung selbst verkörpert wird; bei den friedlichen Übertragungsneurosen wertet das Ich seine Libido selbst als den Feind, dessen Ansprüche ihm bedrohlich scheinen. Beide Male Furcht des Ichs vor seiner Schädigung: hier durch Libido, dort durch die äußeren Gewalten. Ja man könnte sagen, bei den Kriegsneurosen sei das Gefürchtete, zum Unterschied von der reinen traumatischen Neurose und in Annäherung an die Übertragungsneurosen, doch ein innerer Feind« (S. 324).

An dieser Stelle muss man sich fragen, wie Freud die psychoanalytische Methode geändert hätte, insbesondere die Vorstellung von der abstinenten

Haltung der Analytiker:innen, wenn er sich weiterhin mit dem Gebiet der Kriegsneurosen befasst hätte.

Die hier zum Vorschein kommende Erweiterung der analytischen Methode hat sich nun durch Russlands Krieg gegen die Ukraine zwangsläufig aufgedrängt. Ermutigt durch die vorhergehende psychoanalytische Arbeit mit schwer traumatisierten Menschen in Vorkriegszeiten und genötigt durch die massive Erschütterung des russischen Angriffskrieges, verbündete sich eine zentrale Gruppe von Psychoanalytiker:innen aus Lviv, um verwundeten Soldat:innen und der Zivilbevölkerung Hilfe zu leisten. Es war ein schnelles Reagieren gefragt, da Lviv von einer großen Anzahl von Verwundeten der Ostfront und schwer traumatisierten Menschen aus diesen Gebieten überflutet wurde. Hospitäler und psychiatrische Stationen waren überfüllt. In dieser akuten Notlage kontaktierte mich Alexander Filts, Analytiker und Direktor der Universitätsklinik in Lviv, um den Austausch über Ansprüche an eine psychoanalytische Behandlung inmitten eines brutalen Krieges zu suchen, insbesondere mit Blick auf das Ideal der abstinenten analytischen Position und mit der Frage, ob diese aufrechtzuerhalten sei. Unter der Schirmherrschaft des Sigmund Freud Museums in Wien entwickelte ich binnen kurzer Zeit eine Kooperation mit ukrainischen Analytiker:innen und Therapeut:innen, die jeden Monat via Zoom ihre Fälle – von der Front und im allgemeinen Kriegsgeschehen – mit Françoise Davoine aus Paris und Gerald Fromm vom Austen Riggs Center in Massachusetts diskutieren konnten. Was haben wir aus dieser engen virtuellen Zusammenarbeit über die letzten zwei Jahren hinweg gelernt?

Psychoanalyse im Krieg

Wenn Soldat:innen von der Front zurückkehren oder die zivile Bevölkerung vor Bombenangriffen aus ihren Häusern fliehen muss und im Verlauf dieser Flucht Zeug:in grausamer Taten wird, ist das Verhältnis zur Zeit aus den Fugen geraten und die Identität von Armeeangehörigen wie Zivilist:innen infrage gestellt. Françoise Davoine formuliert dies so: »Da die Zeit stehen geblieben ist, in dem Moment eines Traumas« (Davoine, 2023, S. 44, Übers. d. A.), gelten alle vertrauten Regeln nicht mehr und jegliches Vertrauen auf Sicherheit ist verloren gegangen; zerbrochen. Unter diesen Umständen müssen Patient:innen einen sicheren Ort, einen Container, finden, in dem sie wieder zu Menschen werden können. Davoine spricht von »kleinen Spiegeln«, »kleinen persönlichen Erzählungen«, die mit den Patient:innen während dieser Kriegsjahre geteilt werden sollten, damit jene wieder zu einer inneren Lebendigkeit zurückfinden und einen Hauch von Humanität wahrnehmen können. Da das Trauma des Krieges eine katastrophale innere Abwesenheit hinterlassen und die ukrainische Bevölkerung in einen zugefrorenen Abgrund gestürzt hat (vgl. Leikert, 2023), ist es essenziell, als Analytiker:in das Risiko einzugehen, sich von einer menschlichen, nicht analytisch-distanten Seite zu zeigen, um Patient:innen nicht im Zustand des abgründigen Alleinseins zurückzulassen. Menschen, die von Kriegsgeschehen geprägt und traumatisiert sind, neigen dazu, eine neutrale analytische Haltung als entfremdend zu erleben, und, wie Gerald Fromm in einer der Ukraine-Sitzungen meinte, als verachtend zu empfinden. »Sie würden sich einfach nicht mit dem Therapeuten einlassen, wenn der Therapeut an einer neutralen analytischen Haltung festhält« (2023, 5. Zoom-Sitzung, *Psychoanalysis under Conditions of War*, Sigmund Freud Museum, Wien). Den Mangel zu repräsentieren und den Platz des *sujet-supposé-savoir* einzunehmen, ist ein notwendiges und wichtiges Element der analytischen Neurosenbehandlung. Insbesondere ist die Einhaltung eines Nicht-allzuspiegelnden-Spiegels bei Hysteriker:innen entscheidend, da sie auf die Reaktion im Gegenüber erpicht sind, um sich ihrer verführerischen Potenz und Wirksamkeit bewusst zu bleiben. Anstatt sich mit ihrem eigenen Begehren auseinanderzusetzen, trachten sie danach, das Begehren des Anderen zu wecken, erleben es dann aber als unzulänglich oder nicht erfüllend. Im Gegensatz zu den Hysteriker:innen, erleben traumatisierte Patient:innen den Mangel *(manque-à-être)* als einen weiteren Betrug, der ihren inneren Mangel nur vertieft. Sie fühlen sich im Stich gelassen.

Vom Krieg gezeichnete Menschen brauchen vor allen Dingen Zeug:innen – eine:n aktive:n und menschliche:n Zeug:in, der:die sich nicht hinter einer analytischen Maske versteckt, sondern sein:ihr wahres Gesicht und seine Aufnahmebereitschaft für die noch nicht symbolisierten Erfahrungen der Patient:innen zeigt und sich diesen unfassbaren Erfahrungen auch tatsächlich stellt. Dori Laub, selbst ein Überlebender und Zeuge der Shoah, schildert den Vorgang, wie ein Trauma bezeugt werden kann:

> »Der Zuhörer einer Erzählung […] massiven psychischen Traumas ist mit einer einzigartigen Situation konfrontiert. Obwohl genügend Dokumente existieren, unmissverständliche Artefakte und qualvolle bruchstückhafte Erinnerungen, sucht er nach etwas Nicht-Existentem; nach einer Aufzeich-

> nung, die erst registriert werden muss. Massives Trauma verunmöglicht das Erfassen; die Beobachtungs- und Aufzeichnungsmechanismen des menschlichen Geistes sind vorübergehend außer Gefecht gesetzt, sie funktionieren nicht mehr. Die Erzählung des Opfers – der eigentliche Prozess der Zeugenschaft für massives Trauma – beginnt tatsächlich mit jemandem, der eine Abwesenheit bezeugt – zu einem Ereignis, das noch nicht eingetreten ist, trotz der überwältigenden, gewichtigen realen Natur des Geschehens. [...] Die Beweiskraft des Traumas schließt den Zuhörer mit ein, er ist sozusagen die leere Leinwand, der Schirm, auf dem das Ereignis zum ersten Mal Gestalt annimmt und eingeschrieben wird« (Laub, 1992, S. 57, Übers. d. A.).

Die Leinwand, der innere Schirm, sollte leer sein, sodass die Patient:innen ihre noch nie bezeugten traumatischen Erlebnisse auf ihm aufzeichnen können, aber Analytiker:innen sollen zur gleichen Zeit für ihr Gegenüber voll präsent sein, indem sie sich von den Patient:innen berühren lassen und sie auch jederzeit unterstützen können, wenn deren Welt aus den Fugen gerät (vgl. Boulanger, 2005).

Die Neutralität Österreichs

Das Konzept der analytischen Neutralität hat mich oft an die verfassungsmäßig definierte Neutralität Österreichs erinnert, ein Land, das sich – nach mehrjährigen Verhandlungen um das Zustandekommen eines Staatsvertrags und nach dem Muster der Schweiz – im Jahr 1955 die »immerwährende Neutralität« verordnete.

Mit der Zusicherung in Form des Neutralitätsgesetzes – beschlossen am 26. Oktober 1955 – gelang es Österreich, sich nach zehn Jahren Besatzungszeit, die auf das Ende des Zweiten Weltkriegs gefolgt war, von den Alliierten zu befreien. Die Sowjetunion hatte lange gezögert, ihre Truppen abzuziehen, wünschte zuerst eine klare Positionierung hinsichtlich der Bündnisse der NATO und des Warschauer Pakts, konnte allerdings letzten Endes – angesichts der zunehmenden Verhärtung des West-Ost-Konfliktes – dem amerikanischen Vorschlag einer Neutralität Österreichs nach Schweizer Vorbild doch etwas abgewinnen.

Seit diesem Beschluss ist jene österreichische Neutralität schon öfter zur Debatte gestanden, besonders, wenn Kriege oder Aufstände in benachbarten Ländern ausbrachen, wie 1956 in Ungarn, 1968 in der Tschechoslowakei während des »Prager Frühlings« und während der postjugoslawischen Kriege. Österreichs Luftraum wurde 1999 während des Kosovokriegs von NATO-Staaten unerlaubt, aber geduldend genutzt und für Luftangriffe auf jugoslawisches Gebiet durchflogen. Das österreichische Bundesheer beteiligt sich als Mitgliedstaat der Europäischen Union an EU-Battlegroups und nimmt auch an multinationalen Gefechtsübungen (z. B. European Advance) teil. Auch Waffenlieferungen ins Ausland sind nicht ganz unumstritten mit der erklärten Neutralität vereinbar. Die Frage, wie Österreich es mit seiner Neutralität halte, brandete mit dem russischen Angriff auf die Ukraine im Februar 2022 erneut auf. Regierungsmitglieder bekundeten eine politisch nicht-neutrale, klare Parteinahme für die Ukraine und gegen Russland. Österreich leistete mit Hilfspaketen für die Ukraine nur humanitäre Unterstützung, musste aber von militärischer Unterstützung absehen. So unterstützte Österreich auf EU-Ebene etwa die Finanzierung von militärischer Schutzausrüstung für die ukrainischen Streitkräfte im Rahmen der Europäischen Friedensfazilität, enthielt sich jedoch bei der Abstimmung über die Finanzierung von Waffenlieferungen der Stimme. Viele benachbarte Länder interpretieren Österreichs Neutralität als Ausdruck von Furcht militärischer Unterlegenheit einer kleinen Nation, als bloßes Eigeninteresse ohne politisch-gestalterischen Mehrwert und als Symptom typisch österreichischer Unverbindlichkeit. Für Österreich fungiert die Neutralität in erster Linie als Maske, hinter der man sich verbergen und mit deren Hilfe man sich, ohne ein Risiko einzugehen, schützen kann.

Vielleicht bedeutet die Neutralität in der Psychoanalyse etwas Ähnliches wie im Staate Österreich. Vielleicht dient sie auch den Analytiker:innen als Schutz, vor allem, wenn sie mit traumatisierten Patient:innen am Rande des Realen arbeiten. Eine Maske schützt, verdeckt, verbirgt, aber stellt auch den, der sie trägt, zur Schau. Hatte Freud nicht geschrieben …?

> »Ich kann den Kollegen nicht dringend genug empfehlen, sich während der psychoanalytischen Behandlung den Chirurgen zum Vorbild zu nehmen, der alle seine Affekte und selbst sein menschliches Mitleid beiseite drängt und seinen geistigen Kräften ein einziges Ziel setzt: die Operation so kunstgerecht als möglich zu vollziehen […] Die Rechtfertigung dieser vom Analytiker zu fordernden Gefühlskälte liegt darin, daß sie für beide Teile die vorteilhaftesten Bedingungen schafft, *für den Arzt die wünschenswerte Schonung seines eigenen Affektlebens, für den Kranken das größte Ausmaß von Hilfeleistung, das uns heute möglich ist*« (Freud, 1912e, S. 380f., Hervorh. d. A.).

Vielleicht ist es an der Zeit, dass die Psychoanalytiker:innen sich nicht mehr so vor ihren eigenen Affekten schonen, damit heute ein größeres Ausmaß an Hilfeleistung gewährleistet werden kann, als es vor 112 Jahren der Fall war.

Aus dem Englischen übersetzt von Brita Pohl

Literatur

Aron, L. (1991). The Patient's Experience of the Analyst's Subjectivity. *Psychoanalytic Dialogues, 1*(1), 29–51.

Boulanger, G. (2005). From Voyeur to Witness. Recapturing Symbolic Function After Massive Psychic Trauma. *Psychoanalytic Psychology, 22*(1), 21–31.

Boyer, B. (1990). Countertransference And Technique. In B. Boyer & P. Giovacchini (Hrsg.), *Master Clinicians on Treating the Regressed Patient* (S. 303–324). Aronson.

Cooper, S.H. (1996). Neutrality and Psychoanalysis. Separation, Divorce, or a New Set of Vows? *Journal of the American Psychoanalytic Association, 44*(4), 1017–1019.

Cooper, S.H. (1998). Countertransference Disclosure and Conceptualization of Analytic Technique. *Psychoanalytic Quarterly, 67*(1), 128–154.

Cooper, S.H. (2014). Clinical Theory at the Border(s). Considering an Emergent Form of Clinical Theory in a Post-Pluralistic Psychoanalysis. *International Journal of Psychoanalysis, 1*(28), 1–34.

Davoine, F. (2023). *Shandean Psychoanalysis. Tristam Shandy, Madness and Trauma*. Routledge.

Freud, S. (1912e). Ratschläge für den Arzt bei der psychoanalytischen Behandlung. *GW VIII*, 375–388.

Freud, S. (1913c). Zur Einleitung der Behandlung. *GW VIII*, 454–478.

Freud, S. (1915a [1914]). Bemerkungen über die Übertragungsliebe. *GW X*, 305–322.

Freud, S. (1919a [1918]). Wege der psychoanalytischen Therapie. *GW XII*, 183–194.

Freud, S. (1919d). Einleitung zu »Zur Psychoanalyse der Kriegsneurosen«. *GW XII*, 321–324.

Freud, S. (1920a). Über die Psychogenese eines Falles von weiblicher Homosexualität. *GW XII*, 271–302.

Freud, S. (1920g). *Jenseits des Lustprinzips. GW XIII*, 1–70.

Freud, S. (1927e). Fetischismus. *GW XIV*, 311–322.

Freud, S. (1937d). Konstruktionen in der Analyse. *GW XVI*, 43–56.

Glover, E. (1927). Lectures on Technique in Psycho-Analysis. *International Journal of Psychoanalysis, 8*, 486–520.

Kris, A.O. (1996 [1982]). *Free Association. Method and Process*. Karnac Books.

Lacan, J. (1964). *Die vier Grundbegriffe der Psychoanalyse. Das Seminar, Buch XI*. Turia + Kant.

Laub, D. (1992). Bearing Witness or the Vicissitudes of Listening. In S. Felman & D. Laub (Hrsg.), *Testimony. Crises of Witnessing in Literature, Psychoanalysis, and History* (S. 57–74). Routledge.

Leikert, S. (2023). Petrification and Revitalization. The Role of Somatic Narration in Working Through a War Trauma. *Psychoanalytic Quarterly, 92*(2), 159–183.
Ogden, T. (1997). Reverie and metaphor. Some thoughts on how I work as a psychoanalyst. *International Journal of Psycho-Analysis, 78*(4), 719–732.
Renik, O. (1995). The Ideal of the Anonymous Analyst and the Problem of Self-Disclosure. *Psychoanalytic Quarterly, 64*(3), 466–495.
Renik, O. (1996). The Perils of Neutrality. *Psychoanalytic Quarterly, 65*(3), 495–517.
Renik, O. (1998). An Ethic of Self-Disclosure. Paper presented at the annual meeting of the American Psychological Association (Division 39).
Scarfone, D. (2002). ›Controversial discussions‹. The issue of differences in method. *International Journal of Psychoanalysis, 83*(2), 453–456.
Wilson, M. (2020). *The Analyst's Desire. The Ethical Foundation of Clinical Practice*. Bloomsbury Academic.
Wolff Bernstein, J. (1999a). Countertransference. Our New Royal Road to the Unconscious? *Psychoanalytic Dialogues, 9*(3), 275–325.
Wolff Bernstein, J. (1999b). The politics of self-disclosure. *Psychoanalytic Review, 86*(4), 595–605.
Wolff Bernstein, J. (2023). »Witnessing«. Aktive Zeugenschaft in der analytischen Praxis. *Psyche, 9–10*(77), 900–921.

Biografische Notiz

Jeanne Wolff Bernstein, Ph. D., ist praktizierende Psychoanalytikerin in Wien. Sie ist Vizepräsidentin des Wiener Arbeitskreises für Psychoanalyse und Vorsitzende des wissenschaftlichen Beirats des Sigmund Freud Museums Wien. Sie ist Lehrbeauftragte am Wiener Arbeitskreis für Psychoanalyse und Visiting Faculty an der New York University for Psychoanalysis and Psychotherapy und am Psychoanalytic Institute of Northern California (PINC).

Flucht – Trauma – Krieg

Das Janusgesicht der Hoffnung

Psychoanalytische Gedanken zu einer Leerstelle der Fluchtforschung

Andreas Jensen

Während der Begriff der Hoffnung in Erzählungen von geduldeten Geflüchteten eine prominente Rolle einnimmt, fehlt es sowohl in der Fluchtforschung als auch in der Psychoanalyse bisher weitgehend an Auseinandersetzungen mit ebendiesem Begriff. Ausgehend von Interviews mit Personen mit Duldungsstatus wird im vorliegenden Beitrag diese Leerstelle anvisiert und die psychosoziale Dynamik von Hoffnung im Kontext von Flucht und Exil beleuchtet. Dabei soll das Konzept *hoffnungsspendender Objekte* für die psychoanalytische Theorie und Praxis ausgearbeitet werden, das während belastender, krisenhafter Episoden des Fluchtprozesses eine haltende Funktion ermöglichen könnte. Zugleich wird zu zeigen versucht, dass ebendiese haltende Funktion des hoffnungsspendenden Objekts in Situationen aufenthaltsrechtlicher Unsicherheit brüchig zu werden droht und in gegenteilige Momente kippen kann: einer nachträglichen Entfesselung vergangener Verlust- und Gewalterfahrungen oder einem regressiven Festhalten an der Hoffnung.

Einführung

Obwohl das Feld der Fluchtforschung eine Fülle an Literatur hervorgebracht hat, wurden bisher nur wenige Versuche unternommen, die Situation jener Menschen zu beleuchten, die mit einer sogenannten *Duldung* in Deutschland oder Österreich leben. Die Duldung bezeichnet einen spezifischen, nur in Deutschland und Österreich existierenden, Asylstatus, der eine vorübergehende Aussetzung der Abschiebung von ausreisepflichtigen Personen umfasst (vgl. Schütze, 2023, S. 410). Dabei begründet der besagte Asylstatus jedoch keinen rechtmäßigen Aufenthalt. Lediglich die Strafbarkeit des Aufenthalts wird mit der Duldung aus rechtlichen, gesundheitlichen oder geopolitischen Gründen temporär aufgehoben. Dementsprechend gelten die Betroffenen auch mit einer Duldung weiterhin als ausreisepflichtig, sodass eine Abschiebung prinzipiell jederzeit möglich ist.

Mit einem Leben als asylrechtlich *geduldeter* Mensch geht ein breiter Katalog an Restriktion einher, der mitunter den Zugang zum Arbeitsmarkt, zu Weiterbildungsmöglichkeiten oder zur medizinischen Versorgung massiv einschränkt oder gar verunmöglicht. Auch firmiert die Duldung im hegemonialen Diskurs über *Flüchtlinge* häufig und in vielfältiger Weise als Skandalon. Sie steht für ein Scheitern der Politik, wird häufig mit fehlender Handlungsmacht des Staates, keine Abschiebungen durchführen zu können, mit chaotischen und beängstigenden Zuständen und sicherheitspolitischen Fragen in Verbindung gebracht. In diesem Kontext finden sich Menschen, die geduldet in Deutschland oder Österreich leben, auch mit rassistischen und (post-)kolonialen Zuschreibungen konfrontiert, die sie mit Kriminalität, Sexismus, Bildungsferne u.v.m. in Verbindung bringen (vgl. Wagner, 2018, S. 16); sie werden als nationalstaatliche *Störenfriede* wahrgenommen, die nicht in der binären Logik von Bürger:in und Nicht-Bürger:in aufgehen, sondern irgendwo dazwischen, in der Schwebe, sind.

Trotz dieser offenkundig desolaten Situation von geduldeten Geflüchteten, sind Erkenntnisse über die subjektiven Niederschläge dieses prekären Erfahrungsraums in den Sozialwissenschaften und der Psychologie rar gesät. Ebendiese Lücke stellt den Ausgangspunkt meiner Forschungen zum *Erleben der Duldung* dar.

In meiner Forschung griff ich auf verschiedene Elemente psychoanalytischer Theorie vor allem als einen sensibilisierenden Rahmen zurück. Menschen mit einer Duldung, so meine Annahme, stehen einem umfangreichen Konglomerat aus rechtlichen Sanktionen, ökonomischen Benachteiligungen, aber auch rassistischen Ressentiments gegenüber, das tief in ihr bewusstes und unbewusstes Erleben eingreift. Dabei gibt es Momente von Handlungsmacht, aber auch von Überwältigung und Kontrollverlust. Beide Momente müssen zusammengedacht und miteinander in Beziehung gesetzt werden, um sich der psychosozialen Situation der Duldung annähern zu können. Eine psychoanalytisch orientierte Fluchtforschung hegt den Anspruch, die Duldung aus dem damit in Verbindung stehenden subjektiven Erleben und Erleiden heraus zu rekonstruieren und die Niederschläge gesellschaftlicher Strukturen und Verhältnisse in den Tiefen des Subjekts zu beleuchten. Dabei muss sie radikal an der Perspektive, dem Handeln und Fühlen der Betroffenen ansetzen »und hat dabei meistens zu schweigen und genau hinzuhören. Allerdings – zumindest hier und dort – auch ein bedeutendes Wörtchen mitzureden« (Arnold et al., 2020, S. 7), z. B. wenn es um jene Erlebnisinhalte von Subjekten geht, die, im Sinne Blochs, noch-nicht-bewusst werden konnten (vgl. Bloch, 1959, S. 131f.), die aber, aus der Empirie gewonnen, auch die Theorie und Praxis der Fluchtforschung und Psychoanalyse anreichern können.

Mit solch einem in der Forschung noch nicht beleuchteten Erleben, auf das ich in Interviews mit geduldeten Geflüchteten gestoßen bin, möchte ich mich im vorliegenden Beitrag beschäftigen. Dieses Erleben deutet sich in einem Begriff an, den meine Interviewpartner:innen[1] immer wieder gebraucht haben: den Begriff der *Hoffnung*.

Interessant scheint dieser Bezug zur Hoffnung für den vorliegenden Sammelband vor allem deshalb zu sein, weil Hoffnung als bedeutsamer Begriff des Sprachgebrauchs der interviewten Geflüchteten empirisch auf eine psychosoziale Dimension der Duldung verweist, die in der Lebenswelt der Interviewpartner:innen zwar prominent verhandelt wird, von der psychoanalytischen und sozialwissenschaftlichen Forschung bislang jedoch noch nicht in seinem Potenzial erschlossen wurde.

Ausgehend von diesen Interviews mit geduldeten Geflüchteten und mit Rückgriff auf verschiedene Konzepte der Psychoanalyse, soll im Folgenden der Versuch unternommen werden, mögliche Bedeutungsfacetten von Hoffnung im Kontext von Flucht und Exil für die psychoanalytische Theorie und Praxis zu erörtern. Um die dabei gewonnenen Erkenntnisse greifbarer werden zu lassen, werden in der Diskussion verschiedene Interviewausschnitte[2] zitiert, die im Zuge eines tiefenhermeneutischen For-

1 Im weiteren Verlauf des Beitrags werde ich streckenweise von Interview*partnern* im Maskulinum sprechen, da die von mir bisher analysierten und hier zitierten Interviewausschnitte aus drei Interviews stammen, die ich mit geflüchteten Männern in der Duldung führen konnte.

2 Um die folgenden Interviewausschnitte für die Leser:innen etwas zu kontextualisieren, sei erwähnt, dass die Interviewpartner:innen zum großen Teil in Erstaufnahmeeinrichtungen oder Gemeinschaftsunterkünften gewohnt haben, in deren Räumlichkeiten meist die Interviews stattfanden. Der Kontakt zu den Interviewpartner:innen wurde mir durch Fachkräfte vermittelt, die in besagten Erstaufnahmeeinrichtungen und Gemeinschaftsunterkünften tätig waren und verschiedene Bewohner:innen auf mein Forschungsprojekt aufmerksam gemacht haben. Die Bewohner:innen wurden mittels eines Flyers, den ich erstellt hatte, über das Forschungsprojekt informiert. Auf dem Flyer fanden sich meine Kontaktdaten sowie die Interessen des Forschungsprojekts. Die in diesem Beitrag vorgestellten Interviewpartner nahmen diesen Flyer zum Anlass, um ihr Interesse für die

schungsprozesses eine besondere affektive Resonanz in den Interpret:innen ausgelöst haben, zu Irritationen führten oder an denen sich hitzige Diskussionen innerhalb der Interpretationsgruppe entzündeten.

Der Prozess der Flucht und die Bildung hoffnungsspendender Objekte

Um der Bedeutung der Hoffnung im Kontext von Flucht und Exil näherzukommen, soll als theoretischer Rahmen das ursprünglich von Hans Keilson (1979) entworfene und von David Becker (2006) und David Zimmermann (2012) weiterentwickelte Modell der sequenziellen Traumatisierung herangezogen werden. Die genannten Autoren betrachten ein Trauma nicht als ein singuläres Ereignis, sondern interpretieren dieses als einen kontextverwobenen, komplexen und psychosozialen Prozess. Bedeutsam ist das Modell für das Erleben von Flucht und Exil jedoch nicht wegen dem Begriff des Traumas, der mit Vorsicht zu gebrauchen und differenziert zu betrachten ist, sondern vielmehr aufgrund der Idee einer sequenziellen Struktur von Belastungserfahrungen, die sich kontextbezogen in den Betroffenen niederschlagen und mit denen sie als historisch gewordene Subjekte auf eine situationsspezifische und biografisch geprägte Art und Weise umgehen. In Anlehnung an die von Becker und Zimmermann vorgenommenen Umformulierungen des Modells lassen sich für den Prozess der Flucht sechs Sequenzen unterscheiden, die in diesem Beitrag als heuristische Folie dienen sollen, um der fluchtspezifischen Funktion von Hoffnung[3] sowie deren Wandel in verschiedenen Sequenzen, Situationen und Kontexten nachgehen zu können.

Die erste Sequenz des sequenziellen Traumamodells umfasst die Situation des Herkunftslandes, die aufgrund akuter politischer Unruhen,

Teilnahme an einem Interview zu bekunden und einen Einblick in ihre Lebenssituation in der Duldung zu geben.

3 Ich bin mir bewusst, dass meine Perspektive auf das Thema Hoffnung durch meine Sozialisation in einer »westlichen« Kultur geprägt ist, die in einem postkolonialen Erbe zu verorten und mit der Gefahr eines eurozentristischen Blicks verbunden ist. Sich diesen Umstand bewusst zu machen, ist umso wichtiger, als dass die Möglichkeit besteht, unbemerkt hegemoniale Deutungsmuster zu reproduzieren, die den Interviewpartnern nicht genügend Raum ermöglichen, um ihre Themen und Relevanzen selber setzen zu können.

Kriege, Verfolgung, Armut oder anderer lebenseinschränkender oder gar gefährlicher Verhältnisse mit Verzweiflung und Ausweglosigkeit verbunden ist (vgl. Becker, 2006, S. 181). Im Kontext dieser Situation formieren sich die Bedingungen, unter denen die Flucht erfolgt, die je nach Einzelfall geplant oder auch plötzlich und unerwartet eintreten kann. Das Phänomen der Hoffnung kann bereits in dieser ersten Sequenz bedeutsam werden, insofern die Flucht meist mit Zukunftsentwürfen eines *besseren* Lebens in der Ankunftsgesellschaft verbunden ist, die häufig schon im Herkunftsland gebildet wurden. Diesen Umstand verdeutlicht Amal[4], der aus einem westafrikanischen Staat nach Deutschland geflohen ist, in einem Interview:

> »Als Kind habe ich immer gesagt bekommen: Europäer sind gute Menschen. Die helfen armen Leuten, die aus Afrika kommen. Diese Vorstellung war mit so vielen Hoffnungen verbunden, ein besseres Leben zu bekommen. Mit solchen Hoffnungen bin ich nach Deutschland gekommen« (Meurs et al., 2022, S. 86).

Die Bilder, die Amal mit einem Leben in Europa und Deutschland verbindet, scheinen für ihn eine enorme Strahlkraft zu besitzen. Ihre Bedeutung erschließt sich womöglich aus ihrer biografisch und entwicklungspsychologisch frühen Aneignung. Da diese Bilder seit der frühen Kindheit an Amal herangetragen wurden, ließe sich annehmen, dass mit ihnen intime Wünsche und Bedürfnisse nach Fürsorge und Gehaltenwerden (»helfen armen Leuten«) assoziiert sein könnten, deren Erfüllung mit einem Leben in Deutschland imaginiert wird. Vielleicht dienten ihm die Bilder auch als »geeignete Reservoire« (Volkan, 2005, S. 41) – als Container – für kindliche und adoleszente Fantasien und Wünsche, die im Zuge von Amals Sozialisationsgeschichte aufgegeben werden mussten, in dem Zukunftsent-

4 Das Interview mit Amal konnte ich im Rahmen des Forschungsprojektes »Verlust, Trauma, Integration. Begleitforschung zu den vier Zentren für psychosoziale Versorgung von Flüchtlingen in Hessen« führen, das unter der wissenschaftlichen Leitung von Prof. Dr. Patrick Meurs und Dr. Jan Lohl sowie der wissenschaftlichen Mitarbeit von Simon Arnold, Magdalena Kuhn, Rana Zokai und Andreas Jensen am Sigmund-Freud-Institut in Frankfurt am Main durchgeführt wurde. Die Interviewausschnitte, die aus dem Interview mit Amal stammen, werden aus einem Werk (vgl. Meurs et al., 2022) zitiert, das im Rahmen des genannten Forschungsprojektes entstanden ist und an dem das gesamte damalige Projektteam federführend mitgewirkt hat.

wurf von einem Leben in Deutschland jedoch deponiert werden konnten und erhalten bleiben durften.

In ihrer verallgemeinernden und ausschließlich positiv ausgerichteten Form wird aber auch klar, dass es sich hierbei um idealisierte Bilder handelt, die mit der äußeren Realität nicht übereinstimmen müssen, dieser teils sogar diametral entgegenstehen, bedenkt man die zunehmend restriktiver werdende sowie auf Abschreckung und Abwehr ausgerichtete Asylpolitik vieler europäischer Ankunftsgesellschaften.

Der durch Erzählungen und nicht etwa durch eigene Erfahrungen vermittelte Charakter dieser Bilder erinnerte die Interpretationsgruppe, die sich mit dem betreffenden Interview beschäftigte, an die Struktur eines Mythos, der Amal gleichsam überliefert wurde. In diesem Zusammenhang stelle der *Mythos Deutschland* etwas zwar Imaginäres, aber Handlungsleitendes dar. Er stehe für einen Zukunftsentwurf, der in der derzeitigen Situation von dem Interviewten gedanklich noch aufrechterhalten werden kann und all das, was er zu Hause aufgeben musste, als (noch) nicht vergebens darzustellen vermag. Für Amal und vermutlich auch andere Geflüchtete könnten diese idealisierten Bilder demnach eine wichtige Funktion erfüllen, die besonders in der zweiten Sequenz der Flucht hervortritt.

Im Rahmen des sequenziellen Traumamodells beschreibt diese zweite Sequenz den eigentlichen Weg der Flucht, der mitunter monate- oder jahrelang dauern kann und oft durch Angst, Ohnmacht, Gewalt- und vor allem Verlusterfahrungen charakterisiert ist (vgl. Becker, 2006, S. 181). Obwohl das Leben nach der Flucht in dieser Zeit äußerst ungewiss ist, spielen gerade in dieser Phase auch die hoffnungsvollen Bilder eines besseren Lebens im Ankunftsland eine entscheidende, stützende Rolle. So waren die Bilder von Europa und Deutschland und die damit verbundenen Selbstbilder für Amal vermutlich eine wichtige, kraftspendende Quelle, um seine Flucht durchstehen zu können (vgl. Meurs et al., 2022, S. 97). Für diese psychische Rolle, die Deutschland für Amal im Prozess seiner Flucht eingenommen hat, haben wir in tiefenhermeneutischen Gruppeninterpretationen den Begriff des *hoffnungsspendenden Objekts* gewählt (vgl. Arnold et al., 2021, S. 224). Damit ist gemeint, dass die Bilder von Deutschland zu einem immer wichtiger werdenden Teil des Subjekts, zu einer inneren Ressource, geworden sind; sie sind für Amal zu einem inneren, haltenden Objekt avanciert, das vermutlich umso bedeutsamer für ihn wurde, je beschwerlicher sich die Belastungen der Flucht in ihm niederschlugen (vgl. ebd.).

Ein hoffnungsspendendes Objekt kann, wie im zitierten Interviewausschnitt, in Form einer virtuellen Entität – ein vorgestelltes Leben in Deutschland – oder aber auch in der Beziehung zu einer konkreten Person, einer Utopie etc. in Erscheinung treten. Immer aber handelt es sich um *innere* Objekte, d. h. um Repräsentanzen, die wir in uns tragen und die keine tatsächlichen Duplikate wirklicher Menschen oder Dinge darstellen, sondern die psychologische Wahrheit der jeweiligen Objektbeziehung widerspiegeln, so wie wir sie verinnerlicht haben (vgl. Volkan & Zintl, 2016, S. 34). Als solche inneren Objekte, die in uns affektiv gegenwärtig sind, helfen die Bilder von einem Leben im Ankunftsland Geflüchteten dabei, die während der Flucht teils als überwältigend empfundene Angst und Hilflosigkeit zu ertragen (vgl. Meurs et al., 2022, S. 97f.). In dieser Form kann das hoffnungsspendende Objekt eine mobilisierende oder gar rettende Funktion einnehmen. Es schützt und wertet einen Teil des Selbst auf, dass durch Erfahrungen von Verlust, Kränkung und Gewalt, die häufig mit der Flucht einhergehen, beständig beschädigt wird, indem es als Behälter für aufwertende Fantasien und Bedürfnisse fungiert, deren vorgestellte zukünftige Realisierung die zahlreichen Entbehrungen in der Gegenwart durchstehen lässt.

Ausgehend von einem solchen Konzept hoffnungsspendender Objekte könnte Hoffnung im Kontext von Flucht und Exilpsychoanalytisch als eine Objektbeziehung konzeptualisiert werden: Das hoffnungsspendende Objekt bezieht sich in diesem Sinne auf eine spezifische Bindung zu einem Objekt, mit dem die (hoffenden) Subjekte emotional – durch Wünsche, Fantasien, Bedürfnisse – verwoben sind. In Anlehnung an Heinz Kohuts Narzissmustheorie ließe sich die Qualität dieser Objektbeziehung vorsichtig als eine vor dem Hintergrund von Selbstwert bedrohenden Verletzungen stattfindende narzisstische Besetzung eines Objekts begreifen, das auf diese Weise für die Betroffenen zu einem Selbst-Objekt wird (vgl. Kohut, 1976, S. 58). Das durch gravierende Krisen der Flucht physisch und psychisch bedrohte Subjekt wird dadurch stabilisiert und gehalten, dass die potenzielle Erfüllung großartiger Wünsche und die damit einhergehenden aufwertenden Selbstbilder auf einen Zukunftsentwurf projiziert werden und nicht aufgegeben werden müssen.

In einer ersten Annäherung lässt sich also festhalten, dass Hoffnung, gefasst als hoffnungsspendendes Objekt, eine haltende und narzisstisch stützende Funktion im Kontext von Flucht und Exil erfüllen könnte.

Die Umkehrung der Hoffnung

Jedoch kann diese stützende Dynamik von hoffnungsspendenden Objekten einem Wandel unterliegen und in ihr Gegenteil kippen. Diese Umkehrung der Hoffnung lässt sich verdeutlichen, wenn nochmal auf Amals Interview zurückgekommen wird. Amal hegte einst, wie im zitierten Interviewausschnitt angeklungen ist, große Hoffnungen von einem Leben in Deutschland. Mit diesem Leben verband er vermutlich viele bedeutsame und intime Lebensentwürfe, die ihm Kraft gaben, die Flucht zu überstehen. In Deutschland angekommen stieß Amal allerdings auf alles andere als einen sicheren Hafen. Binnen weniger Monate wurde ihm der Asylstatus der Duldung erteilt, womit er in eine Situation rutschte, die von weitgreifenden rechtlichen Schranken und existenzieller Unsicherheit geprägt ist. Für die psychischen Auswirkungen dieser Situation in der Ankunftsgesellschaft fand Amal die folgenden Worte:

> »Ohne Hoffnung zu leben, ist kein Leben. Was ist meine Hoffnung? Bleibe ich in Deutschland? Bleibe ich nicht? Was ist meine Zukunft? Gehe ich zurück oder bleibe ich? Ich bin Luft. Auf dem Mittelmeer, da habe ich die Hoffnung gehabt, Europa zu sehen und Freude habe ich gehabt, trotz diesem gefährlichen Meer, da kann man auch sterben. Aber mit dieser Hoffnung bin ich nach Europa gekommen. Jetzt ist Deutschland für mich schlimmer als dieses Mittelmeer geworden, weil ich ohne Hoffnung, ohne Sinn vor dem Auge, einfach nur existiere« (Meurs et al., 2022, S. 87).

Zum Zeitpunkt dieser Schilderungen befand sich Amal in der dritten Sequenz des besagten sequenziellen Traumamodells. Ebendiese Phase dreht sich um das Erleben der ersten Zeit in der Ankunftsgesellschaft, die für Geflüchtete zwar einerseits mit relativer physischer Sicherheit und Unterstützung verbunden sein kann, anderseits aber auch ganz eigene potenziell traumatische Bedingungen aufweist (vgl. Becker, 2006, S. 181). Wie im Fall von Amal steht die Situation im Ankunftsland den so wichtigen hoffnungsvollen Bildern häufig diametral entgegen. So lässt sich Hoffnung mithilfe von Amals Schilderungen nicht nur als Antrieb, sondern zugleich auch als Belastungsmoment der Flucht erfassen, wenn sie bitter enttäuscht wird und in Hoffnungslosigkeit zu kippen droht.

Die dritte Sequenz ist für das Erleben von Geflüchteten und die Dynamik hoffnungsspendender Objekte besonders relevant, da in ihrem

Rahmen deutlich wird, dass dem sozialen Kontext der Ankunftsgesellschaft und den Erfahrungen, die Geflüchtete in der Ankunftsgesellschaft machen, eine entscheidende Rolle zukommen. Die Situation in der Ankunftsgesellschaft bestimmt entscheidend mit, wie sich die Verlaufskurve[5] des hoffnungsspendenden Objekts gestaltet, ob es im Kontext des Exils eine konstruktive oder destruktive Wirkung entfaltet und wie die Betroffenen mit den sich aufdrängenden Verlust- und Gewalterfahrungen der Flucht umgehen können. Erfahrungen von Anerkennung in der Ankunftsgesellschaft können dabei helfen, frühere belastende Fluchterfahrungen zu halten oder gar zu bearbeiten. Erfahrungen von Immobilität und Missachtung haken dagegen vielmehr in frühere Belastungen ein und können das hoffnungsspendende Objekt empfindlich verletzen (vgl. Jensen, 2023, S. 76).

Das Schwinden der Hoffnung

Auf diesen letzten Fall bezieht sich die vierte Sequenz des sequenziellen Traumamodells. In dieser Phase hat sich der Zustand des Wartens im Exil radikalisiert (vgl. Becker, 2006, S. 181f.). Die Sequenz beschreibt vor allem die Situation von Geflüchteten, die mit einer Duldung in Deutschland oder Österreich leben, wodurch sie aufenthaltsrechtlich in einen passiven Zustand gezwungen werden und kaum noch Handlungsmöglichkeiten vorfinden. In der Forschung wird den Erfahrungen in dieser Zeitspanne eine zentrale Bedeutung für die psychische Gesundheit und Entwicklung beigemessen (vgl. Zimmermann, 2012, S. 21). Jedoch finden sich äußerst selten Untersuchungen, die diese Sequenz des Wartens aus der Perspektive der Geflüchteten zu beleuchten versuchen. Aus diesem Anlass sollen erneut die besagten Interviewpartner zu Wort kommen, die einheitlich den mit dieser Sequenz einhergehenden mentalen Stress als ein zentrales Thema der Duldung darlegten. Besonders eindrücklich formulierte Tayo,

5 Der Begriff der Verlaufskurve wurde insbesondere von Fritz Schütze in die Sozialforschung eingeführt. Im Rahmen seines programmatischen Aufsatzes mit dem Titel »Verlaufskurven des Erleidens als Forschungsgegenstand der interpretativen Soziologie« untersuchte Schütze mit dem Konzept der Verlaufskurve aufeinander aufbauende, immer schmerzhafter und auswegloser werdende biografische Sequenzen des Erleidens und deren Veränderungswirkungen auf die Identität (vgl. Schütze, 2006, S. 213). Analog hierzu soll in diesem Beitrag das Erleben der Duldung und die psychosoziale Dynamik des hoffnungsspendenden Objekts in den Blick genommen werden.

der zusammen mit seiner Frau und seinen drei Kindern als geduldeter Geflüchteter in Deutschland wohnt, wie belastend er das Warten in seiner prekären Situation erlebte:

> »People that have Duldung, they will not have rest of mind. [...] You don't know what will happen next. That's why we need to/. Because it is very difficult to live with Duldung. [...] It's very hard living with Duldung. You will see your body will change; everything will change. [...] A lot of people are sick because of Duldung. I am sick because of Duldung and I need to monitor myself every time. I need to monitor myself because all my children are young. That's why/. It's a very hard situation. If this continues, now I am 47 years. Very soon I will be 50 years. If I become 50 years old, and I don't know the front and don't know the back. I don't know what I want to be.«

Eklatant tritt in dem zitierten Ausschnitt hervor, wie tiefgreifend der Status der Duldung in den Betroffenen affektiv verankert sein kann. Nicht nur psychisch, sondern auch physisch bis in den Leib wird das Leiden an der Duldung von Tayo verortet. Auffallend ist dabei vor allem, dass Tayo seine Erzählung immer wieder abbricht. In jenen Momenten, in denen er ein Resümee aus seiner Situation der Duldung zu ziehen versucht (»That's why we need to/«; »That's why/«), spricht er seinen angefangenen Satz nicht zu Ende und lässt ihn unabgeschlossen stehen. Lässt sich an Tayos Sprachgebrauch zweifelsohne ein literarisches Gespür ablesen, so scheinen dem ansonsten wortgewandten Interviewpartner an dieser Stelle die Worte zu fehlen. Stattdessen betont er im Anschluss immer wieder die Schwere der Situation, die mit der Duldung auf ihm lastet.

Womöglich sind es ebendiese Leerstellen in Tayos Erlebnisbericht, die am markantesten auf die Ausweglosigkeit hinweisen, die für ihn mit der Duldung einhergeht. Sie wirkt wie ein Prozess, der Tayo Schritt für Schritt weiter in die Anomie treibt. Jeder Versuch, einen Ausweg zu finden oder Handlungsmacht (wieder-)herzustellen, scheint (sprachlich) aufs Neue zu scheitern. Die Geschehnisse um ihn herum können weder antizipiert noch kontrolliert werden. Sie brechen über ihn herein. Die Welt, wie er sie kannte, scheint Tayo zu entgleiten, sodass alles, selbst sein eigener Körper, sich in diesen entfremdeten Umständen wandelt und seinem Willen entzogen ist. Unter diesen Bedingungen gibt es keinen Rahmen mehr, in dem er sich selbst sinnhaft verorten und handeln könnte. Belastend wirkt die Duldung demnach nicht nur aufgrund der mit ihr einhergehenden Restriktionen, des Ausschlusses vom gesellschaftlichen Leben und den Ängsten vor einer drohenden Abschiebung. Ihr destruktives Potenzial entwickeln diese Belastungsmomente zudem, so ließe sich mit Tayo ergänzen, weil sie in einem sozialen Kontext stattfinden, der es verunmöglicht, die erlebten Schmerzen, Versagungen und Verletzungen sinnhaft in den eigenen Lebenszusammenhang zu integrieren (vgl. Schumann, 2018, S. 12). Es ist dieses absurde Gefühl, das sich in der Sprach- und Fassungslosigkeit des Interviewpartners andeutet und welches seine Identität als Ganzes erschüttert, was besonders in Tayos abschließender Aussage zum Ausdruck kommt, wenn er bemerkt: »I don't know the front and don't know the back. I don't know what I want to be.«

Tayo weiß weder vor noch zurück. Besonders mit der zitierten abschließenden Aussage zeichnet er seine Situation als einen Schwebezustand, in der die Zukunft dunkel und die Vergangenheit – womöglich, weil sie zu schmerzhaft ist – versperrt zu sein scheint. Für die Hoffnung ist diese Situation in aufenthaltsrechtlicher Unsicherheit prekär, da Hoffnung nicht einfach nur einen positiven Zukunftsbezug umfasst, sondern sich ganz wesentlich in vergangenen befriedigenden Erfahrungen gründet, die das Vertrauen in das eigene Selbst und die Welt gefühlsmäßig konstituieren (vgl. Schnoor, 1988, S. 113f.). Hoffnung baut auf gelungenen Beziehungen in der psychosozialen Entwicklung des Subjekts auf und spiegelt damit in ihrer individuellen Ausgestaltung in jede:r Einzelnen die persönliche Sozialisationsgeschichte wider (vgl. Petri, 1993, S. 115). Das hoffnungsspendende Objekt wird demnach von vergangenen befriedigenden Erfahrungen getragen, insofern in akuten Krisen auf Erinnerungen zurückgegriffen werden kann, die dem betroffenen Subjekt ein Gefühl der Sicherheit vermitteln und einen glücklichen zukünftigen Ausgang emotional glaubhaft werden lassen. Sich in diesem Sinne auf die Vergangenheit beziehen und sich erinnern zu können, ist aber nicht voraussetzungslos, sondern besonders im Kontext von Flucht und Exil nicht immer oder nur eingeschränkt möglich. Denn zum einen kann die Vergangenheit von Verfolgung und dem Leben im Herkunftsland so verhasst oder auch so schmerzhaft sein, dass sie als etwas Gefährliches erlebt wird und abgewehrt werden muss (vgl. Varvin, 2016, S. 832). Zum anderen kann unter den unsicheren Bedingungen der Duldung der immer leidvolle und anstrengende, aber so wichtige Prozess des Trauerns nicht oder nur schwer aufgenommen werden, der psychisch gesehen eine Voraussetzung wäre, um einen Zugang zu vergangenen Erfahrungen zu ermöglichen (vgl. Volkan & Zintl, 2016, S. 72). Diese

Hemmung, sich vor dem Hintergrund von Flucht und Verfolgung auf die Vergangenheit im Sinne eines »emotionalen Auftankens« (Akhtar, 2014 [1999], S. 30) beziehen zu können, bezeichnet Salman Akhtar auch als eine »Vergiftung der Nostalgie« (ebd., S. 110). Weil es häufig also nicht nur praktisch, sondern auch psychisch keinen Bezug oder Weg zurück zum Herkunftsland gibt – weder als mögliche Remigration noch als kraftschöpfende Quelle der Erinnerung –, muss das Leben in der Ankunftsgesellschaft umso stärker besetzt werden, auf das sich die ganze verbliebene Kraft richtet. Ein Leben allerdings, das den Betroffenen mit der Ablehnung des Asylantrags, zumindest von politischer Seite aus, zunächst abgesprochen wird. In diesem Zusammenhang droht das hoffnungsspendende Objekt als innerer Entwurf eines sinnstiftenden Horizonts allmählich zu entschwinden.

Der regressive Sog der Hoffnung

Wenn mit den bisherigen Ausführungen davon ausgegangen wird, dass dem hoffnungsspendenden Objekt psychisch die Funktion eines haltenden Objekts zukommt, so geht mit dem drohenden Poröswerden eines solchen Objekts, wie es in der Situation der Duldung zumindest partiell erlebt zu werden scheint, eine spezifische soziale und psychische Dynamik einher, die nun weiter beleuchtet werden soll.

Aufschluss darüber gibt der Fall von Lamin, der sich seit sechs Jahren mit einer Duldung in Deutschland befindet. In dem Interview danach gefragt, wie er die Duldung erlebt, berichtet er Folgendes:

> »So, at this stage when you are up to nothing, you don't do anything at all, you're just sitting down, it's like you're living in hopes and dreams. […] Living in hope and dream, hoping okay, tomorrow it'll be better. Or you dream big things that you know will never exist. So, you die in hopes and dream. Your life becomes zero. […] Sitting down for many years, people are making things, people are moving with their life. But it is okay, but still living in hopes and dreams, one day it will be better. When? It's very hard. […] If you think about that alone, your brain cannot just carry that. It's too heavy. Really, and this is how we are living.«

Lamin beschreibt in der zitierten Szene einen Prozess des Wartens, der charakteristisch für die Duldung ist. Richtet sich das Warten zunächst auf etwas Erhofftes, so scheint das Erhoffte in der Duldung als immer unerreichbarer erlebt zu werden. Ein Grund dafür ist sicher, dass das erhoffte Ereignis, bezogen auf die rechtliche und politische Lage, in der sich Lamin befindet, tatsächlich immer unrealistischer wird. Darüber hinaus existieren unter den Bedingungen der Duldung aber auch kaum Möglichkeiten, für die eigenen Hoffnungen zu *arbeiten*, im Sinne eines Tätigwerdens, das gleichsam aus der Hoffnung resultiert und ihr Nahrung bietet. Fatal ist diese fehlende Möglichkeit des Tätigwerdens deshalb, weil sich Hoffnung, im Gegensatz zur Erwartung, gerade dadurch auszeichnet, dass sie »als Haltung eine ungedeckte Zuversicht« (Angehrn, 2016, S. 159) darstellt. Wenn jemand hofft, kann diese Person sich gerade nicht auf etwas Erwartbares abstützen. Hoffnung baut auf keiner Wahrscheinlichkeitsrechnung auf, sondern zielt genuin auf ein ungesichertes Ereignis. Ihre Kraft bezieht sie daher mitunter aus Erfahrungen, die z. B. mit der Aufnahme eines Arbeitsverhältnisses oder der Teilnahme an Weiterbildungsangeboten gemacht werden und die mit Gefühlen von Selbstwirksamkeit, Autonomie, Nützlichkeit und des Gebrauchtwerdens verbunden sind. Ebensolche Erfahrungen und Gefühle bleiben unter den Bedingungen der Duldung allerdings weitestgehend aus, obwohl sie den Boden bereitstellen könnten, auf den hoffnungsspendende Zukunftsentwürfe aufgebaut und aufrechterhalten werden.

In diesem Zusammenhang arbeitet Giovanni Maio in seiner philosophischen Auseinandersetzung mit dem Hoffnungsbegriff zwei unterschiedliche Formen der Hoffnung aus. Während die erste Form als ein »gegenständliches Hoffen« (Maio, 2016, S. 206) identifiziert werden kann, das sich auf einen konkreten und spezifischen Inhalt richtet, bezieht sich die zweite Form auf eine »Grundhoffnung« (ebd.), die als existenzielle Tiefenschicht die konkreten Hoffnungen überhaupt erst möglich macht: »Wir können eben nur dann konkret hoffen, wenn wir von einer Grundhoffnung getragen sind« (ebd.). Auf Lamin und das Thema des vorliegenden Beitrags bezogen ließe sich ergänzen, dass aber vermutlich auch umgekehrt die *Grundhoffnung* durch *gegenständliches Hoffen* lebendig gehalten werden muss. So ist auch die Grundhoffnung kein unzerstörbares Gut. Als Teil des Subjekts entwickelt sie sich in einer Dialektik von erfahrener Frustration und darauffolgender Befriedigung, die – wie in Tayos Fall bereits angeklungen ist – lebensgeschichtlich früh beginnt und sich biografisch fortsetzend in krisenhaften Phasen immer wieder aktualisiert. Daher braucht es das gegenständliche Hoffen. Es ist gewissermaßen der Brennstoff der Grundhoffnung, insofern das konkret Erhoffte, auf das sich das gegenständliche Hoffen inhaltlich richtet, die Vorstellung von etwas Fassbarem vermittelt, das prinzipiell erreicht werden könnte. Vollzieht sich das gegenständliche Hoffen aber im Rahmen schwerwiegender, häufiger oder zu lange andauernder Frustrationen, ohne darauffolgende befriedigende Erfahrungen, verblasst allmählich auch das konkret Erhoffte und damit auch der Brennstoff für die Grundhoffnung. Wenn hiervon ausgegangen wird, dann wirken sich die rechtlichen Schranken der Duldung, die gegenständliches Hoffen erschweren oder verunmöglichen, auch auf die Grundhoffnung als existenziellen Sinnhorizont desaströs aus. So gestaltet sich das Warten in der aufgezwungenen Passivität der Duldung als ein reines Abwarten, in dessen Rahmen nicht nur die Vergeblichkeit der investierten Wartezeit und der auf sich genommenen Belastungen immer präsenter wird, sondern zudem die fundamentale Substanz der Hoffnung, nämlich die Grundhoffnung, allmählich ins Wanken gerät, womit auch ihr widerständiges Potenzial ihres festen Standes beraubt wird.

Je stärker sich diese Vergeblichkeitsgefühle und die Leere des Hoffens im Warten ausbreiten, desto bedeutsamer muss jedoch das Objekt werden, auf das gewartet wird. Egal wie verblasst es auch sein mag, es bleibt das ferne Licht, am Ende des nie enden scheinenden und dunklen Tunnels, das gerade genug Licht spendet, um weiterlaufen und sich vorantasten zu können, allerdings nie näher rückt, egal, wie schnell man läuft. In solch einer Situation ist es zu dunkel, um potenzielle Notausgänge finden zu können. Jedes Interesse, jede Leidenschaft muss dem erhofften Objekt gebühren, dessen dämmriges Licht nicht erlöschen darf. Im Prozess des Wartens der Duldung, wie ihn Lamin beschreibt, kann das hoffnungsspendende Objekt, auf das gewartet wird, psychisch demnach so bedeutsam werden, dass es nicht losgelassen werden darf. Es ermöglichte während der Flucht ein Halten von belastenden Erfahrungen. In den zitierten Interviewausschnitten wird jedoch deutlich, dass diese Belastungen nicht mit der Ankunft in Europa enden, sondern auch weiterhin in der Duldung produziert werden. Sollte das besagte Objekt Risse bekommen oder gar zu verschwinden drohen, könnten damit auch Erlebnisinhalte wieder hervorbrechen, die so angstbesetzt und schmerzhaft sind, dass sie einst verdrängt werden mussten und die unter den Bedingungen der Duldung vermutlich als überschwemmend und desaströs erlebt werden könnten. Wenn angenommen wird, dass diese Umstände bestehen, dann darf das hoffnungsspendende Objekt nicht untergehen, es muss um jeden Preis hochgehalten werden und das heißt, es muss auf das erhoffte Objekt gewartet werden. Aus dieser anhaltenden Bindung zwischen der wartenden Person und dem immer mehr am Verschwinden begriffenen, erhofften Objekt – so ließe sich mit Lamin sagen – resultiert eine Verlaufskurve des Wartens, die allmählich das gesamte Leben überfrachtet und von der ein regressiver Sog ausgeht. In einem solchen Warten werden keine Erfahrungen mehr gemacht, die jenseits des Erhofften von Bedeutung wären; das hoffnungsspendende Objekt konsumiert alles (vgl. Lehner, 2021, S. 108).

In dieser Form dient das hoffnungsspendende Objekt nicht länger einer progressiven, der Realität zugewandten Bewältigung von Krisen, sondern wandelt sich unter den schmerzhaften, desillusionierenden Bedingungen der Duldung in seiner Funktion zu einer Abwehr. Hoffnung wendet sich in solch einem Fall immer weiter von der äußeren Realität ab, um ihre schützende Rolle weiterhin erfüllen zu können. Sie verliert in diesem Zusammenhang ihren Bezug zur Erfahrung. Die inneren, hoffnungsvollen Bilder stoßen sich dann zwar nicht mehr an der Realität, werden dadurch also nicht mehr enttäuscht und brüchig. Sie richten sich aber zugleich auch nicht mehr auf oder gegen die Realität. Hoffnung wirkt dann nicht mehr motivierend, um Handlungen oder auch Veränderungen angehen zu können. Stattdessen, so erläutert Christa Rohde-Dachser eine Form pathologischer Hoffnung, »kommt es zu einer Besetzung der Hoffnung an sich« (Rohde-Dachser, 2004, S. 53). Progressive Hoffnung kippt in einem solchen Fall in ein Streben und Wünschen, das sich schrittweise von der Realität abwendet – sich abwenden muss – und fatalerweise damit gleichzeitig Bedingungen dafür schafft, dass das Warten und damit einhergehende Leiden weiterbestehen bleibt. Heinz Weiß spricht in diesem Zusammenhang von »statischer Hoffnung« (Weiß, 2004, S. 169). Auf das Konzept des hoffnungsspendenden Objekts angewandt, ist damit gemeint, dass dieses sich für die Betroffenen zu einem scheinbar zeitlosen psychischen Rückzugsort wandelt, in dem das Subjekt zwar psychisch vor Enttäuschungen und Verletzungen bewahrt wird, aber zugleich auch keine Entwicklung mehr stattfinden kann (vgl. Weiß, 2012, S. 313).

Objektbeziehungstheoretisch ließe sich zudem annehmen, dass das besagte Objekt, aufgrund der geschilderten Frustrationen, psychisch neu besetzt wird. Naheliegen würde ein aus Enttäuschungen resultierender Wandel von hoffnungsvollen Besetzungen in aggressive Impulse und Wut, die sich nun auf das Objekt richten, an das zuvor die Hoffnung gebunden war. Bemerkenswerter Weise bleibt eine solche Neubesetzung in dem untersuchten Fallmaterial aber weitgehend aus. Vor dem Hintergrund der im Asylrecht verankerten Abhängigkeit gegenüber deutschen Behörden, die Entscheidungen treffen können, die sich existenziell auf das Leben von geduldeten Geflüchteten auswirken, scheinen sich Momente von Wut und Aggression vielmehr in Form eines gnadenlos wirkenden Selbsthinterfragens des eigenen Wertes gegen die Betroffenen selbst zu wenden. Wenngleich derlei Herabsetzungen des Selbstwertgefühls zweifelsohne mit Erfahrungen von Diskriminierung und Rassismus zusammenhängen, die den Betroffenen regelmäßig Anerkennung entziehen, erinnern sie zugleich auch an Zustände, die Freud mit Erlebnisweisen der Melancholie in Verbindung brachte. Als ein spezifischer Umgang mit Verlusten, zeichne sich die Melancholie im Vergleich zur *normalen* Trauer dadurch aus, dass sie sich »in Selbstvorwürfen und Selbstbeschimpfungen äußert« (Freud, 1916–1917g, S. 429), die sich »bis zur wahnhaften Erwartung von Strafe« steigern können (ebd.). Diese Ähnlichkeit zwischen selbstdegradierender Dynamik der Interviewpartner:innen und dem Zustand der Melancholie bietet Anschlussmöglichkeiten für künftige Forschungsarbeiten, welche die erlebte Frustration gegenüber dem hoffnungsspendenden Objekt zum einen vor dem Hintergrund einer Neubesetzung, zum anderen und darüber hinaus aber auch als einen drohenden oder tatsächlichen Verlust des Objekts untersuchen könnten; ein Verlust, der melancholisch verarbeitet zu werden scheint. Eine solche anschließende Analyse würde zudem den beschriebenen regressiven Sog der Hoffnung in der Duldung weiter ausleuchten, insofern der melancholische Verarbeitungsprozess von Verlusten sich auf jene psychische Arbeit bezieht,

> »die die Objektbesetzung aufhebt und in narzißtische Libido umwandelt. In der Melancholie-Arbeit ringen destruktive und libidinöse Einstellungen zum Objekt miteinander: die destruktiven wollen das Objekt ›erschlagen‹, die libidinösen die Beziehung wahren. Sie hat ihre Funktion erfüllt, wenn die Objektliebe sich durch ihre Flucht ins Ich der Aufhebung entzogen hat, so daß der Ambivalenzkonflikt nun ein intrapsychischer Konflikt wird« (Küchenhoff, 1996, S. 98).

Davon ausgehend umfasst die Melancholie, im Gegensatz zur *normalen* Trauer, eben gerade nicht einen Prozess des Durcharbeitens und Loslösens der Beziehung zwischen den Trauernden und der inneren, emotionalen Repräsentanz des verlorenen Objekts, sondern ein unbewusstes Festhalten am verlorenen Objekt, das, bildlich gesprochen, psychisch einverleibt wird. Die Melancholie wendet sich von der Realität ab; sie ist, wie Knellessen, Passett und Schneider es pointiert formulieren, »die Krankheit am Wunsch« (ebd., 2009, S. 68). Eine Bezeichnung, die mir auch für die beschriebene *statische Hoffnung* tragfähig zu sein scheint.

Schluss

In ihrem weiterentwickelten Modell sequenzieller Traumatisierung nennen Becker und Zimmermann abschließend die fünfte Sequenz, die zwischen freiwilliger und erzwungener Rückkehr unterscheidet, sowie die sechste Sequenz, die das Ende des sequenziellen Prozesses bildet und sich darauf bezieht, dass die belastenden Erfahrungen zu dem Trauma geworden sind, das sie von nun an immer gewesen sein werden (vgl. Becker, 2006, S. 182). Zwar kommt diesen beiden letzten Sequenzen für die Situation der Duldung nur (oder noch) wenig Relevanz zu, da diese in der dritten und vierten Sequenz vorzufinden ist. Dennoch sind sie für den vorliegenden Beitrag insofern bedeutsam, als dass sie das Trauma noch einmal nachdrücklich als ein Phänomen erfassen, das sich nachträglich, meist im Kontext der Ankunftsgesellschaft und vor dem Hintergrund sozialpolitischer Wenden, konstituiert.

Während anerkennende Erfahrungen die Trauerprozesse von Menschen, die fliehen mussten, unterstützen und einem sozialen und psychischen Ankommen entgegenkommen können, aktualisieren Erfahrungen von Entrechtung und Erniedrigung in der Ankunftsgesellschaft das desaströse Potenzial vergangener Verlust- und Gewalterfahrungen der Flucht in der Gegenwart der betroffenen Subjekte. Im letzten Fall muss das hoffnungsspendende Objekt um jeden Preis festgehalten werden, um den Einbruch dieser desaströsen Erfahrungen abzuwehren, womit jedoch zugleich eine regressive, lähmende Dynamik in Gang gesetzt werden kann.

Betont werden soll abschließend jedoch, dass das beschriebene regressive Festhalten am hoffnungsspendenden Objekt keiner individuellen Psychopathologie entspringt, sondern an Verletzungen andockt, die gesellschaftlich produziert sind und in einem spezifischen sozialpolitischen Kontext eingeordnet werden können. Bereits im Herkunftsland und während der Flucht – durch Kriege, politische Verfolgung, Armut –, aber auch fortgesetzt in der Ankunftsgesellschaft – durch diskriminierende Diskurse und Ablehnung, politische Ausgrenzung, lebenseinschränkende Gesetze, ökonomische Benachteiligungen und aufgezwungenes Warten – schlagen sich gesellschaftliche Macht- und Herrschaftsverhältnisse in der lebensgeschichtlich gewordenen psychischen Struktur der betroffenen Subjekte nieder. In den dadurch hervorgebrachten Verletzungen und der weitgehenden Immobilität, nicht eigenmächtig etwas gegen die beschädigenden sozialpolitischen Verhältnisse unternehmen zu können, liegt die Anschlussfähigkeit für das geschilderte *statische Hoffen*.

Literatur

Akhtar, S. (2014 [1999]). *Immigration und Identität. Psychosoziale Aspekte und kulturübergreifende Therapie*. Psychosozial-Verlag.

Angehrn, E. (2016). Hoffnung und Erinnerung. Zur Zeitlichkeit der menschlichen Existenz. In G. Maio (Hrsg.), *Die Kunst des Hoffens* (S. 155–173). Herder.

Arnold, S., Jensen, A., Kuhn, M., Zokai, R. & Lohl, J. (2020). Affektive Anteile. Die Szene als psychoanalytischer Beitrag zu einer kritischen Migrationsforschung. *Psychologie & Gesellschaftskritik, 44*(174/2), 5–32.

Arnold, S., Jensen, A., Kuhn, M., Zokai, R. & Lohl, J. (2021). Stuck in limbo. Psychosoziale Dynamiken von Immobilisierung. In S. Goebel, T. Evers & J. Delvin (Hrsg.), *Praktiken der (Im-)Mobilisierung. Lager, Sammelunterkünfte und Ankerzentren im Kontext von Asylregimen* (S. 219–237). transcript.

Becker, D. (2006). *Die Erfindung des Traumas. Verflochtene Geschichten*. Psychosozial-Verlag.

Bloch, E. (1959). *Das Prinzip Hoffnung*. Suhrkamp.

Freud, S. (1916–1917g). Trauer und Melancholie. *GW X*, 428–446.

Jensen, A. (2023). Zum Erleben der Duldung. Ein psychoanalytisch-sozialpsychologischer Annäherungsversuch. In D. Zimmermann, L. Dietrich, J. Hofman & J. Hokema (Hrsg.), *Soziale Krisen und ihre Auswirkungen auf Familien, pädagogische Professionalität und Organisationen* (S. 69–84). Verlag Barbara Budrich.

Keilson, H. (1979). *Sequentielle Traumatisierung bei Kindern. Deskriptiv-klinische und quantifizierend-statistische follow-up Untersuchung zum Schicksal der jüdischen Kriegswaisen in den Niederlanden*. Enke.

Knellessen, O., Passett, P. & Schneider, P. (2009). Trauer oder Melancholie. Zur Dekonstruktion einer Differenz. In F. Wellendorf & T. Wesle (Hrsg.), *Über die (Un)Möglichkeit zu trauern* (S. 56–71). Klett-Cotta.

Kohut, H. (1976). *Narzißmus. Eine Theorie der psychoanalytischen Behandlung narzißtischer Persönlichkeitsstörungen*. Suhrkamp.

Küchenhoff, J. (1996). Trauer, Melancholie und das Schicksal der Objektbeziehungen. Eine Relektüre von S. Freuds »Trauer und Melancholie«. *Jahrbuch der Psychoanalyse, 36*, 90–117.

Lehner, N. (2021). Das lange Warten: Nicht-Beziehung und Dissoziation im Leben auf Standby. *Journal für Psychoanalyse, 62*, 107–121.

Maio, G. (2016). Hoffnung als Bereitschaft, die Zukunft anzunehmen. In ders. (Hrsg.), *Die Kunst des Hoffens* (S. 203–226). Herder.

Meurs, P., Jensen, A., Kuhn, M., Arnold, S., Zokai, R., Lohl, J., Ghassan, D., Schäfer, D. & Stumpfögger, N. (2022). *Im Dickicht des Ankommens. Einblicke in die psychosoziale Begleitung von Geflüchteten*. Psychosozial-Verlag.

Petri, H. (1993). Zur Psychoanalyse der Hoffnung. *psychosozial, 16*(2), 109–118.

Rohde-Dachser, C. (2004). »In den Himmel kommen, ohne zu sterben« – Inszenierungen des Unmöglichen als Selbsterhaltungsstrategie. In dies. & F. Wellendorf (Hrsg.), *Inszenierungen des Unmöglichen. Theorie und Therapie schwerer Persönlichkeitsstörungen* (S. 36–59). Psychosozial-Verlag.

Schnoor, H. (1988). *Psychoanalyse der Hoffnung. Die psychische und psychosomatische Bedeutung von Hoffnung und Hoffnungslosigkeit*. Roland Asanger Verlag.

Schumann, F. (2018). *Leiden und Gesellschaft. Psychoanalyse in der Gesellschaftskritik der Frankfurter Schule*. transcript.

Schütze, F. (2006). Verlaufskurven des Erleidens als Gegenstand der interpretativen Soziologie. In H.-H. Krüger & W. Marotzki (Hrsg.), *Handbuch erziehungswissenschaftliche Biographieforschung* (S. 205–237). Springer VS.

Schütze, T. (2023). The (Non-)Status of ›Duldung‹: Non-Deportability in Germany and the Politics of Limitless Temporariness. *Journal of Refugee Studies, 36*(3), 409–429.

Varvin, S. (2016). Asylsuchende Geflüchtete: ihre Situation und ihre Behandlungsbedürfnisse. *Psyche, 70*(9/10), 825–855.

Volkan, V. D. (2005). *Blindes Vertrauen. Großgruppen und ihre Führer in Krisenzeiten*. Psychosozial-Verlag.

Volkan, V. D. & Zintl, E. (2016). *Wege der Trauer. Leben mit Tod und Verlust*. Psychosozial-Verlag.

Wagner, U. (2018). Akzeptanz und Ablehnung von Geflüchteten in Politik und Psyche. In A. Rohmann & S. Stürmer (Hrsg.), *Die Flüchtlingsdebatte in Deutschland – Sozialpsychologische Perspektiven* (S. 11–28). Internationaler Verlag der Wissenschaften.

Weiß, H. (2004). Pathologische Hoffnung und allwissende Verzweiflung – zur Rolle von Zeitlosigkeit in Borderline-Glaubenssystemen. In A. Gerlach, A.-M. Schlösser & A. Springer (Hrsg.), *Psychoanalyse des Glaubens* (S. 159–172). Psychosozial-Verlag.

Weiß, H. (2012). Utopien und Dystopien als Orte seelischen Rückzugs. *Psyche, 66*(4), 310–330.

Zimmermann, D. (2012). *Migration und Trauma. Pädagogisches Verstehen und Handeln in der Arbeit mit jungen Flüchtlingen*. Psychosozial-Verlag.

Biografische Notiz

Andreas Jensen, Ph. D., ist wissenschaftlicher Mitarbeiter im Fachbereich Psychoanalytische Erziehungs- und Bildungswissenschaft am Institut für psychosoziale Intervention und Kommunikationsforschung der Universität Innsbruck. Die Interessen und Schwerpunkte seiner Forschung umfassen die Themen psychosoziale Folgen und Erleben von Flucht, Methoden der qualitativen Sozialforschung und psychoanalytische Sozialpsychologie.

Überlegungen einer Analytikerin zur Dehumanisierung des Anderen im Umgang mit Geflüchteten

Helga Klug

In den letzten Jahren begleitet die Veränderung der gesellschaftspolitischen Verhältnisse eine zunehmende Dehumanisierung, die sich besonders im Umgang mit den Schwachen und Hilfesuchenden zeigt. Auffallend ist die Verleugnung dieser Prozesse auf breiter gesellschaftlicher Ebene, die sich als Angriffe auf soziale Verbindungen real und psychisch manifestieren. Ich beziehe mich in meinen Überlegungen schwerpunktmäßig auf Europa und möchte in diesem Text die vielschichtige gesellschaftliche Rahmung der Begegnung einer Analytikerin mit Geflüchteten[1] ausloten, indem ich sozioökonomische Veränderungen und ihre psychischen Repräsentationen, die Wiederkehr des Verdrängten in Verbindung mit dem Faschismus und dem Elitarismus der Psychoanalyse als Bestimmungsfaktoren dieser Begegnung befrage. Mir geht es darum, zu reflektieren, wie man als Psychoanalytiker:in unter den gegenwärtigen Verhältnissen Freuds Forderung nach »Wahrheitsliebe« gerecht werden kann, die neben einem klinischen Verständnis auch ein solches für untragbare Zustände im Gesellschaftlichen umfasst.

---

1 Ich verwende in meinem Beitrag den Begriff Flüchtende/Geflüchtete als einen übergreifenden Terminus und unterscheide nicht zwischen Geflüchteten, die nach der Genfer Flüchtlingskonvention, Artikel 1, ein Anrecht auf rechtlichen Schutz haben, wenn ihnen in ihrem Land Verfolgung, Folter, grausame Behandlung etc. drohen, und Migrant:innen, die auf der Suche nach besseren Lebensbedingungen aufgrund von Globalisierungsauswirkungen und dem Verlust von Existenzmöglichkeiten ihr Land verlassen (vgl. https://www.uno-fluechtlingshilfe.de/hilfe-weltweit/fluechtlingsschutz [3.11.2023]). Damit soll vermittelt werden, dass sich global die Lebensbedingungen aufgrund von humanitären Krisen, ausgelöst durch Kriege, Klimawandel etc. verändert haben und wir eine diesen Phänomenen geschuldete Sichtweise entwickeln müssen. Mit der abwechselnden Verwendung der Begriffe Flüchtende/Geflüchtete soll dem Prozesscharakter von Flucht Rechnung getragen werden.

Im ersten Teil meines Textes werde ich anhand von Medienmaterial beschreiben, wie geflüchtete Menschen auf kollektiver und nationaler Ebene zum Objekt regressiver Prozesse werden, an dem sich unbewältigte Ängste, Hass und Schuld brechen, und werde jene Veränderungen auf individueller und gruppenpsychologischer Ebene diskutieren, die das neoliberale Wirtschaftssystem begleiten. Diese Umgestaltungen haben »Entbindung«, fehlende Fürsorge und mangelnde Verantwortung forciert und treffen besonders jene Menschen, die am meisten derer bedürfen.

Statt eines klinischen Beispiels werden ich im zweiten Teil die Erfahrung von Flucht und Trauma aus der Perspektive des Erzählers aus dem Roman *Auf Erden sind wir kurz grandios* (Vuong, 2019) darstellen und so den Blick auf das transgenerationale Weiterwirken erlebter Gewalt richten, mit dem Betroffene und ihr Umfeld konfrontiert sind.

Im dritten Teil soll ausgelotet werden, wie im Umgang mit Geflüchteten unbewusste Identifizierungen weiterwirken und sich über Jahrzehnte lang Verdrängtes aus dem sozialen Unbewussten in Wiederholungen einbricht. Hier sollen am Schluss alle drei Fäden zusammengeführt und Überlegungen angestellt werden, wie weit wir als Psychoanalytiker:innen von diesen Prozessen beeinflusst werden, wenn wir selbst der Verleugnung unterliegen. Solange wir untragbaren gesellschaftlichen Zuständen gegenüber die Augen verschließen, werden wir dem Anzengruber'schen Axiom »Es kann dir nix g'schehn«[2] folgen, mit dem Stefan Zweig die Einstellung seiner jüdischen Bekannten 1937 in Wien beschrieben hat, und blind für katastrophale Veränderungen sein (vgl. Zweig, 1987, S. 459).

Theoretisch beziehe ich mich auf Konzepte, die die Veränderungen in der neoliberalen und post-neoliberalen Gesellschaft beschreiben, sowie auf Ferenczis Theorie der Traumatisierung und seine Kritik an der eigenen Blindheit der Analytiker:innen, die er in seinem Vortrag am Kongress in Wiesbaden 1932 zur Diskussion gestellt hat.

Treibgut

Die Zahl an flüchtenden Personen wächst – bedingt durch Kriege, Klimawandel und existenzielle Bedrohungen machen sich mehrere Millionen

2 Freud verwendet dieses Zitat gerne, so in »Der Dichter und das Phantasieren« (1908e, S. 220) oder in »Zeitgemäßes über Krieg und Tod« (1915b, S. 351).

Menschen im Jahr auf den Weg nach Europa. Bis sie dessen Grenzen erreichen, aber auch oft danach, sind sie Verfolgung, Ausbeutung und dem Tod ausgesetzt.

Die folgenden Pressesplitter werfen zum Zeitpunkt des Abfassens dieses Beitrags ein Schlaglicht auf die Situation dieser Menschen. Die Organisation Human Rights Watch berichtet im August 2023 etwa von der massenhaften Tötung geflüchteter Äthiopier:innen durch saudische Grenzsoldaten an der Grenze zum Jemen.[3] Dokumentiert starben von Januar bis September 2023 2.340 Menschen im Mittelmeer. Seit dem Jahr 2014 sind bis zu diesem Zeitpunkt rund 28.000 Menschen auf der Flucht im Mittelmeer ertrunken.[4] Auf europäischer Ebene versucht man der Migration dadurch Herr zu werden, dass Pakte mit nordafrikanischen Staaten geschlossen werden, die die Flüchtenden davon abhalten sollen, ihren Weg nach Europa fortzusetzen.[5] Dabei wird in Kauf genommen, dass nordafrikanische Länder wie zum Beispiel Marokko rechtsstaatliche Prinzipien nicht nur außer Kraft setzen, sondern die Flüchtenden neuen existenzbedrohenden Situationen ausgesetzt werden.[6] Einmal in Europa angekommen, stoßen die Migrant:innen seit einigen Jahren immer mehr auf Ablehnung oder werden zum Opfer von rechtsextremen Angriffen wie zuletzt

3 https://www.hrw.org/report/2023/08/21/they-fired-us-rain/saudi-arabian-mass-killings-ethiopian-migrants-yemen-saudi (30.9.2023).

4 https://de.statista.com/statistik/daten/studie/892249/umfrage/im-mittelmeer-ertrunkenen-fluechtlinge/ (30.9.2023).

5 Europa hat in den vergangenen Jahrzehnten immer wieder Flüchtende aufgenommen und die Einstellung gegenüber diesen war nicht so ablehnend wie heute. Die folgenden Zahlen beziehen sich auf Österreich: »1956/57 flohen 180.000 Ungarn nach Österreich, im Jahr 1968 brachten sich 160.000 Tschechen und Slowaken nach Einmarsch der Warschauer-Pakt-Truppen in die damalige Tschechoslowakei durch Flucht nach Österreich in Sicherheit. Die meisten Geflüchteten kehrten wieder in ihre Heimatländer zurück, manche zogen weiter und andere blieben in Österreich. 1980/81 wurde in Polen das Kriegsrecht ausgerufen. Als Folge kamen 33.000 Geflüchtete nach Österreich. 90 Prozent reisten in Drittländer weiter. Mit Beginn des Balkankrieges 1991/92 flohen 13.000 Menschen von Kroatien nach Österreich. Im Jahr 1992 trafen die ersten von insgesamt 90.000 Flüchtlingen aus Bosnien-Herzegowina ein, im Frühjahr 1999, als der Kosovokonflikt eskaliert war, nahm Österreich mehr als 5000 Flüchtlinge vorübergehend auf. Gleich nach Ende der Kämpfe begannen erste Rückkehrbewegungen« (UNHCR Austria, o. J.).

6 https://www.aerzte-ohne-grenzen.at/article/aerzte-ohne-grenzen-ist-beunruhigt-ueber-die-medizinische-lage-von-migranten—nach-vertreibung-durch-die-marokkanische-polizei (3.11.2023).

am 1. September 2023 auf Zypern.[7] Amnesty International machte auf die ungleiche Behandlung von Flüchtenden aus Syrien und Afghanistan und Ukrainer:innen aufmerksam. Erstere waren von »gewaltsamen Abschiebungen, Push-Backs, unmenschlichen Haftbedingungen sowie herabwürdigender Behandlung wie Leibesvisitationen oder der zwangsweisen Verabreichung von Beruhigungsmitteln« durch polnische Grenzpolizist:innen an der Grenze zu Belarus betroffen.[8] Bis Oktober 2023 haben sich etwa 5,8 Millionen Kriegsflüchtlinge aus der Ukraine in Europa registrieren lassen, überwiegend Frauen und Kinder.[9] Ein Großteil jener Menschen, die infolge von Kriegen, Entrechtung oder eines humanen und ökologischen Raubbaus ihre Lebensgrundlagen verloren haben, stoßen auf staatlicher/europäischer Seite und bei vielen Bürger:innen auf massive Ablehnung, gepaart mit Angst, Aggression und Gleichgültigkeit. »Flüchtlinge und Asylsuchende sind mittlerweile die geborenen Fremdlinge der politischen Szene in Europa, die verkörperte Gefahr« (Varvin, 2018, S. 195).

Ich möchte das Phänomen der Verleugnung als eine der zentralen Abwehrreaktionen, die diese Prozesse begleiten, in den Mittelpunkt meiner Betrachtungen stellen. Über diesen Mechanismus wird es zum Teil verständlich, warum wir als Bürger:innen und auch Analytiker:innen das Ausmaß der Dehumanisierung dieser Politik, die sich in individuellen und von Kollektiven geteilten Einstellungen widerspiegelt, nicht wahrhaben bzw. das Sterben im Mittelmeer und anderen Orten nicht in einen größeren Zusammenhang bringen wollen. Verleugnung ist eine Abwehrreaktion, die durch einen Konflikt zwischen Ich und Außenwelt hervorgerufen wird; am Beispiel des Fetischismus beschreibt Freud den Vorgang der Ichspaltung, der es erlaubt, dass eine wunschgerechte und eine realitätsgerechte Einstellung nebeneinander existieren können (vgl. Freud, 1927e, S. 316). Es handelt sich dabei um »unvollkommene Versuche zur Ablösung von der Realität« (Freud, 1940a, S. 134). Wie Freud ergänzt, findet man diesen Vorgang nicht nur beim Fetischismus. In dem Aufsatz »Der Realitätsverlust bei Neurose und Psychose« heißt es:

---

7 https://www.derstandard.at/story/3000000185333/rechts-migranten-auf-zypern (9.10.2023).

8 Vgl. https://www.amnesty.ch/de/laender/europa-zentralasien/polen/dok/2022/neue-beweise-fuer-misshandlungen-und-push-backs (9.10.2023). Agnieszka Holland stellt diese Übergriffe ins Zentrum ihres Films *Green Border* (2023).

9 https://de.statista.com/statistik/daten/studie/1293762/umfrage/anzahl-der-kriegsfluechtlinge-aus-der-ukraine/ (3.11.2023).

> »Die Neurose verleugnet die Realität nicht, sie will nur nichts von ihr wissen; die Psychose verleugnet sie und sucht sie zu ersetzen. Normal oder ›gesund‹ heißen wir ein Verhalten, welches beide Reaktionen vereinigt, die Realität sowenig [!] verleugnet wie die Neurose, sich aber dann wie die Psychose um Abänderung bemüht. Dies zweckmäßige, normale Verhalten führt natürlich zu einer äußeren Arbeitsleistung an der Außenwelt und begnügt sich nicht wie die Psychose mit der Herstellung innerer Veränderungen; es ist nicht mehr *autoplastisch*, sondern *alloplastisch*« (Freud, 1924e, S. 365f., Hervorh. i. O.).

Wenn wir die Realität so wenig verleugnen wie die Neurotiker:innen, sie aber auch nicht wahnhaft verändern wie die Psychotiker:innen oder sie unter dem Einsatz der Ichspaltung verleugnen müssen, können wir nicht nur in uns Verbindungen zwischen den abgespaltenen Anteilen herstellen, sondern auch zu jenen schwer ertragbaren Aspekten dieser Realität[10], die wir nicht wahrhaben wollen. Diesen Gedanken möchte ich den folgenden Überlegungen voranstellen, die die gesellschaftlichen Veränderungen beschreiben, die meiner Meinung nach unser Verhältnis zur Realität in den letzten Jahrzehnten verzerrt haben.

Der Versuch, der Realität autoplastisch zu begegnen, fußt – so meine Hypothese – auch auf den sozioökonomischen Umgestaltungen in den letzten Jahrzehnten, die ihren Niederschlag in den psychischen Repräsentationen gefunden haben. In den 1980er Jahren fand in vielen Ökonomien der westlichen Welt ein wirtschaftlicher Paradigmenwechsel statt, der unter dem Begriff »Neoliberalismus«[11] beschrieben wurde und mit verlockenden Versprechungen und Forderungen einer notwendigen Umgestaltung der Gesellschaft einherging. Beginnend mit M. Thatcher in Großbritannien und R. Reagan in den USA kam es in immer mehr europäischen Ländern zu einer Entsolidarisierung der gesellschaftlichen Schichten, verbunden mit einer Auflösung (wohlfahrts-)staatlicher Strukturen und einem Niedergang des Mittelstands (vgl. Nachtwey, 2017). Sally Weintrobe (2023) beschreibt bezogen auf den Neoliberalismus eine »Kultur der Achtlosig-

10 Freud verwendet die Begriffe Außenwelt, Realität und Wirklichkeit (vgl. Freud, 1911b).

11 »Key features include a radicalisation of the (so called) free market where competition is maximised, free trade achieved through economic deregulation, privatisation of public assets, vastly diminished state responsibility over areas of social welfare, the corporatisation of human services« (Bell, 2019, S. 80).

keit« (S. 105ff.), die die Umgestaltungen des Marktes begleitete und sich in der weißen Ober- und Mittelschicht breitmachte. Eine Grundüberzeugung dieser Kultur des »Exzeptionalismus« ist, sich selbst als etwas Besonderes zu sehen, gepaart mit dem Anspruch, alles zu bekommen, was man will und das ohne jeden inneren Konflikt (vgl. ebd., S. 22). Dies ist nur möglich, wenn die faktische Realität verleugnet wird. Diese Haltung spiegelt sich auch im Umgang mit Ressourcen. »Ökologische und soziale Schulden tauchten in den Bilanzen der neoliberalen Wirtschaft nicht auf. Die Menschen konnten nach immer billigeren Waren verlangen, ohne alle Kosten wahrheitsgetreu einzurechnen« (ebd., S. 64). Es erfolgte eine Umwertung der Werte, wie ich sie auch in meiner Untersuchung zu den unbewussten Aspekten der Finanzkrise 2008 beschrieben habe (vgl. Klug, 2020, S. 92ff.). Unter der Vorspiegelung einer Zunahme persönlicher Freiheit wurde ein Phantasma[12] kreiert, das anstelle von sozialer Bindung und Fürsorge einen überhöhten Individualismus, verkörpert durch Jugendlichkeit, Risikobereitschaft, Potenz und Leistung setzte, und damit der Finanzialisierung aller Lebensbereiche weiteren Vorschub leistete. Hierzu schreibt Philip Stokoe:

> »Liberty became the freedom to accumulate wealth; equality was renamed, in a denigratory fashion, ›envy‹, often referred to as the politics of envy; social care, with similar vicious denigration, became the nanny state. In this environment, ›love‹ is perceived as weakness, whereas aggression is admired under the title ›competition‹« (Stokoe, 2019, S. 16).

Diese illusionäre Umgestaltung der Realität hatte zur Folge, dass die eigene Erfahrung nicht mit den Versprechen, dass die neuen Freiheiten und die damit einhergehende Individualisierung zu Erfolg und Reichtum führen würde, übereinstimmte; sie traf nur für einen kleinen Teil der Bevölkerung zu und führte zu einer Verachtung jener, die es nicht schaffen.

> »[T]hose who are legitimately entitled to benefit, nevertheless internalise this scenario and so come to identify with the degraded version of themselves – they believe that the very fact that they require support really is evi-

12 Mario Erdheim beschreibt mit diesem Begriff einen Vorstellungskomplex, der von verschiedenen Menschen geteilt wird und unter anderem dazu dient, Herrschaftsverhältnisse durch Unbewusstmachung zu verschleiern (2013).

> dence of their inferiority [...] They see themselves as having failed, as parasites on society and undeserving, and collapse into despair« (Bell, 2019, S. 90f.).

Stokoe beschreibt in seinem Artikel »Where have all the adults gone« (2019) eine Regression auf Gruppenebene, die sich anhand spezifischer Merkmale benennen lässt und die er in Anlehnung an Melanie Kleins paranoid/schizoider Position als »fundamentalist state of mind« bezeichnet (S. 4). In der Verkennung der Realität werden Ängste produziert, die von Klein psychotischen Zuständen zugeschrieben werden und die im Sinne der Bion'schen Grundannahmen (2001) mit Kampf oder Flucht beantwortet werden. Neben psychischen Zuständen, die mit Idealisierung und Entwertung einhergehen, erscheint mir der Aspekt bedeutsam, dass jede Unsicherheit und ein Nichtwissen als Bedrohung erlebt und durch Allmachtsfantasien ersetzt werden müssen (vgl. Stokoe, 2019). Es herrscht das Lustprinzip. Freud schreibt: »von solchen Akten, die Unlust erregen können, zieht sich die psychische Tätigkeit zurück« (1911b, S. 231). Wir sehen dies auch in der Zunahme von sogenannten Fake News, deren Vertreter:innen die gleiche Bedeutung für diese beanspruchen wie für Fakten. Aus einem Entweder-oder ist ein Sowohl-als-Auch geworden, was einem Angriff auf unsere Denkfunktionen gleichkommt. Eine davon, die Funktion der »Urteilsfällung« – verknüpft mit dem Realitätsprinzip –, wird so ausgeschalten. Diese Funktion entscheidet, so Freud, »ob eine bestimmte Vorstellung wahr oder falsch, das heißt im Einklang mit der Realität sei oder nicht, und [dies] durch Vergleichung mit den Erinnerungsspuren der Realität« (1911b, S. 233).

Das erscheint mir zentral. Die in Kollektiven erzeugten Ängste verhindern eine Einschätzung der realen Bedrohungen, sie verengen den Blickwinkel, indem sie die eigene Lebenslage unabhängig von sozioökonomischen Veränderungen schuldhaft als Versagen bewerten oder die Schuld projektiv verschieben. Wie schwierig, aber notwendig die Gratwanderung zwischen Realangst und Verleugnung bei kollektiven Bedrohungen ist, haben Hans und Sophinette Becker (1987) in Reaktion auf den Reaktorunfall von Tschernobyl beschrieben; wie nämlich die damalige Politik mit einer »Diffamierung der Realangst als subjektive neurotische Angst« die Verleugnung der Realität forciert hat (ebd., S. 289). Sie formulierten die Herausforderung im Umgang mit der Gefahr so: »Verleugnet man [...] gar nicht, wird man verrückt; verleugnet man ganz, bereitet man durch passives Zuschauen den eigenen Untergang mit vor« (ebd.). Real schwindende Ressourcen und ein Mangel an Perspektiven auf eine prosperierende Zukunft infolge von Globalisierungstendenzen der Industrie, der Auslagerung von Arbeitsplätzen, dem Verschwinden von Berufen, Kriegen (um Rohstoffe) und der Klimakrise hat die Zukunft für viele (junge) Menschen von einem Ort der Hoffnung zu einem solchen apokalyptischer Prägung werden lassen. Die Coronapandemie hat die bereits zuvor vielfach empfundene Hilflosigkeit und das Gefühl des Ausgesetztseins durch den notwendigen sozialen Rückzug infolge der Schutzmaßnahmen noch verstärkt und Ängste vergrößert (vgl. Klug, 2021). Beginnend mit der sogenannten Flüchtlingskrise 2015 und 2016 haben die Ängste, die um die zuvor beschriebenen Verluste kreisen, nicht nur eine Projektionsfläche gefunden, sondern auch den Umgang mit diesen Menschen auf nationaler und kollektiver Ebene verändert.

> »Die Flüchtlingskrise […] provozierte auf Massenebene Konflikte zwischen Angst und Fürsorge, bei denen die realistische Einschätzung des Möglichen und des Vernünftigen zerbrach und extreme Maßnahmen gesetzt wurden, die große Gruppen in Gefahr brachten und unverhohlene Verstöße gegen internationale Gesetze und Menschenrechtskonventionen nach sich zogen. […] die Entmenschlichung gewöhnlicher Menschen erfolgt massenhaft, insbesondere im Flüchtlingsbereich« (Varvin, 2023, S. 159).

In der Konfrontation mit geflüchteten Menschen kommt man in Kontakt mit dem Fremdartigen und Unheimlichen. Varvin sieht das Trauma der Menschen in diesem Zusammenhang als Projektionsfläche unheimlicher Fantasien (vgl. 2016, S. 210). Ich denke, wir haben Angst, etwas zu verlieren, was anderswo schon verloren gegangen ist und auch in unseren Breiten sich wegen der beschriebenen sozioökonomischen Veränderungen zum Negativen verändert: sichere ökonomische und klimatische Lebensbedingungen, die Gleichstellung von Mann und Frau, der Schutz von Minderheiten, Rechtsstaatlichkeit, demokratische Wahlen etc. Diese Ängste werden von rechten politischen Parteien aufgegriffen und in eine fremdenfeindliche Politik gegossen. Neu ist, dass auch auf europäischer Ebene Regierungen bereit sind, eine inhumane Behandlung von Geflüchteten zu billigen oder zu rechtfertigen (vgl. Varvin, 2018, S. 198) und sie zum Beispiel jahrelang in Lager oder hinter Grenzzäune in Drittstaaten zu verbannen, wo Menschenrechtsverletzungen nicht verfolgt werden und Zustimmung in der Bevölkerung finden. Weintrobe (2023) spricht von einem »Archismus« in Anlehnung an die Geschichte von der Arche Noah. Die begleitenden Fantasien sind solche der Rettung und des notwendigen Verlustes jener, die geopfert werden müssen. Weintrobe nennt einige solcher Arche-Insel-Vorstellungen, zum Beispiel Großbritannien nach dem Brexit, die Mauer, die die USA von Mexiko trennen soll, »Europa als Arche mit Drahtzäunen« (vgl. ebd., S. 245). »Die unbewusste Fantasie ist die eines hochgerüsteten Überlebensfahrzeugs« (ebd., S. 246).

Menschen auf der Flucht sind meiner Meinung nach mehrheitlich Zerrbilder eines in vielen Teilen der Welt bereits stattgefundenen Verlustes an Lebensgrundlagen und Werten, wie sie in den Menschenrechten verankert sind; diesem Umstand begegnen wir ohne Realitätsprüfung, das heißt mit Verleugnung und Verdrängung. Wir müssten unseren Blick weiten, statt ihn zu verengen. Der Exzeptionalismus, wie er von Weintrobe beschrieben wird, steht einer Vorstellung einer gemeinsamen Verantwortung für die Erde und die Menschen, die sie bevölkern, diametral entgegen. Und er ist als eine Umgebungsbedingung für die Aufnahme von Menschen mit Flucht- und traumatischen Erfahrungen alles andere als förderlich. In den vielen psychoanalytischen Beiträgen zur Traumatisierung (Becker, 2014; Bohleber, 1997, 2000; Faimberg, 2009; Hirsch, 2011), von denen ich nur einige nenne, wird nach wie vor auf Hans Keilsons (1979) bahnbrechende Arbeit über die jüdischen Kriegswaisen verwiesen, in der er das Trauma als prozesshaftes Geschehen beschreibt, das nicht mit dem traumatischen Ereignis endet, sondern maßgeblich durch die Reaktion der Umgebung, das heißt durch die Gesellschaft, in der man weiterlebt, beeinflusst wird. Im nächsten Teil meines Textes werden die Folgen transgenerationaler Traumatisierung von Menschen, die ihr Land verlassen (mussten), bruchstückartig anhand eines literarischen statt eines klinischen Beispiels aufgezeigt und der Blick auf das szenische Wirken von Täter:innenintrojekten gerichtet.

Traumata – »Gibt es eine Sprache für das Herausfallen aus Sprache?«

> »Wann endet ein Krieg? Wann kann ich deinen Namen sagen und nur deinen Namen meinen und nicht das, was du hinter dir gelassen hast?«
>
> *(Vuong, 2019, S. 21)*

Das transgenerationale Trauma verbindet die Kriegsgenerationen mit den Nachgeborenen, die Vergangenheit mit der Gegenwart und Zukunft. Ich möchte dazu Ausschnitte aus dem Roman *Auf Erden sind wir kurz grandios* von Ocean Vuong (2019) bringen und diese als Ausgangspunkt nehmen, um über die Schleifen der Wiederholung nachzudenken, die sich in allen »Flüchtlingsdramen« zu einem gemeinsamen Punkt formieren, der Leben oder Tod bedeutet und der in die Vergangenheit zurückgreift und das Leben der Nachkommen, der Täter und Opfer – vor allem unbewusst – bestimmt.

Der Roman ist als Brief an die Mutter des Protagonisten konzipiert, die nicht Englisch lesen kann. »Ma, ich schreibe, um dich zu erreichen – auch wenn jedes Wort auf dem Papier ein Wort weiter weg ist von dort, wo du bist« (ebd., S. 11). Künstlerisches Schaffen kann als Container dienen, um das Unsagbare aufzunehmen, die Leerstellen zu füllen, und das traumatische Geschehen einer Symbolisierung zuzuführen. Der Autor thematisiert die Verwobenheit der Lebensgeschichte eines Jungen mit der seiner Mutter und der infolge der Kriegserlebnisse in Vietnam psychotisch gewordenen Großmutter, die überlebt und sich in den USA angesiedelt haben. Gewalt, Tod, Schönheit und Begehren durchziehen den Text und bringen zum Ausdruck, was wir in den Behandlungszimmern von traumatisierten Patient:innen – nur mit anderen räumlichen und zeitlichen Koordinaten – zu hören bekommen.

Die Großmutter des Protagonisten steht vor einem Kontrollpunkt der amerikanischen Streitkräfte, deren Truppen ein vietnamesisches Dorf bombardiert haben. Zwei junge Männer stehen ihr mit Maschinengewehren gegenüber:

> »Der Wind ist rau geworden durch den Rauch – und etwas anderes, wie schweißgetränkt und wie verkohlt, dessen eigenartiger und beißender Geruch von einer Hütte am Feldrand herüberweht. Eine Hütte, die vor Augenblicken noch von menschlichen Stimmen erfüllt war. Das Ohr an die Brust der Frau gedrückt, lauscht das Mädchen, als horchte es an einer Tür. Etwas arbeitet in der Frau, als ob Sätze gebildet oder vielmehr umgebildet würden. Mit geschlossenen Augen forscht sie danach, ihre Zunge auf der Kippe dieses einen Satzes. Der Junge hebt das M-16; die Adern grün über seinem Handgelenk, die blonden Haare an seinen Armen vor Schweiß braun geworden. […] Gibt es eine Sprache für das Herausfallen aus Sprache?« (ebd., S. 48).

Lan trägt ihre Tochter in einem Tuch bei sich. »Das olivgrüne Schildchen, das auf die Brust des Jungen genäht ist, rahmt ein Wort. Obwohl sie es nicht lesen kann, weiß die Frau, dass es ein Name ist, etwas, das eine Mutter oder ein Vater gab« (ebd., S. 49).

Der Name ermöglicht eine Einordnung, er benennt ein Gegenüber, damit entsteht eine Gleichheit auf einer horizontalen Ebene; der Name ermöglicht auch eine familiale Bestimmung, es spannt sich eine Beziehungsmatrix auf, die den Feind/den anderen vonseiten der Bedrohten/der anderen phantasmatisch zu erreichen sucht und eine Verbindung herstellen könnte. Hier sind es Zeichen, die auf einen Namen verweisen. »Beim Anblick der Buchstaben auf der Brust des Jungen erinnert sich die Frau an ihren eigenen Namen. Der Besitz des Namens ist schließlich alles, was sie gemeinsam haben. ›Lan‹, sagt sie« (ebd., S. 50).

Während die Mutter ihr Leben und das ihres Kindes ohne Worte verhandelt, wird – »irgendwo tief im Inneren dieses schönen Landes« – von Soldaten das Gehirn eines lebenden Makaken als Mittel gegen Impotenz verzehrt. In dieser alptraumartigen Szene, die wie eine Parallelhandlung erscheint oder besser gesagt wie der manifeste Inhalt eines Traums, werden sämtliche Grenzen durchbrochen, die ein Wesen als einem:r ähnlich anerkennen, und damit werden die Räume für das Unerträgliche geöffnet. Der Autor schreibt: »Makaken sind zu Selbstzweifel und Selbstbeobachtung fähig, Eigenschaften, die man früher nur Menschen zuschrieb. Einige Arten haben Verhalten gezeigt, das auf Urteilsvermögen, Kreativität, selbst Sprache hindeutet« (ebd., S. 54).

Die Soldaten nehmen das Lebewesen nicht als ihnen ähnlich wahr, besser gesagt, sie verleugnen diese Ähnlichkeit und befriedigen sich am langsamen Tod des Tieres. Jede:r wird Ähnlichkeiten mit Folterszenen erkennen.

Der Soldat versteht die Worte der Mutter nicht, aber die helle Hautfarbe des Babys ermöglicht eine Verbindung zu ihm selbst. Er lässt Mutter und Kind am Leben.

> »Er könnte ihr Vater sein, denkt er, begreift er. Jemand, den er kennt, könnte ihr Vater sein – sein Unteroffizier, Gruppenführer, Zugkamerad, Michael, George, Thomas, Raymond, Jackson. Er denkt an sie, das Gewehr fest umschlungen, seine Augen auf dem Mädchen mit dem amerikanischen Blut vor dem amerikanischen Gewehr« (ebd., S. 54).

Es bleibt offen, wie dieses Kind gemäß den Erfahrungen des Soldaten gezeugt wurde. Viele Jahre später wird der Protagonist, das Enkelkind von

Lan, in einem Schulbus, irgendwo in den USA, von anderen Jungen attackiert werden. Der Krieg ist zu Ende, die Veteranen sind zurückgekehrt. Ebenso sind die ehemaligen Feinde und ihre Kinder im Land der früheren »Besatzer« angekommen.

> »›Sprich Englisch‹, sagte der Junge mit der gelben Topffrisur […] ›Kannst du überhaupt sprechen? Kannst du Englisch?‹ Er packte meine Schulter und zerrte mich zu sich herum. ›Sieh mich an, wenn ich mit dir rede‹. […] Die Jungs scharrten sich, Unterhaltung witternd, um mich. Ich konnte ihre frisch gewaschenen Kleider riechen, den Lavendel und Flieder der Weichspüler. Sie warteten darauf, dass etwas passierte. Als ich nur meine Augen schloss, gab mir der Junge eine Ohrfeige. ›Sag was.‹ Er presste seine fleischige Nase gegen meine brennende Wange. ›Kannst du nicht einmal ein Wort!‹ […] ›Dann sag eben meinen Namen‹. […] ›So wie deine Mutter letzte Nacht.‹« (ebd., S. 34f.).

Was sich in dieser Begegnung der Jungen zeigt, ist, wie Herrschaft funktioniert, ein bewusstloses Agieren unter dem Einfluss des sozialen Unbewussten.

> »[T]he social unconscious is maintained through a series of protective defences against the experience of painful anxieties that would follow from the recognition of certain social phenomena: social objects are not perceived (not ›known‹), and if perceived, not acknowledged (›denied‹), and if acknowledged, not taken as problematic (›given‹), not considered with an optimal degree of detachment and objectivity (›conviction‹)« (Hopper & Weinberg, 2011, S. xxxivf.).

Auch in dieser Szene fehlen Wörter und damit eine Sprache, die zur Verständigung eingesetzt wird; der Junge verstummt, obwohl er des Englischen mächtig ist. Wir werden zu Zuschauer:innen einer Demütigung, in der die sozialen Machtverhältnisse festgelegt sind: zwischen Männern und Frauen, zwischen Kulturen, zwischen Sieger:innen und Verlierer:innen, es kommt zu einem Gewaltausbruch, der mit Schweigen vonseiten des Bedrängten beantwortet wird. Generationenverhältnisse werden vertauscht, es ist die Sprache der Perversion, die hier gepflegt wird und die als ganz normal erscheint. Es herrscht kein Krieg, dennoch ist die Gewalt in die nächste Generation durchgesickert und entfaltet sich in den vorgezeichneten unbewussten Bahnen. Der Name verweist nur auf sich selbst, nicht auf den anderen. Nur Ersterer existiert. Sándor Ferenczi schreibt:

> »Erschütterung kommt immer unvorbereitet. Ihr muß ein Gefühl der Selbstsicherheit vorausgegangen sein, in der man sich infolge der Ereignisse enttäuscht fühlt; vorher hat man sich und der Umwelt zu sehr getraut, nachher zu wenig oder gar nicht. Man muß seine eigene Kraft überschätzt und im Wahne gelebt haben, daß solches nicht geschehen kann, ›nicht mir‹« (Ferenczi, 1934, S. 5).

Die Sprach- und Hilflosigkeit des Attackierten fordert noch mehr Gewalt heraus. Das Sexuale nach Jean Laplanche (Sauvant, 2012) setzt die Unterwerfung neuerlich in Szene. Transgenerational haben die Protagonist:innen eine Ahnung davon, was im Krieg vorgefallen sein könnte und wiederholen es szenisch. Sexualisierte Gewalt, Demütigung, Drohungen, Misshandlung realisieren sich weit weg vom Kampfschauplatz und zwei Generationen später erneut in einer strukturell ähnlichen Weise. Die Sprachlosigkeit des Enkels ähnelt unter dem Einbruch der Demütigung und der Gewalt der der Großmutter und der Mutter; Letztere gibt das Trauma in Form von Gewaltausbrüchen an ihren Sohn weiter. Hierzu schreibt Ferenczi:

> »Die überwältigende Kraft und Autorität des Erwachsenen macht sie [die Kinder] stumm, ja beraubt sie oft der Sinne. Doch dieselbe Angst, wenn sie einen Höhepunkt erreicht, zwingt sie automatisch, sich dem Willen des Angreifers unterzuordnen, jede seiner Wunschregungen zu erraten und zu befolgen, sich selbst ganz vergessend, sich mit dem Angreifer vollauf zu identifizieren« (1967, S. 261).

Die Großmutter hat dem Jungen den Namen »Little Dog« gegeben; der Name eines unscheinbaren Tieres soll die Geister davon abhalten, sich seines Wesens zu bemächtigen. Dennoch kann dieser Codename den Buben nicht vor dem Zugriff seiner Peiniger:innen schützen, weil sich die Identifikationen mit den Aggressor:innen bereits in seiner psychischen Struktur abgelagert haben. Das Über-Ich, das sich bildet, »enforces a law based on the delinking of meanings and the negation of experience, a disorder of splitting and forclosure« (Rozmarin, 2015, S. 270). Später wird dieser Enkel sich die Worte auf seine Weise aneignen und damit einen Ausdruck für das Herausfallen aus der Sprache finden. Kunst kann zu einem Container für das Unsagbare werden, für das gesellschaftlich Verdrängte oder Verleugnete. Sie ist damit das Gegenteil von Destruktion, sie stellt Beziehungen her und schafft Bedeutung.

Während die erste Szene (das Ausgeliefertsein der Großmutter des Jungen an die amerikanischen Streitkräfte) sich an den Außengrenzen der Länder, wo die Sicherheit in die Hände von nicht kontrollierbaren Grenzwächter:innen gelegt wird, abspielen könnte – so wie bei der berichteten Erschießung von Äthiopier:innen –, ist die zweite Szene (die transgenerationale Weitergabe von Täter:innen- und Opferintrojekten, wie es uns im Schulbus vor Augen geführt wird) Teil unserer Gegenwart; sie ist Teil unserer Erfahrung an beliebigen Orten in Europa, wenn wir – auch als Analytiker:innen – Zuschauer:innen sind oder uns angesichts der Dehumanisierung von Schwachen und dem Abbau demokratischer Strukturen wie solche verhalten. Der klinischen Arbeit fehlt es nicht an Konzepten des Umgangs mit traumatisierten Menschen, jedoch straucheln wir bei unseren Positionierungen, was gesellschaftlich zu tun ist. Ferenczi (1967) sieht in der/seiner Unehrlichkeit, Fühllosigkeit, Heuchelei der Analytiker:innen die Ursache, warum die Traumatisierungen in den Behandlungen reinszeniert wurden. Es sind die Identifizierungen, die überwunden werden müssen: von den Patient:innen und Analytiker:innen. Ferenczi konstatiert, »dass eine wirkliche Charakteranalyse, wenigstens vorübergehend, mit jeder Art von Über-Ich, also auch mit dem des Analytikers, aufzuräumen hat« (1939, S. 394). Im nächsten Teil meines Textes werde ich daher den Blick auf eigene Verstrickungen und solche im Feld der Psychoanalyse richten, die die Sicht trüben.

Aneignung der eigenen Geschichte

> »Und endlich ist nicht zu vergessen, daß die analytische Beziehung auf Wahrheitsliebe, d. h. auf die Anerkennung der Realität gegründet ist und jeden Schein und Trug ausschließt. Machen wir einen Moment halt, um den Analytiker unserer aufrichtigen Anteilnahme zu versichern, daß er bei Ausübung seiner Tätigkeit so schwere Anforderungen erfüllen soll.«
>
> *(Freud, 1937c, S. 94)*

Ich möchte in diesem Kapitel den Fragen nachgehen, wie wir als Analytiker:innen diesem Anspruch nachkommen können, einem Anspruch, den Freud trotz seiner Anteilnahme für die Analytiker:innen nicht eingeschränkt hat. Was bedeuten Wahrheitsliebe und Anerkennung der Realität in diesem Kontext? Wir sind Teil einer Gesellschaft, die geflüchtete Menschen großteils zum Feindbild auserkoren hat (vgl. Varvin, 2018); einer Gesellschaft, die, wie ich eingangs betont habe, Schutzsuchende und Hilfsbedürftige im Sinne des neoliberalen Paradigmas und des »Exzeptionalismus« zu schuldhaften Opfern macht, und auch Teil einer Gesellschaft, die das nationalsozialistische Erbe trägt. Diesem inhärent sind Flucht, Verfolgung und Auslöschung der jüdischen Bevölkerung, über die man Bescheid wusste und sie gleichzeitig ausblendete; und das viele Jahre nach dem Zweiten Weltkrieg.

Mit dem Krieg in der Ukraine, den Geflüchteten, der Gefahr einer atomaren Bedrohung und den vielfachen Zerstörungen im Kriegsgebiet, setzte ein bedrohliches Unbehagen ein, das eine in Teilen Europas seit Jahrzehnten in Frieden lebende Bevölkerung und auch mich erfasste und das wie der Kulminationspunkt der vergangenen Krisen anmutet. Es ist Ausdruck der Verbindung von Gegenwärtigem und Vergangenem. Transgenerational Verdrängtes und Verleugnetes bricht auf und setzt die unpolitische Haltung vieler Analytiker:innen auf den Prüfstand. Russell Jacoby stellte schon in den 1980er Jahren fest:

> »Die politisch orientierten Freudianer widersetzten sich, freilich erfolglos, jener intellektuellen Arbeitsteilung, die heute das gesamte kulturelle Leben zerschneidet. Und die Psychoanalyse wurde exakt zu dem, wogegen sie gekämpft hatte, nämlich zu einer medizinischen Sonderdisziplin, welche die Erkundung der Gesellschaft den Soziologen, der Wirtschaft den Ökonomen und das Philosophieren den Philosophen überläßt« (Jacoby, 1985, S. 26).

Die Psychoanalyse hat sich, wie Jacoby (1975, 1985) analysiert, für viele Jahrzehnte in einen Konformismus ergeben, den kulturkritischen Anspruch in den USA[13] und in Europa – aus unterschiedlichen Gründen – aufgegeben und sich als Therapieform um dieses Potenzial selber beschnitten.

---

13 »Hochgebildet, beruflich und politisch alert, wollten sie [die Emigrant:innen] ihren ohnehin fragwürdigen Rechtsstatus nicht dadurch kompromittieren, daß sie öffentlich oder privat an ihr politisches Engagement in Europa erinnerten. Nach wenigen Jahren schon hatten ihre Kinder, Schüler, Freunde oder neuen Ehepartner meist nur noch eine überaus vage Ahnung von den europäischen Herkunftsmilieus« (Jacoby, 1985, S. 184).

Weintrobe weist in einer Fußnote darauf hin, dass die American Psychological Association 1992 einen Teil ihres ethischen Kodex geändert habe (vgl. Weintrobe, 2023, S. 150). Gestrichen wurde der Abschnitt, in dem es um die soziale Verantwortung der Psycholog:innen ging. Theoretisch spiegelte sich die scheinbar unpolitische Haltung in einer Hinwendung zu den Innenwelten, in einer Fokussierung auf Diagnostik und wohlhabendere Schichten, in einer Abkoppelung des Individuellen vom Sozialen, wogegen die Protestbewegungen, die die fehlende Zugänglichkeit für nicht elitäre Bevölkerungsschichten und die Frauen- und Schwulenfeindlichkeit der Psychoanalyse aufzeigten, schon in den 1970er Jahren zu rebellieren begannen (vgl. Herzog, 2017).

Die Geschichte der Verdrängungen in den psychoanalytischen Institutionen und bei den Psychoanalytiker:innen wurde vielfach – wenn auch spät – aufgearbeitet (Dahmer, 1979, 2009; Falland, 2016; Falland & Nitzschke, 2002; Harris, 2023; Kaufhold & Hristeva, 2021; Parin, 1978; Peglau, 2013).

Im Unbewussten der sozialen Gruppen und Individuen sind die Traumen und Ängste der vergangenen Generationen enthalten, vielgestaltige Identifizierungen mit Opfern und Täter:innen zeigen sich. Am Tag, als der amerikanische Präsident einen Dritten Weltkrieg für möglich erklärte, es war Anfang Oktober 2022, träumte ich Folgendes:

> »Ich bin ganz in der in der Nähe meines Geburtsortes. Gestrandete große Schiffe liegen verkeilt in einem viel zu kleinen Flussbett, eine enorme unbekannte Kraft musste sie dorthin geschleudert haben. Ein Familienmitglied sagt mir, mit Blick auf das Mobiltelefon, dass Putin im Weltall eine Atomrakete stationiert hat. Ich wende meinen Blick auf die andere Seite und sehe, dass die Gebäude, die auf einem Hügel stehen, nur mehr aus Mauerresten bestehen, so als hätte ein Orkan diese zerstört (Bilder von den Verwüstungen in Florida könnten der Tagesrest sein). Was so bedrohlich wirkt, ist, dass die Luft von einem diffusen milchigen Orange und Pink ist. Wir gehen weiter in Richtung unseres Hauses. Auch da überall Zerstörung. In der nächsten Traumsequenz befinden wir uns in der Küche des Hauses. Auch hier ist die Luft von einer milchigen Konsistenz. Ich versuche mich gegenüber meiner Familie verständlich zu machen und rede von meiner Angst und von dem, was ich wahrnehme. Aber niemand hört mich. Ich merke, dass ich krank bin und dass meine Stimme verstummt ist und nur ich sie höre. Wir laufen nach draußen und sehen, dass die gerade noch intakten Gebäude nur mehr aus

Mauerresten bestehen. Auch hier ist die Luft von einem milchigen Orange und Pink. Für mich hat der Atomkrieg begonnen.«

Ich wurde nicht von ungefähr Analytikerin. Ich erinnerte mich nach diesem Traum an die vielen Angstträume meiner Kindheit, die von Zerstörungen handelten: Erdrutsche, Dammbrüche, Felsstürze. Manchmal tauchten russische Panzer in unmittelbarer Nähe meines Elternhauses auf, ich sah sie nicht als Befreier, sondern als Feinde. Ich war identifiziert mit der Sichtweise der vorherigen Generation, die »im Krieg war«. Der gewaltsame Einbruch, das Nicht-Mitteilbare, das Eingekapselte, das die Elterngeneration in sich trug, fand seinen Ausdruck in meinen Traumbildern, ausgelöst durch die Gefährdung in der Zeit des Kalten Krieges. In meiner Familie differierten die Erzählungen der Frauen und Männer und der Generationen über die Zeit des Nationalsozialismus, dabei gab es Risse, unüberbrückbare Gegensätze, die wie einzementiert die Richtung der Diskurse bestimmten: »Heldenhaftes« als Verleugnung des Verlustes und Schmerzes und immer absolut gegensätzlich – je nach Familienmitglied; Leiden, wiederkehrende Alpträume, Erzählungen von Flüchtlingen, Zwangsarbeiter:innen, jüdischen Gefangenen, all das erinnerte ich wieder. Eine »ganz normale österreichische Erbschaft«.

Helmut Dahmer schreibt:

> »In der Auseinandersetzung mit der Verstrickung *Anderer* in den Faschismus werde allzu oft die Verstrickung in die *eigene* Familien- und Gruppengeschichte und der Niederschlag im Selbst ausgeblendet und durch eine Gegen-Identifizierung, durch die rasche Flucht auf die andere, ›bessere‹ Seite ersetzt. Doch ›die Geschichte ist in uns, im Drei-Generationen-Szenario bewusst und vor allem unbewusst weitervermittelt‹« (2016, S. 11, Hervorh. i. O.).

»Make love not war« war ein Paradigma, dem sich viele Kinder der Kriegsgeneration in den 1970er Jahren wie selbstverständlich anschlossen. Man/Ich war damit automatisch auf der »besseren Seite«. Die Frauenbewegung oder die Arbeiterbewegung mit all ihren gesellschaftlichen Implikationen versprach die Öffnung der Gesellschaft hin zu einer friedlichen Zukunft.

Kriege, wie jener in der Ukraine, erfordern es nun, Position zu beziehen; die Position der »besseren Seite« kann man hier vielleicht noch leichter finden, weil ein breiter Konsens über den Aggressor herrscht. Die Anerkennung des Aggressors in der Außenwelt erspart uns nicht, über unsere eigenen undemokratischen Prinzipien in unserer Innenwelt zu reflektieren, als Analytiker:innen und Patient:innen. Christopher Bollas (2019) bezieht sich auf Adam Phillips, wenn er schreibt, das Ziel der Psychoanalyse ist eine Vorbedingung für Demokratie. Sie offenbart Formen von Autorität, die in jedem selbst vorhanden sind, die antidemokratischen Stimmen und Forderungen. Er bezieht sich damit auf Freuds Modell des Unbewussten und die Aufgabe der Zensur, diese Stimmen zu unterdrücken. Unabhängig davon werden während des psychoanalytischen Prozesses auch diese Stimmen laut. Freie Assoziation offenbart, wie widersprüchlich diese Stimmen in uns (Patient:innen und Analytiker:innen) sind.

Ich erlebte ein großes Unbehagen, als bei einer Diskussion im Sigmund Freud Museum Wien am 27. April 2023 die Schleifung und Zerstörung von russischen Kulturdenkmälern in der Ukraine vehement vertreten wurde. Und dennoch war es trotz der Bestimmtheit, mit der diese Aktionen für richtig erklärt wurden, möglich, meine Zweifel und meinen Widerspruch zu artikulieren. Bollas (2019, S. 28) weist auf Ähnlichkeiten hin, die zwischen der Tätigkeit der Analyse und einem demokratischen Gesellschaftssystem bestehen: »[I]n a psychoanalysis, and within democracy, the self or the group, is encouraged to speak without censorship.« Demokratie braucht Zeit, führt er weiter aus – daher werden in Zeiten des Krieges demokratische Prinzipien ausgelöscht –, und sie erfordert, dass die Gruppe den Druck unterschiedlicher, in Widerspruch stehender Meinungen ertragen muss (vgl. ebd., S. 27). Um frei sprechen und denken zu können, bedarf es in Gesellschaften und Therapien jedoch eines Rahmens, der divergente Positionen möglich macht, das heißt, Halt bietet, aber auch vor Übergriffen schützt.

Zum Zeitpunkt, als ich diesen Artikel schreibe, kommt es gerade zum Massaker der Hamas in Israel. Was die richtige Seite ist, ist gefühlt und gedacht unbestritten. Jüdische Patient:innen weisen mich darauf hin, dass sich das in wenigen Tagen ändern wird, wenn es Tote unter der palästinensischen Bevölkerung in den stark besiedelten Gebieten des Gaza-Streifens geben wird. Und so ist es auch geschehen. Andere Patient:innen sprechen über ihre Angst und Wut angesichts dieser Opfer. Ich erlebe, dass mir die Empathie mit einer Seite völlig abhandengekommen ist, ich spüre nichts, beziehe innerlich eindeutig Partei, kalt, überidentifiziert. Ich höre Ähnliches von anderen Patient:innen, die ihre große Besorgnis und Scham über diesen Verlust von Mitgefühl ausdrücken. Ich bin ein Teil von jenen Menschen geworden, die um ihre Existenz kämpfen, und daher diejenigen, die diese bedrohen, vernichten müssen. Nun bin ich in der Position, die ich bei der Rechtfertigung der Zerstörung von Kulturdenkmälern infrage gestellt hatte.

Diese Erfahrung lehrte mich, dass es Zeit braucht, die Räume des Denk- und Fühlbaren immer wieder durch Reflexion zu erweitern, auf einer individuellen Ebene, in der therapeutischen Dyade, auf einer Gruppenebene und, wie Varvin (2023) ausführt, in der Beziehung zwischen den Individuen und der Kultur – und dass dafür die Anerkennung der äußeren Realität unumgänglich ist.

Die gegenwärtigen Umbrüche erfordern es, das Weltgeschehen in den Blick zu nehmen, weil es die Patient:innen wie nie zuvor in unsere Behandlungsräume tragen und weil es sich auch bewusst und unbewusst in den individuellen Lebensläufen einschreibt. Zu sehen und nicht zu verleugnen oder zu verdrängen erfordert psychische Arbeit, von der auch wir Analytiker:innen nicht ausgenommen sind: »Distances matter: They can mean life or death; they can mean insight or traumatic dissociation and/or avoidance« (Kuriloff, 2018, S. 148).

Literatur

Becker, D. (2014). *Die Erfindung des Traumas. Verflochtene Geschichten*. Psychosozial-Verlag.

Becker, H. & Becker, S. (1987). Der Psychoanalytiker im Spannungsfeld zwischen innerer und äußerer Realität. *Psyche, 41*(4), 289–306.

Bell, D. (2019). Neoliberalism is bad for your mental health. *The Unconscious in Social and Political Life*, 79–102.

Bion, W. R. (2001). Erfahrungen in Gruppen. In ders. (Hrsg.), *Erfahrungen in Gruppen und andere Schriften* (S. 20–101). Klett-Cotta.

Bohleber, W. (1997). Traum, Identifizierung und historischer Kontext. Über die Notwendigkeit, die NS-Vergangenheit in den psychoanalytischen Deutungsprozeß einzubeziehen. *Psyche, 51*(9–10), 958–995.

Bohleber, W. (2000). Die Entwicklung der Traumatheorie in der Psychoanalyse. *Psyche, 54*(9–10), 797–839.

Bollas, C. (2019). The democratic state of mind. In D. Morgan (Hrsg.), *The Unconscious in Social and Political Life* (S. 27–38). Phoenix.

Dahmer, H. (1979). Holocaust und die Amnesie. *Psyche, 33*(11), 1039–1045. https://elibrary.klett-cotta.de/article/99.120105/ps-33-11-1039

Dahmer, H. (2009). *Divergenzen. Holocaust, Psychoanalyse, Utopia*. Verlag Westfälisches Dampfboot.

Dahmer, H. (2016). Tauchgänge. Karl Fallends Untersuchungen zur unbewussten Zeitgeschichte. In K. Fallend (Hrsg.), *Unbewusste Zeitgeschichte. Psychoanalyse, Nationalsozialismus, Folgen* (S. 9–14). Löcker.

Erdheim, M. (2013). Gesellschaftlich Unbewusstes, Macht und Herrschaft. *Sonderheft Psyche. Zeitschrift für Psychoanalyse und ihre Anwendungen, 67*(9/10), 1023–1050. (Das Unbewusste. Metamorphosen eines Konzeptes).

Faimberg, H. (2009). *Telescoping. Die intergenerationelle Weitergabe narzisstischer Bindungen*. Brandes & Apsel.

Falland, K. (2016). *Unbewusste Zeitgeschichte. Psychoanalyse – Nationalsozialismus – Folgen*. Löcker.

Falland, K. & Nitzschke, B. (Hrsg.). (2002). *Der »Fall« Wilhelm Reich. Beiträge zum Verhältnis von Psychoanalyse und Politik*. Psychosozial-Verlag.

Ferenczi, S. (1934). Gedanken über das Trauma: Aus dem Nachlaß von. *Internationale Zeitschrift für Psychoanalyse, 20*(1), 5–12.

Ferenczi, S. (1939). *Bausteine zur Psychoanalyse. III. Band. Arbeiten aus den Jahren 1908–1933*. Verlag Hans Huber.

Ferenczi, S. (1967). Sprachverwirrung zwischen den Erwachsenen und dem Kind: (Die Sprache der Zärtlichkeit und der Leidenschaft). *Psyche, 21*(4), 256–265.

Freud, S. (1908e). Der Dichter und das Phantasieren. *GW VII,* 213–223.

Freud, S. (1911b). Formulierungen über die zwei Prinzipien des psychischen Geschehens. *GW VIII,* 230–238.

Freud, S. (1915b). Zeitgemäßes über Krieg und Tod. *GW X,* 324–355.

Freud, S. (1924e). Der Realitätsverlust bei Neurose und Psychose. *GW XIII,* 363–368.

Freud, S. (1927e). Fetischismus. *GW XIV,* 311–317.

Freud, S. (1937c). Die endliche und die unendliche Analyse. *GW XVI,* 59–99.

Freud, S. (1940a). Abriß der Psychoanalyse. *GW XVII,* 63–138.

Harris, A.E. (Hrsg.). (2023). *The Émigré Analysts and American Psychoanalysis. History and Contemporary Relevance*. Routledge.

Herzog, B. (2017). *Cold War Freud. Psychoanalysis in an Age of Catastrophes*. Cambridge University Press.

Hirsch, M. (2011). *Trauma*. Psychosozial-Verlag.

Holland, A. (2023). *Green Border* [Film]. Polen, Tschechien, Frankreich, Belgien.

Hopper, E. & Weinberg, H. (Hrsg.). (2011). *The Social Unconscious in Persons, Groups, and Societies* (Jg. 1: Mainly Theory). Karnac.

Jacoby, R. (1975). *Soziale Amnesie. Eine Kritik der konformistischen Psychologie von Adler bis Laing*. Suhrkamp.

Jacoby, R. (1985). *Die Verdrängung der Psychoanalyse oder der Triumph des Konformismus*. Fischer.

Kaufhold, R. & Hristeva, G. (2021). »Das Leben ist aus. Abrechnung halten!« Eine Erinnerung an vertriebene jüdische Psychoanalytiker unter besonderer Berücksichtigung von Wilhelm Reichs epochenmachenden Faschismusanalysen. *Psychoanalyse im Widerspruch, 33*(2), 7–66.

Keilson, H. (1979). *Sequentielle Traumatisierung bei Kindern: deskriptiv-klinische u. quantifizierend-statistische follow-up Untersuchung zum Schicksal der jüdischen Kriegswaisen in d. Niederlanden*. Enke.

Klug, H. (2020). *Die Finanzkrise 2008 im Unbewussten: Über die Ökonomie des Seelenlebens in Zeiten der Krise*. Springer.

Klug, H. (2021). Und wo bleibt der Eros? Psychoanalytische Betrachtungen über das

Unbehagen in der Kultur der Finanz- und Corona-Krise. In H. Klug, M. Brunner & J. Skip-Schrötter (Hrsg.), *Zum Unbehagen in der Kultur. Psychoanalytische Erkundungen der Gegenwart* (S. 203–223). Psychosozial-Verlag.
Kuriloff, E. A. (2018). Die Hitler in uns (The Hitler in us): evil and the psychoanalytic situation. *Contemporary Psychoanalysis, 54*(1), 139–151.
Nachtwey, O. (2017). *Die Abstiegsgesellschaft. Über das Aufbegehren in der regressiven Moderne*. Suhrkamp.
Parin, P. (1978). Warum die Psychoanalytiker so ungern zu brennenden Zeitproblemen Stellung nehmen. Eine ethnologische Betrachtung. In H. Dahmer (Hrsg.), *Analytische Sozialpsychologie. Texte aus den Jahren 1910–1980. Band 2* (S. 647–662). Psychosozial-Verlag.
Peglau, A. (2013). *Unpolitische Wissenschaft? Wilhelm Reich und die Psychoanalyse im Nationalsozialismus*. Psychosozial-Verlag.
Rozmarin, E. (2015). A Second Confusion of Tongues: Ferenczi, Laplanche, and Social Life. In *The Legacy of Sandor Ferenczi* (S. 264–273). Routledge.
Sauvant, J.-D. (2012). Gedanken zum Sexualen bei Freud und bei Laplanche. *Zeitschrift für psychoanalytische Theorie und Praxis, 27*(1), 67–85.
Stokoe, P. (2019). Where have all the adults gone? In D. Morgan (Hrsg.), *The Unconscious in Social and Political Life* (S. 1–25). Phoenix.
UNHCR Austria (o. J.). Eine lange Tradition bei der Flüchtlingshilfe. http://unis.unvienna.org/documents/unis/25vic/25years_vic_unhcr_de.pdf (3.11.2023).
Varvin, S. (2016). Asylsuchende und Geflüchtete: ihre Situation und ihre Behandlungsbedürfnisse. *Psyche, 70*(9–10), 825–855.
Varvin, S. (2018). Unser Verhältnis zu Flüchtlingen: Zwischen Mitleid und Entmenschlichung. *Psyche, 72*(3), 194–215. https://elibrary.klett-cotta.de/article/10.21706/ps-72-3-194
Varvin, S. (2023). Die Psychoanalyse und die dritte Position: soziale Umwälzungen und Gräueltaten. *Zeitschrift für psychoanalytische Theorie und Praxis, 38*(2), 159–173.
Vuong, O. (2019). *Auf Erden sind wir kurz grandios*. Hanser.
Weintrobe, S. (2023). *Psychische Ursachen der Klimakrise. Neoliberaler Exzeptionalismus und die Kultur der Achtlosigkeit*. Psychosozial-Verlag.
Zweig, S. (1987). *Die Welt von Gestern. Erinnerungen eines Europäers*. Fischer Taschenbuch Verlag.

Biografische Notiz

Helga Klug, MMag.[a], Dr.[in], arbeitet als Psychoanalytikerin in freier Praxis in Wien und ist als Lehranalytikerin, Supervisorin und Universitätslektorin an der Sigmund Freud Privat-Universität Wien und Berlin tätig. Ihre Forschungsschwerpunkte sind psychoanalytische Gesellschaftskritik, Literatur und Psychoanalyse und Intersubjektivitätstheorien in der Psychoanalyse. Sie verfolgt dabei einen grenzüberschreitenden Diskurs zwischen unterschiedlichen Wissenschaftsdisziplinen.

Mit Paul Parin an den Rand der Utopie reisen

Zur Entstehung der Ethnopsychoanalyse

Christine Korischek

»Ich weiß es schon: Utopien bieten kein Ziel. Sie sind wie Satelliten, die wir selber in Umlauf gebracht haben. Manchmal stürzt einer ab und verglüht. Andere kreisen weiter. Stillstehen können sie nicht. Das ist ihr Gesetz« (Parin, 1978g, S. 255). Mit dieser oft zitierten Beschreibung endet Paul Parin seinen Artikel »Der Knopf an der Uniform des Genossen. Ein ethnopsychoanalytischer Diskurs über die Veränderbarkeit des Menschen«, der 1978 in *Das Kursbuch 53* zum Thema Utopien erschienen ist. Kein Ende ohne Neubeginn, war doch das Zerbersten der Illusion vom »Neuen Menschen«, den Parin während seines Einsatzes als Chirurg bei den Tito-Partisan:innen in der jugoslawischen Befreiungsarmee in der Praxis der »brüderlichen« Kampfgemeinschaft erlebt und erhofft hatte, der Aufbruch zur Ausbildung zum Psychoanalytiker und ein wichtiger Impuls für die spätere Entwicklung der Ethnopsychoanalyse.[1]

Im nun folgenden Beitrag wird der Weg zur Entstehung der Ethnopsychoanalyse, als deren Begründer im deutschen Sprachraum Paul Parin, Goldy Parin-Matthèy und Fritz Morgenthaler angesehen werden, anhand von Spuren in Paul Parins Biografie skizziert. Für diese Darstellung werden aus seinem wissenschaftlichen und literarischen Werk »Schlüsselstellen« herausdestilliert, um zu zeigen, wie die Erfahrungen von gesellschaftlichen Umbrüchen und Krieg den Funken für die Entwicklung der Ethnopsycho-

1 Eine umfassende Darstellung der wissenschaftsgeschichtlichen Entwicklung der Ethnopsychoanalyse hat Johannes Reichmayr in seiner Arbeit *Ethnopsychoanalyse. Geschichte, Konzepte, Anwendungen* (2013) zusammengestellt. Als Grundlagenwerk kann ebenso das Lexikon *Psychoanalyse und Ethnologie. Biographisches Lexikon der psychoanalytischen Ethnologie, Ethnopsychoanalyse und interkulturellen psychoanalytischen Therapie* (Reichmayr et al., 2003) herangezogen werden. Eine Ergänzung und Aktualisierung bietet der Sammelband *Ethnopsychoanalyse revisited. Gegenübertragung in transkulturellen und postkolonialen Kontexten* (Reichmayr, 2016).

analyse in sich tragen. Die Auswahl und Verknüpfung dieser Knotenpunkte aus Parins Leben und Werk folgen einer subjektiven Präferenz der Autorin dieses Beitrags und stellen nur eine der vielen möglichen Narrationen dar. Wie Parin selbst am Beginn seines autobiografischen Erzählbandes *Es ist Krieg und wir gehen hin. Bei den jugoslawischen Partisanen* (Parin, 1991b) festhält, sind seine Erinnerungen im Sinne des Rashomon-Effekts nicht deckungsgleich mit denen der anderen Teilnehmer:innen der Ersten Chirurgischen Mission der Central Sanitaire Suisse bei der jugoslawischen Befreiungsarmee 1944–1945. »Im Drama der Revolution« gibt es keine einfache Wahrheit und sie ist, so wie die Wahrheit hinter den Geschichten des Films *Rashomon* vom japanischen Regisseur Akira Kurasawo, vielschichtig, aber nicht unbestimmt (Parin, 1991b, S. 40f.). Der nun folgende Versuch, eine wissenschaftsgeschichtliche Verknüpfung von gesellschaftspolitischen Ereignissen, den Erfahrungen des »Geschichte-Machers« Paul Parin und die Auswirkung auf seine gelebte psychoanalytische Theorie und Praxis zu skizzieren, kann als ein Mosaikstein im historisch-psychoanalytischen Diskurs gelesen und als Bereicherung des gegenwärtig konstruierten Bildes einer relationalen bzw. intersubjektiven Psychoanalyse, die gesellschaftliche Prozesse mitreflektiert, herangezogen werden.

»Meine wissenschaftliche Arbeit ist immer von unbewussten Faktoren mitbestimmt worden«[2]

Mit diesem Satz beginnt Paul Parin seine »Angaben zum Lebenslauf«, die er 1977 als Einleitung zu einer »Sammlung ethnopsychoanalytischer und gesellschaftskritisch-psychoanalytischer Schriften« verfasst, jedoch damals nicht veröffentlicht hatte (Parin, 1977e, S. 563ff.). In diesem dichten Text verknüpfte er die Einflüsse der soziokulturellen und ökonomischen Hintergründe der mütterlichen und väterlichen Linie seiner Herkunftsfamilie, Macht- und Herrschaftsverhältnisse, in denen er als Gutsherrnsohn aufgewachsen war, mit der eigenen Entwicklung seiner persönlichen Identität, politischen Haltung und seinem Engagement einerseits und seinen Forschungsinteressen andererseits.

Paul Parin war Arzt, Chirurg, Neurologe, Psychoanalytiker, Ethnopsychoanalytiker und Schriftsteller. Er wurde 1916 in der Gemeinde Polzela,

2 Entnommen aus Parin, 1977e, S. 563.

in Slowenien oder in der österreichischen Stadt Graz – »je nach den Erfordernissen der Bürokratie« – geboren und verstarb 2009 in Zürich (ebd., S. 566). Parin wuchs als Sohn eines Großgrundbesitzers auf dem Gutshof Schloss Noviklošter in der damaligen Südsteiermark, ab 1918 Slowenien und Teil Jugoslawiens, in der Zeit zwischen den beiden Weltkriegen mit seiner Schwester und seinem Bruder auf. Er beschrieb den Lebensstil der Familie als »patriarchalisch in der Färbung des österreichischen Landadels, mit Elementen der Ideologie der englischen und französischen Oberklasse« (ebd., S. 565). Die jüdische Herkunft und Tradition spielte im Lebensalltag keine Rolle. In der Familie wurde Deutsch mit österreichischer Einfärbung, manchmal Französisch, nicht aber Italienisch oder Ungarisch gesprochen, obwohl der Vater aus einer Triestiner Großkaufmannfamilie stammte und die Mutter als Tochter des Generaldirektors des Industriekonzerns Ganz-Danubius in Budapest aufgewachsen war. Die gesamte bäuerliche Umgebung sprach Slowenisch. Somit war die Lebensweise seiner Familie einerseits sprachlich, aber auch durch die Klassenschranken »von der Umgebung vollständig abgehoben« (ebd., S. 566). Die Grenzen dieser scheinbar abgeschlossenen Umwelt wurden jedoch durch slowenische Haus- und Gutsangestellte und Landarbeiter geöffnet und Parin erlebte sich als Teil einer »Großfamilie«, die »von zahlreichem Gesinde personell angereichert« war (ebd.). Mit der Etablierung des Guts als landwirtschaftlichen Musterbetrieb konnte die Familie ihren Bekanntenkreis um sozial höherstehende slowenische Landwirte erweitern. Erst ab dem 15. Lebensjahr, mit den politischen Veränderungen in den 1930er Jahren, mit den Reden Hitlers im Radio und der Berichterstattung durch die *Neue Zürcher Zeitung* und *Neue Freie Presse* wurde Parin sich seiner jüdischen Herkunft bewusst und diese begann eine Rolle zu spielen.

In seinem belletristischen Debüt *Untrügliche Zeichen von Veränderung. Jahre in Slowenien* (Parin, 1980b), das 1980 erstmals veröffentlicht wurde, erzählte Parin über den soziokulturellen Raum seiner Kindheit und Jugend und gab in einer dichten Beschreibung die Atmosphäre jener Zeit, unterfüttert mit seinem psychoanalytischen Verstehen und ethnologischen Erfahrungen wieder: die gesellschaftlichen Herrschaftsverhältnisse mit dem Gutsherrn Schweizer Nationalität[3] auf der einen Seite und den armen, ohnmächtigen katholischen Bauern auf der anderen; mit dem Eindringen

3 Der Großvater väterlicherseits hatte für seinen Sohn und dessen Kinder die Schweizer Staatsbürgerschaft erworben.

des Faschismus zu Beginn der 1930er Jahre, welche die »scheinbar festgefügte Welt zu durchdringen begann, um sie schliesslich zum Einsturz zu bringen« (M. Reichmayr, 2019, S. 8). Vier der acht Erzählungen wurden bereits zwischen 1963 und 1967 verfasst, also im Publikationszeitraum der ersten ethnopsychoanalytischen Arbeiten, unter anderem der ersten Monografie *Die Weißen denken zu viel. Psychoanalytische Untersuchungen bei den Dogon in Westafrika* (Parin et al., 1963a).

In seiner Kindheit und Jugend auf Schloss Noviklošter wurden, so Parins persönliche Analyse, zwei Tendenzen geprägt. Einerseits die Neugierde und der Wunsch die »fremdartigen, fremdsprachigen Geschöpfe« der slowenischen Gegenwelt näher kennenzulernen und andererseits eine Empörung und Revolte gegen die schrecklichen Zustände, unter denen die armen Bauern lebten. Damit wäre eine Weichenstellung für seine ethnopsychoanalytische Forschung in diesem Kindheitserleben gelegt. Parin fasste dies wie folgt zusammen: »Ich zögere nicht anzunehmen, dass sich meine ethnologischen Interessen von jener durch Jahre ungestillten Sehnsucht des in vornehmer Distanz erzogenen, recht einsamen Gutsbesitzersohnes nach dem fremdartigen und triebfreudigen Treiben der Slowenen rundherum herleiten« (Parin, 1977e, S. 567). Auch die »Identifikation mit den Ausgebeuteten«, d. h. die »ethische Vorentscheidung« für den Marxisten bürgerlicher Herkunft, sah er darin begründet.

Die Erfahrungsknoten aus Parins Kindheit und Jugend bildeten unbewusste Faktoren, die ihn veranlassten, sich später in seinen theoretischen Schriften zur Psychoanalyse, ethnopsychoanalytischen Publikationen und in den Arbeiten zur psychoanalytischen Technik mit den Anpassungsmechanismen des Ich in seiner sozialen Umwelt zu befassen. Wenn man dem autobiografischen Schriftgut Parins folgt, wird deutlich, dass seine Forschungstätigkeit, beginnend mit der Abschlussarbeit für das Spezialfach Neurologie, »als Versuch zur Überwindung unbewusster Ängste, oder – allgemeiner ausgedrückt – als Versuch zur Überwindung aus dem Unbewussten wirkender Konflikte zu verstehen« sind (ebd., S. 564).

Im weiteren Verlauf dieser Reiserekonstruktion an den Rand der Utopie werde ich auf Parins eigene Erfahrungen, Beobachtungen und Analysen des Ich und seine Bemühungen, sich an die soziale Umwelt anzupassen, zurückkommen. An dieser Stelle soll auf den historischen Überblick und die Zusammenschau von Thomas Kurz verwiesen werden, der festhält, dass Parins Untersuchungen unter anderen auf der Arbeit »Ich-Psychologie und Anpassungsproblem« (1939) von Heinz Hartmann basieren.

Während dieser von einer konstanten, durchschnittlich zu erwartenden Umwelt ausging, machte Parin den Hartmann'schen »Kunstgriff« rückgängig und beschrieb in seinen metapsychologischen Ausführungen, dass das Ich sich mittels identifikatorisch-introjektiver Prozesse auch im Erwachsenenalter an seine sich verändernde soziale Umwelt anpasst und diese zu unbewussten autoplastischen Veränderungen im Ich führen (vgl. Kurz, 2020, S. 13ff.).

Aus seiner Sozialisation und dem Familienleben nahm Parin verschiedene Züge mit, die er für den Beruf des Psychoanalytikers als fördernd beschrieb. Zum einen fühlte er sich keinem Volk oder keiner Volksgruppe zugehörig oder von ihnen abhängig und lehnte jede nationale Bewegung ab. Er erwarb eine Eigenständigkeit, ohne sich an nationale oder religiöse Ideologien zu binden, und wurde nie Mitglied einer politischen Partei. »Eine Nation konnte ›für mich‹, dem human-emanzipiert-bürgerlichen Ideal meiner polyglotten Familie entsprechend nur die ganze Menschheit sein« (Parin, 1977e, S. 567). Durch die Erziehung und seine frühe Auflehnung gegen das Herrschaftsregime seines Vaters, den er mit dem äthiopischen König der Könige Haile Selassie verglich und als absoluten Herrscher beschrieb, und der Konfrontation mit der nationalsozialistisch-faschistischen Umstrukturierung der Gesellschaft und der daraus resultierenden eigenen Erfahrungen rassistischer Anfeindungen in seiner Gymnasialzeit in Graz, hatte er sich früh mit Anpassung und Widerstand auseinanderzusetzen. Seine antifaschistischen Aktivitäten zu jener Zeit beschrieb Parin als Selbstverständlichkeit. Er resümierte dazu: »Wir waren in einer Zeit erwachsen geworden, in der es für junge Menschen ungleich leichter war als später nach dem Krieg, eine entscheidende Wahl zu treffen. Wer einigermaßen wach und lebendig war, musste gegen den aufkommenden Faschismus sein – oder eben dafür. Es war immer eine Wahl ›fürs Leben‹« (Parin, 1991b, S. 53). Er positionierte sich gegen das »Nationale« und für den Kampf gegen unmenschliche Unterdrücker:innen. Seine ethnopsychoanalytischen Forschungen sah er als einen späteren Versuch zu beweisen, dass die Existenz eines »Nationalcharakters« nicht nötig sei, er vielmehr mittels ökonomischer, historischer und tiefenpsychologischer Faktoren analysiert werden könne (Parin, 1977e, S. 568).

Während seines Medizinstudiums in Zagreb 1937/1938, in Graz und in Zürich in der Zeit nach 1938 fand er sich in verschiedenen Gruppen, in denen über das Zeitgeschehen und ihre Ideen diskutiert wurde. Während er in den politisch-marxistischen Diskussionskreisen Freud'sche Ansichten einbrachte, argumentierte er in den bürgerlich-intellektuellen Student:innengruppen marxistisch. Damit erprobte Parin intellektuell die Dialektik von Gesellschaft und Individuum schon während seiner jungen Erwachsenenzeit. In dieser vom Weltkrieg umringten Lebenswelt konstituierte sich für ihn die Entscheidung für den Marxismus und die Psychoanalyse (ebd., S. 569).

Aufgrund seiner jüdischen Herkunft musste er 1938 in die Schweiz emigrieren. »In Zürich fand sich vieles zusammen«, brachte er es auf den Punkt (ebd., S. 568). Er lernte seine spätere Lebensgefährtin Liselotte Goldy Matthèy kennen, die sich als Freiwillige im Sanitätsdienst der Internationalen Brigaden im spanischen Bürgerkrieg engagierte und nach dessen Ende nach Zürich kam. Ihr Freundeskreis bestand aus deutschen politischen Emigrant:innen und aufgrund des Nationalsozialismus in die Schweiz zurückgekehrten Auslands-Schweizer:inen. Es war eine »vertrackte Lebenslage«, mit einem aufgezwungenen doppelten Bewusstsein. Man traf sich unter anderem im Café Select und genoss mit Gleichgesinnten bitter-süßen Alicante, billigen Wein und das Leben, während draußen, »rund um alle Grenzen das Grauen, die siegreichen Nazis«, immer präsent waren. Parin beschrieb diesen Zustand damit, dass die Person in zwei Teile zerfällt: »eine, die normal (ist das normal?) weiterlebt, fröhlich, zufrieden […] und eine andere, die etwas tun will, Einhalt gebieten, kämpfen, solidarisch mit dem Leben, das allen gehört« (Parin, 1991b, S. 43). Die Teilnahme an der klandestin organisierten Ersten Chirurgischen Mission der Central Sanitaire Suisse bei der jugoslawischen Befreiungsarmee 1944–1945 gemeinsam mit Goldy Matthèy, ihrem Bruder Gustl und vier weiteren Chirurgen war für Paul und Goldy Parin-Matthèy ihre »Patentlösung«, die sie aus der damaligen »vertrackten Lebenslage« herausführte. Sie waren die, die damals Geschichte »gemacht« haben, »nicht bewusstlos, sondern bewusst an einem Stück revolutionärer Geschichte teilgenommen« haben (ebd., S. 40). Nach dem Ende des Krieges kehrten sie im Rahmen der Schweizer Nachkriegshilfe ein zweites Mal nach Jugoslawien zurück, um eine Poliklinik in Prijedor aufzubauen. In dieser Zeit musste die Utopie eines »Neuen Menschen«, die sie in der »brüderlichen« Partisan:innengemeinschaft erfahren hatten, der Realität der stalinistischen Umformung der Partisan:innenbewegung Platz machen und die Weichen für den Weg zur Psychoanalyse wurden gestellt. Sie sollte von da an als eine Form der Weiterführung des revolutionären Kampfes gegen Unterdrückung und Aufklärung von Macht- und Herrschaftsverhältnissen dienen. Damit wurde ein neuer Satellit in seine Umlaufbahn gebracht.

»Vielleicht wäre die Ethnopsychoanalyse nie von uns entwickelt worden, hätte der grausame Krieg gegen den Okkupanten die jungen Partisanen nicht so tief betroffen«[4]

Das Auftreten der »Partisanenkrankheit«, die Parin während seines Einsatzes als Chirurg bei der ersten Mission 1944/45, der Chirurgisch-orthopädischen Mission der Centrale Sanitaire Suisse in Zagreb 1945/46 und der Schweizerspende-Mission in der Poliklinik in Prijedor 1946 beobachtet und dokumentiert hatte, war Inhalt seiner ersten psychoanalytischen Publikation. Er verfasste den Text nach seiner Rückkehr nach Zürich 1946 und schicke diesen an seinen späteren Lehranalytiker Rudolf Brun. In einem Brief vom 29. Dezember 1946 erklärte Brun die Arbeit »als einen der wertvollsten Beiträge [...], die in den letzten 10 bis 20 Jahren über Kriegsneurosen geschrieben wurden« und empfahl neben einer Veröffentlichung in der Zeitschrift *Schweizer Archiv für Neurologie und Psychiatrie* auch einen Gastvortrag in der Schweizerischen Gesellschaft für Psychoanalyse zu halten (Parin, 2021, S. 278). Am 1. März 1947 referierte Parin über »Die Kriegsneurose der Jugoslawen« und seine »vortreffliche« Arbeit fand auch bei Oskar Pfister und anderen Anklang.

Parin begann die Ausführungen über die Partisan:innenkrankheit, die aufgrund ihrer Häufigkeit und des epidemischen Auftretens als ein ernstes wehrmedizinisches Problem gesehen wurde, mit einer detaillierten Wiedergabe eines Anfalls, den er am 4. August 1945 auf der Donaufähre Beograd-Pančevo beobachtet hatte. Ein junger Mann in Uniform der jugoslawischen Armee geriet in eine Art Trancezustand, in dem er nicht bewusst und ansprechbar war, warf sich plötzlich auf den Boden und führte Handlungen aus, wie sie im Kampfgeschehen gebraucht wurden, z. B. in Deckung gehen, eine Handgranate werfen, mit dem Maschinengewehr schießen, Rufe an die Kamerad:innen etc. Als der neun Minuten dauernde Anfall vorüber war, hatte der Betroffene keine Erinnerungen daran und glaubte, geträumt zu haben (Parin, 1948a, S. 31f.). Insgesamt hatte Parin etwa 200 Anfälle beobachtet und beschrieb vier Krankengeschichten von Betroffenen. In seinen Ausführungen stellte er Daten zu Alter, Geschlecht, Ethnie und dem soziokulturellen Kontext der von der Partisan:innenkrankheit betroffenen Personen zusammen. Das häufigste Erkrankungsalter lag zwischen 17 und 22 Jahren, wobei der Anteil an

4 Entnommen aus Parin, 1991b, S. 194.

Männern und Frauen etwa gleich verteilt war. Außer den Slowen:innen waren alle Nationen der Jugoslaw:innen vertreten. Für das Ansehen und die Unterstützung der Partisan:innenbewegung durch die bäuerliche, religiös-moralische Bevölkerung war es wichtig, dass strenge Sitten mit einem Sexualverbot herrschten, denn nur so waren Eltern bereit, ihre Söhne und Töchter mit den Partisan:innen ziehen zu lassen. Die Patient:innen zeigten eine mittlere bis gute Intelligenz und stammten fast durchweg aus Bauern- oder Landarbeiterfamilien und wurden von Parin daher als »primitiv« in Bezug auf ihre Bildung beschrieben. Die Anfälle traten erst auf, wenn sich die Personen im Hinterland befanden oder auf befreitem Gebiet, nicht jedoch an der Front oder im Kampfgebiet.

In seinem Versuch einer psychodynamischen Deutung »dieser epidemischen Form der Kriegshysterie« verwies Parin darauf, dass Menschen meist aufgrund brutaler Zerstörung von Familie und Heimat und unmittelbarer Lebensbedrohung gezwungen waren, sich den Partisan:innen anzuschließen und »in den Wald« zu gehen. Alle Triebenergie war somit auf den Kampf, auf die reale Notwendigkeit des Angriffs, der Verteidigung und Erhalt des Lebens gerichtet. »Die genitale Libido stieß auf Versagung«, folgerte Parin, da in den Partisan:inneneinheiten ein strenges Sexualverbot herrschte, Liebesbeziehungen nicht geduldet und sogar mit dem Tod bestraft wurden (ebd., S. 39). Diese psychische Situation sei sonst nur mit einer akuten Kastrationsangst vergleichbar. Andererseits konnte die Anerkennung bei Mitkämpfer:innen etwa im Kampfeinsatz eine narzisstische Zufuhr bieten. In der Folge grenzte Parin die Partisan:innenkrankheit von anderen Kriegsneurosen ab und kam zur Annahme, »dass sich in den Kampfgemeinschaften ein neues Über-Ich mit neuem Inhalt« ausgebildet habe (ebd., S. 40). Es komme zu einer Umgestaltung des vorhandenen, in der Zeit der Auflösung des Ödipuskomplexes ausgebildeten Über-Ich, hin zu einem Massen-Über-Ich. Dieses ist gekennzeichnet durch die Identifikation mit den Mitkämpfer:innen, die Identifikation mit dem leidenden und zu befreienden Volk, und richtet sich nach den wenigen strengen Ge- und Verboten, die von der militärischen und politischen Führung gefordert wurden. Die Hauptinhalte dieses Massen-Über-Ich waren ein völliges Sexualverbot, »äußerste Kameradschaft, inklusive Aufhebung des Eigentumsrechts innerhalb der Kampfgemeinschaft und schrankenlose Bereitschaft sich füreinander aufzuopfern, und Heldenhaftigkeit« (ebd.). Libidinös wurde es durch zielgehemmte homo- und heterosexuelle Triebe gespeist. Die Aggression wurde nicht gehemmt, jedoch in eine Richtung gewiesen und gegen das Ich gerichtete aggressive Impulse fanden in der Selbstaufopferung ihre Abfuhr.

Wenn die Partisan:innen aus der Kampfzone weg, ins jugoslawische Hinterland und in geordnete Verhältnisse gebracht wurden, kam es zum Ausbruch der Kriegsneurose aufgrund der plötzlichen Libidostauung (ebd., S. 41). Die Konfrontation des Verlusts von Familienangehörigen, langer Trennung und Entfremdung, der Blick in eine unsichere Zukunft und aufkommende sexuelle Gefühle für gleichaltrige Kammerad:innen bei gleichzeitig strengem Sexualverbot mussten verdrängt werden, um dann in den unbewussten Inszenierungen eines Sturmangriffs die Lösung der chronischen Angstsituation darzustellen: »zurück in den Kampf, zusammen mit den vertrauten Genossen und Genossinnen, ausgesetzt den Gefahren des Krieges, aber geborgen vor der ungewissen Zukunft und geschützt vor verbotenen Wünschen, geschwisterlich im gleichen Schicksal« (Parin, 1991b, S. 192). Die Aussicht auf Rückkehr zur eigenen Kampfgruppe hatte eine heilende Wirkung und die Anfälle hörten auf. Parin resümierte:

> »Wenn man die Psychologie beiseitelässt und die Epidemie der Partisanenkrankheit politisch analysiert, ist sie Ausdruck eines antagonistischen Widerspruchs. Ein richtiges Leben gibt es im Befreiungskampf, in der Solidarität mit dem ganzen Volk, in der Utopie. In der zivilen Gesellschaft widersprechen soziale und wirtschaftliche Gegebenheiten den individuellen Bedürfnissen und drängen sich auf. Die Utopie muss einem Kompromiss weichen. Ist das die Kehrseite jenes seltenen Sieges einer Revolution?« (ebd., S. 195).

Die tiefgreifenden Veränderungen in der Partisan:innenbewegung, die nach dem Ende des Befreiungskampfes rasch um sich griffen und die Verknüpfungen der Fäden des inneren Knopfes der Genoss:in, ihren von den Eltern bzw. Großeltern übernommenen, im Über-Ich des Individuums wirkenden patriarchalischen Moral- und Wertvorstellungen mit den äußeren sichtbaren Fäden einer unhinterfragten Unterordnung unter Autoritäten und ideologischen Forderungen, waren Beweggründe für Parin, diese Kehrseite des revolutionären Sieges mit den Mitteln der Psychoanalyse verstehbar zu machen.

In seinem Vortrag »Kurzer Aufenthalt in Triest oder Koordinaten der Psychoanalyse« (Parin, 1986b), den Parin am 5. Dezember 1985 in Triest beim internationalen Kongress »Triest – Kultur der Psychoanalyse. Historische Bilanz« hielt, berichtete er von seiner Reise im Juni 1946 von Prijedor in Nordbosnien über Belgrad, Ljubljana, Triest, Mailand nach Zürich, um eine Stelle als Assistenzarzt an der Neurologischen Universitätspoliklinik in Zürich anzutreten und sich zum Psychoanalytiker ausbilden zu lassen. Seine Motivation war keine geringere als die Überzeugung, dass im wissenschaftlichen Studium des Menschen die Möglichkeit liege, »die Gründe katastrophaler politischer Entwicklungen zu erforschen, um solches Unheil in Zukunft womöglich zu verhindern« (ebd., S. 285).

In seiner Reisebeschreibung überschritt er nicht nur nationale und kulturelle Grenzen, sondern schilderte eigene, wechselnde innerpsychische Erfahrungen in einer verdichteten, mit- und nacherlebbaren Weise. Das Eingebundensein in eine »richtige Brüderhorde«, Teil einer Gruppe von Ärzt:innen und Pflegepersonal zu sein, die ohne Chef und hierarchischer Struktur in der Poliklinik in Prijedor arbeiteten und den regen Andrang von Kranken aus den umgebenden Bergen versorgten. Die Erfahrung des »sozialen Todes« durch die Trennung von der Gruppe, »wenn die gewohnten Bindungen zerbrechen, Zuwendung, Achtung oder Furcht, die man eingeflößt hat, auf einmal hinschwinden« (ebd., S. 282). Die Analyse von Zwangsvorstellungen und den Wunsch nach Regression und Geborgenheit in der »mütterlichen Gemeinschaft«, die während seines Entscheidungsprozesses, alleine die Reise zurück nach Zürich und zur Psychoanalyse anzutreten, aufgetreten sind, ließ Parin feststellen:

> »Nur der aktive Verzicht auf das Gefühl emotioneller Geborgenheit macht Psychoanalyse möglich. Keine Analyse kann gut gelingen, wenn der Patient oder die Patientin im Analytiker – der doch da ist, um *jede* psychische Äußerung infrage zu stellen – die mütterliche Atmosphäre, die er braucht und sucht, vom gleichen Gefühl beantwortet findet« (ebd., S. 288).

Auf dieser Reise ohne Marschbefehl und gültigen Pass musste Parin sich in dieser anomischen, vom Chaos bestimmten Nachkriegswelt jeden Augenblick auf neue Situationen, Menschen und legale und illegale Lösungen einlassen. Diese besondere Stimmung auf der Reise, ohne Pass Grenzen überschreiten zu können, setzte er in Bezug zu seinem Erleben als Analytiker in »guten Analysestunden« und sprach von der »manischen Allmacht« der Analytiker:in, wenn die Grenze zum Unbewussten überschritten werden konnte (ebd., S. 292). In der Analyse bedarf es des »leidenschaftlichen Mitgefühls« und der »emotionellen Offenheit«, aber auch der kritischen Distanz und wissenschaftlichen Abstraktion. An diese Feststellung anknüpfend, konstatierte Parin die Entstehung der Psychoanalyse an der Grenze zweier Kulturen. Er schrieb:

> »Der Wechsel von der östlichen Kultur, die noch dazu in einem revolutionären Wandel begriffen war, zur westlichen, der ich zustrebte, brachte mich im Verlauf der Reise der Psychoanalyse nicht nur geographisch näher. Sie ist nicht zufällig an der Grenze dieser Kulturen entstanden« (ebd., S. 293).

Psychoanalyse als eine Wissenschaft und therapeutische Praxis, die von einem Emigranten begründet wurde, war von Beginn mit dem Spannungsfeld der Anpassungsleistung an die Aufnahmegesellschaft und dem Bestreben, diese nach den mitgebrachten Idealen zu verändern, konfrontiert. Die Brücke über diesen »Abgrund der Anomie« sah Parin im »Mitgefühl für das tragische Schicksal der Bedrängten« (ebd., S. 283).

Ein weiterer zentraler Aspekt in seiner Schilderung über den »kurzen Aufenthalt in Triest« war die Reflexion über das Fremdsein, seine eigene Erfahrung, aber auch deren Bedeutung für die Psychoanalyse. Parin stellte fest, dass es in dieser Stadt nötig sei, »das Fremde zu verstehen, denn es ist immer vorhanden, nach außen, zwischen den Menschen und in ihnen selber« (ebd., S. 303). Er selbst war der Fremde, aber auch der Unabhängige, der seine soziale Rolle leicht verändern konnte: vom reichen Fremden mit einem Bündel Lira-Noten, zum Übersetzer für die Neuseeländische Armee, ein harmloser Schweizer Bürger, Antifaschist und Feind, ein hungriger junger Mann, ein Kaufmann, also einer jener, wie sie immer schon für Geschäfte in die Stadt gekommen waren. In der Psychoanalyse, so Parin, machte sich Freud durch das Setting, in dem er sich hinter die Couch setzte, »zum Fremden seiner Analysanden« und sie erwies sich sogleich als Instrument einer radikalen Kulturkritik, denn: »Wer ihr folgen wollte, musste imstande sein, die eigenen kulturspezifischen Vorurteile und Illusionen infrage zu stellen und sich als subversiver Geist gegen die etablierten Werte seiner Kultur [zu] erheben« (ebd., S. 305). Analytiker:innen sind in ihrer Gesellschaft daher »Subversive«, die sich dem Motto Freuds in *Die Traumdeutung* verschrieben haben, »wenn ich die Herrschenden nicht beugen kann, werde ich die aufrühren, die da unten sind« (ebd., S. 283). Wenn Analytiker:innen in der Emigration oder als kulturelle Außenseiter:innen leben, so sind sie »doppelte Fremde«, damit jedoch eher dazu in der Lage, ihre Analysand:innen zu verstehen und gute Analysen zu führen. Ein Anschluss der Psychoanalyse-Subkultur an andere Institutionen wie etwa an eine Universität oder pädagogische oder psychiatrische Einrichtungen sah Parin jedoch als unfruchtbar: »Vielmehr verträgt es diese Wissenschaft nicht, dass ihre Träger im Einklang mit den illusionären Wert- und Zielvorstellungen leben, die jede Institution hat und die sie pflegen muss, um als solche zu bestehen« (ebd., S. 306). Und er kommt am Ende seines Vortrages zum Schluss, dass die wichtigste Aufgabe der Psychoanalyse darin liege, »die Folgen von Unterdrückung der Seele zu überwinden« oder mit den Worten von Goldy Parin-Matthèy: »Für mich war die Psychoanalyse die Fortsetzung der Guerilla mit anderen Mitteln« (ebd., S. 309).

Der Aufbruch nach Afrika und die vergleichende Psychoanalyse

Parin nannte es einen »faulen Trick«, »einen fragwürdigen Kunstgriff«, seiner

> »Utopie mit dem zu Leibe zu rücken, was man Ethnopsychoanalyse genannt hat. Mit ihr wird der Einzelne in seiner Gesellschaft untersucht, psychische Entwicklung und geschichtliche Veränderung, konservatives Beharren und stürmische Umwälzungen, ökonomische Basis und Überbau, kurz, die ›Beziehungen und Verhältnisse‹ des Menschen und er selber, den wir gerne anders hätten« (Parin, 1978g, S. 249).

Das, was »faul« daran sei, wäre von einem moralischen Standpunkt betrachtet, dass das Handeln gegen das Forschen, »die Veränderung der Geschichte gegen die Entzifferung von Geschichten« eingetauscht wurde und ferne Länder bereist werden anstelle im eigenen handelnd aktiv zu sein (ebd.). Über diesen Umweg der ethnopsychoanalytischen Forschung kam Parin jedoch zum Schluss: »Es ist nicht die Natur des Menschen. Die Gesellschaft macht beides, den Fortschritt und die Hemmung. Die Widersprüche sind im Menschen drin. Darum muss er sich verändern, ob er will oder nicht« (ebd., S. 249f.).

Die biografischen Knotenpunkte und Schlüsselstellen aus Kindheit und Jugend und die Erfahrungen des Krieges verknüpfen und verweben sich in der vergleichenden Psychoanalyse, wie die Parins und Morgenthaler ihre

Forschungen mit Menschen in Westafrika zunächst bezeichneten, wobei die Frage nach dem Menschen und seiner Verstrickung im soziokulturellen Kontext als Leitmotiv immer deutlicher hervortrat. Mit den Worten Parins: »Der innere Knoten, dessen Verschlingungen wir heute recht gut kennen und mitunter zu lösen wissen, hängt nicht in der Luft; die Schnüre, die ihn bilden, gehen durch, verbinden den Menschen zäh mit anderen Menschen, mit der gesellschaftlichen Umwelt« (ebd., S. 248).

Paul Parin, Goldy Parin-Matthèy und Fritz Morgenthaler lebten als »Mini-Ethnie« (Herzog, 2023) in Zürich und führten ab 1952 als Psychoanalytiker:innen eine Gemeinschaftspraxis am Zürichsee, mit der Anschrift Utoquai 41. Auf den Widerspruch im Leben der Psychoanalytiker:innen wiesen sie immer wieder hin. Einerseits sind sie angepasst an die Gesellschaft, in der sie als Privilegierte leben, und gleichzeitig sind sie »heimlich Subversive«, die die gesellschaftlichen Machtverhältnisse in der täglichen »Wühlarbeit« in den analytischen Sitzungen attackieren (Parin & Parin-Matthèy, 1983j, S. 91).

Um der Enge der Züricher Lebenswelt in den 1950er Jahren zu entkommen und sich eine Midlife-Crisis zu ersparen, wie Paul Parin in der Filmdokumentation *Mit Fuchs und Katz auf Reisen* (Pletscher, 1997) schmunzelnd erzählte, begannen sie ihre Afrikareisen, die später zu Forschungsreisen wurden. Während sie in den beiden ersten mit einer Interviewmethode arbeiteten und in ihren Auswertungen angelehnt an Wilhelm Reichs charakteranalytischen Studien vorgegangen waren, kam die psychoanalytische Gesprächstechnik erst mit dem Aufenthalt bei den Dogon in Mali vom Dezember 1959 bis Mai 1960 zur Anwendung in ihrer ethnologischen Feldforschung. Dass sie bei den ersten Reisen in den Interviews von eurozentrischen und kulturalistischen Vorurteilen ausgegangen waren, wurde ihnen zunehmend bewusst (Parin, 1981a, S. 417).

In den Ergebnissen der afrikanischen Forschungsreisen war die Ausarbeitung und zunehmende Differenzierung der von Parin später als Ergänzung der psychoanalytischen Metapsychologie zusammengefassten Anpassungsmechanismen enthalten. In der Analyse der Kriegsneurosen der Jugoslawen stellte die Umarbeitung des Über-Ich in eine Form des Massen-Über-Ich einen wesentlichen Aspekt dar. Bereits in der ersten Publikation über die Afrikareise vom Dezember 1954 bis April 1955 mit dem Titel »Charakteranalytischer Deutungsversuch am Verhalten ›primitiver‹ Afrikaner« (1956a) beschrieben Parin und Morgenthaler das »Clangewissen«, das durch die Zugehörigkeit zu einem Clan, einer Gemeinschaft, erzeugt werde. »Der Unterschied zu unserem Gewissen besteht im sozialen Charakter des Clangewissens; es ist nämlich nur innerhalb von dieser einzigen Sozietät gültig, und die Trennung von dieser Sozietät hebt seine Wirkung auf« (Parin & Morgenthaler, 1956a, S. 144). Der Anpassungsmechanismus des »Gruppen-Ich« wurde von den Parins und Morgenthaler erstmals 1963 in der Ethnografie *Die Weißen denken zu viel* (Parin et al., 1963a) über die Forschung bei den Dogon in Mali erklärt, 1971 in der Monografie *Fürchte deinen Nächsten wie dich selbst* (Parin et al., 1971a) über die psychoanalytische Forschung bei den Agni aufgegriffen und auch für diese matrilinear strukturierte Gesellschaft beschrieben. »Unter Gruppen-Ich verstehen wir (a) eine für das ganze Ich gültige, besondere Funktionsweise und (b) eine Reihe besonderer Ich-Funktionen, die auf die Mitwirkung einer Gruppe angewiesen sind, um suffizient zu sein und zu bleiben« (ebd., S. 631). Dass dieses Gruppen-Ich auch bei Europäer:innen zu finden ist, demonstrierten sie am Beispiel eines Gelehrten, der in der Diskussion und beim wissenschaftlichen Austausch eine Befriedigung aggressiver und libidinöser Wünsche erfahren kann, »die nur ›neutralisiert‹ und nur unter diesen Bedingungen in sein Ich Einlass finden können« (ebd., S. 632). Die »Identifikation mit der sozialen Rolle« wurde als dritter Anpassungsmechanismus von Parin differenziert herausgearbeitet und war ebenso bereits in den ethnopsychoanalytischen Schriften ausgeführt.

Im Artikel »Das Ich und die Anpassungsmechanismen« (Parin, 1977a) brachte er die Beobachtungen aus den ethnopsychoanalytischen Untersuchungen in die gesellschaftliche Realität der Analysand:innen und Analytiker:innen und in den psychoanalytischen Diskurs ein. Die Anpassungsmechanismen beschrieb er als Stabilisatoren für die Ich-Organisation in einer sich nicht verändernden sozialen Umgebung. »Sie funktionieren automatisch und unbewusst, und sie gewährleisten einen relativ konfliktfreien Umgang mit ganz bestimmten gesellschaftlichen Einrichtungen« (ebd., S. 174). Parin brachte es auf den Punkt, wenn er den Unterschied zwischen Abwehr- und Anpassungsmechanismen zusammenfasste: »Abwehrmechanismen erfordern Energie (eine Gegenbesetzung), um das Ich von Triebansprüchen zu befreien, während Anpassungsmechanismen das Ich von dieser Aufgabe entlasten« (ebd.). Sie sind ein direkter Ausdruck des Eingriffs der sozialen Umwelt in die Ich-Struktur und bleiben ein Leben lang sozialen Kräften unterworfen. Am Ende des Beitrags hielt Parin fest, dass die Möglichkeiten der Anpassung in extrem entfremdeten sozialen Situationen nicht mehr gegeben sind. Das, was die Analyse zu erreichen versuche, sei

»dem Ich einen Verzicht auf seine unbewusst funktionierenden Anpassungsmechanismen zu ermöglichen, damit es zu einer aktiven Veränderung seiner sozialen Lage fähig wird. Das aktive Streben nach einer Veränderung unerträglicher sozialer Verhältnisse ist nicht nur eine ethische Forderung oder Folge einer politischen Entscheidung; dieser Kampf um ein besseres Leben ist auch eine unersetzliche Funktion des Ich« (ebd., S. 198).

Ethnopsychoanalyse: ihr Mythos und ein »Körnchen Wirklichkeit«

Paul Parin beendete seine Erzählungen *Es ist Krieg und wir gehen hin. Bei den jugoslawischen Partisanen* (1991b) nicht mit Bitterkeit oder Enttäuschung:

> »Es ist der beste Teil unseres Lebens geblieben, soziale und menschliche Verhältnisse mit der Neugier des Forschers zu durchleuchten, der Unterdrückung und Ausbeutung entgegenzutreten; befriedigt, dem eigenen Gewissen zu folgen, die Solidarität mit Gleichgesinnten genießend, können wir die vielen Fehlschläge und Niederlagen leicht verkraften. Ob das verrückt oder normal zu nennen ist? *Ne smeta*, einerlei. Wo ist im Alltag für uns der richtige Ort? Den hat uns einmal ein Mythos zugewiesen« (Parin, 1991b, S. 268).

Die Schweizer Ärzt:innen wurden von den Partisan:innen in ihren Gesängen über die epischen Helden der Freiheitskämpfe der Crna Gora hinzugefügt und in endlosen Wiederholungen besungen: »[A]us fernem Land, mit Mut im Kampf, solidarisch mit den Verwundeten, pflegen sie die Leidenden, tragen sie mit den eigenen Händen, betten die Leiber, unsere Helden Ärzte« (ebd., S. 269). Das »Körnchen Wahrheit« im Heldenmythos war die Tatsache, dass die Ärzt:innen aufgrund von Personalmangel die Patient:innen selbst in den Operationssaal und zurück zum Bett gebracht haben.

Es war Krieg: Elend, Hunger, Blut, Eiter, Gestank, Schmerz. Leben und Tod waren nur einen Atemzug voneinander entfernt. Den materiellen und seelischen Leiden und der Zerstörung stellte Parin sein Gefühl gegenüber, dass »es doch gut und schön und richtig« für ihn war und er verweist an dieser Stelle darauf, wie ähnlich er dies auch während der Forschungsreisen in Afrika erlebt hatte: »in dem unglücklichen Kontinent fühlten wir uns glücklich« (ebd., S. 41). Die Erfahrung, dass im Krieg manche gesellschaftlichen Probleme deutlicher hervortreten als in ruhigen Zeiten (ebd., S. 33), mag ihn und seine »Mini-Ethnie« dafür geschult und sensibilisiert haben, die gesellschaftlichen Strukturen in den Gesprächen mit einzelnen Individuen bei den Dogon und Agni in Westafrika herauszuarbeiten. Aus dem Buch *Die Weißen denken zu viel. Psychoanalytische Untersuchungen bei den Dogon in Westafrika* (Parin et al., 1963a) wurde in der Rezeption der 1968er Protestbewegung und der Neuen-Linken in den 1970er und 1980er Jahren ein »Kultbuch«. Es wurde beinahe zu einem Mythos stilisiert (Parin & Parin-Matthèy, 1993c, S. 30). Das Interesse an anderen Formen der Gemeinschaft, Erziehung und Sozialisation brach den ethno- bzw. eurozentrischen Blick auf »primitive« Afrikaner:innen auf, wobei das Buch über die Dogon eine der ersten Untersuchungen war, in der afrikanische Menschen frei über sich sprachen. Als Kultbuch »musste« man es als Student:in jener Zeit in Westdeutschland kennen und gelesen haben. Die Parin-Morgenthaler'sche-Brüdergemeinde vom Utoquai 41 wurde sowohl zum Ideal als auch Mythos für so manche linke Intellektuelle.

Als Beispiel einer Kritik an der ethnopsychoanalytischen Forschung der Zürcher Schule sei an dieser Stelle auf die Arbeit von David Signer *Konstruktionen des Unbewußten. Die Agni in Westafrika aus ethnopsychoanalytischer und poststrukturalistischer Sicht* (Signer, 1994) hingewiesen. Er konfrontiert die Ethnografie über die Agni mit theoretischen Ansätzen des Strukturalismus und Poststrukturalismus sowie mit postmodernen Diskussionen und zeigt Möglichkeiten der Dekonstruktion des ethnopsychoanalytischen Ansatzes auf.

Die ethnopsychoanalytischen Schriften der Parins und von Morgenthaler geben immer wieder Anlass für kritische Auseinandersetzung und Diskussion, ob und in welcher Form sie eurozentrische Vorurteile enthalten und perpetuieren würden oder diese von ihnen überwunden werden. Wenn man die Veröffentlichungen über die afrikanischen Forschungsreisen nach ihrer Entstehung chronologisch sichtet, ist nachvollziehbar, wie der »weiße Fleck« des Forschers und seine Vorurteile hinterfragt und Gegenstand der Reflexion wurden. In den frühen Publikationen zur vergleichenden Psychoanalyse ging Parin noch von einer Einheitlichkeit der »afrikanischen Mentalität« aus und kam durch charakteranalytische Deutungsversuche zum Bild des »Sancho Panza-Charakters«, dem er drei

Haupteigenschaften attestierte: »eine ausgesprochene Oralerotik, Gutmütigkeit und eine auf die konkrete Befolgung des Lustprinzips gerichtete Vernunft« (Parin, 1961c, S. 263). Unschwer zu erkennen, dass diese Charakterisierung einem Stereotyp über »den« afrikanischen Menschen, eingefärbt von einer idealisierenden Sicht des »edlen Wilden«, noch nahestand. Der Wunsch, den »Nationalcharakter« durch die Untersuchungen zu widerlegen, scheint hier noch nicht zum Tragen gekommen zu sein. Wie Hubertus Büschel (2021) in seiner historisch-kritischen Darstellung der Anwendung des Rorschach-Tests in der ethnologischen und ethnopsychoanalytischen Forschung aufzeigte, waren die von Parin-Matthéy durchgeführten Rorschach-Untersuchungen bei den Dogon und Agni ein Versuch, mittels dieser, von ihr als »Röntgenbilder der Seele« bezeichneten, projektiven Testungen einen Aufschluss über das Seelenleben der Proband:innen zu erhalten. Diese »zutiefst europäische Idee und bis in die letzte Faser im Karton seiner Tafeln imprägniert von europäischer Materialität, verflochten mit dem aufklärerisch positivistischen Glauben, dass – wenn man sich an die strikten Vorgaben des Verfahrens hielt – der Test ungeahnte Einblicke in die Tiefen der menschlichen Psyche freilegen könnte«, zeigt einen Punkt auf, in dem die Zürcher-Gruppe – wie viele andere renommierte Ethnolog:innen jener Zeit – den Menschen in Westafrika mit einem kulturzentristisch geprägten Wissenschaftsblick begegneten (Büschel, 2021, S. 132). Parin konfrontierte sich mit seinen ethnozentrischen »weißen Flecken«. In seinen wissenschaftlichen und literarischen Schriften legte er den Reflexionsprozess offen und diese können damit auch als Dokumente der persönlichen Entwicklung eines Forschers im Hinblick auf seine eigene »ethnozentrische Selbstaufklärung« gelesen werden (vgl. Parin, 1985a, 2005a). Für mich sind sie damit eine didaktische Bereicherung für die Ausbildung und gleichermaßen Inspiration für die klinische Arbeit als Psychoanalytikerin. Sie regen dazu an, sich immer wieder seinen persönlichen ethno- und kulturzentristischen Denk- und Wahrnehmungsweisen zu stellen und eine offene kritische Haltung in Bezug auf Theorie und Praxis der Psychoanalyse zu erarbeiten. Eine Stelle aus der Monografie *Fürchte deinen nächsten wie dich selbst. Psychoanalyse und Gesellschaft am Modell der Agni in Westafrika* (Parin et al., 1971a) soll als Beispiel herangezogen werden. In ihren Überlegungen zur Verwandtschaftsordnung der Agni verwies die Zürcher-Gruppe auf unsere europäisch kulturell geprägte Konzeption von Familie und stellte ihr die Beschreibung der Lebensrealität der Agni gegenüber. Sie schrieben:

> »Die Familie, das wichtigste soziale System, das das Volk der Agni zusammenhält, ist krank, ist zerfallen und dekadent. Die unerhörten Gegensätze und Spannungen, die jeder matrilinearen Sippenordnung innewohnen, haben sich derart verstärkt, dass keine Hoffnung mehr bleibt. Das ganze Gesellschaftsgefüge muss zerbrechen. Die Agni sind kranke und elende Leute« (Parin et al., 1971a, S. 195f.).

Das zu lesen schockiert und empört. Wie können die Forscher:innen eine ganze Ethnie als »krank« beschreiben? Aber schon im folgenden Absatz kommt eine Auflösung:

> »Zu dieser Feststellung könnte man kommen, und die meisten Europäer, welche die Agni kennengelernt haben, würden uns recht geben. [...] das heißt, dass wir von einer falschen Voraussetzung ausgegangen sind. Unsere Voraussetzung war, dass die Agni eine Familienorganisation haben, die der unseren gleicht. Demgegenüber möchten wir einen anderen Standpunkt einnehmen. Wir lassen den Begriff der Familie, wie die Agni ihn haben und so wie wir ihn haben, ganz fallen und sagen: Die Agni leben in einem Gesellschaftsgefüge, das die Person gleichzeitig mehreren sozialen Systemen oder funktionellen Einheiten zuteilt« (ebd.).

Genau hier verorte ich die Bedeutung und Relevanz der ethnopsychoanalytischen Forschungen der Zürcher-Gruppe für den psychoanalytischen Diskurs zur Frage der Dialektik von Individuum und Gesellschaft. Mit dem Vergleich des Ausgangs des ödipalen Konflikts bei den Dogon, den Agni und Europäer:innen, der Ausarbeitung der Anpassungsmechanismen (Clangewissen, Gruppen-Ich und Identifikation mit der sozialen Rolle), den Erklärungsversuchen über das Entstehen der menschlichen Aggression oder mit der Schrift zur psychoanalytischen Technik »Gesellschaftskritik im Deutungsprozess« (Parin, 1975a) setzte Parin wichtige Anregungen zur kritischen Diskussion etwa in der sich neu etablierenden psychoanalytischen Community in Deutschland nach dem Zweiten Weltkrieg (vgl. Herzog, 2023; Parin, 2021). Die Historikerin Dagmar Herzog weist darauf hin, dass in den Schriften der Zürcher-Gruppe aus den 1960er Jahren die heute als selbstverständlich angesehene selbstreflexive Anthropologie und »auch das mittlerweile viel beachtete relationale Zwei-Personen-Modell der Psychoanalyse um zwei Jahrzehnte vorweggenommen« wurde (Herzog, 2023, S. 225).

Paul Parin bezeichnete die »doppelte Relativierung« als die für ihn wichtigste Erkenntnis aus den Erfahrungen der Afrikareisen. Einerseits das Erkennen der eigenen kulturzentristischen Anteile der psychoanalytischen Theorie und andererseits die Sichtweise auf die eigenen Vorstellungen von »seelisch gesund« (Parin et al., 1985, S. 49f.). Es ist eine Konfrontation und Auseinandersetzung mit den eigenen »Denkgewohnheiten, die uns ja nicht angeboren sind, die wir auch durch den sozialen Kontakt erlernt haben« (ebd., S. 50). Damit ist die Ethnopsychoanalyse eine kritische Wissenschaft sich selbst gegenüber und ermöglicht, »den Blick über die Engstirnigkeit nicht nur unserer bestehenden Verhältnisse, sondern auch über die Engstirnigkeit unserer *Utopien* hinaus« zu erweitern (ebd.).

Das Ende der Utopie? – »Die äußeren Verhältnisse mögen sich noch so gründlich ändern; die inneren bleiben sich – im Guten und im Schlechten – noch lange gleich«[5]

Die vier ethnopsychoanalytisch orientierten Feldforschungsexkursionen, die wir an der Fakultät für Psychotherapiewissenschaft der Sigmund Freud PrivatUniversität Wien für Studierende organisiert und durchgeführt haben, wurden von den ethnopsychoanalytischen Arbeiten der Parins und Morgenthalers inspiriert. Während der Reisen konnten die von der Zürcher-Gruppe beschriebenen Phänomene am eigenen Leib gespürt und erlebt werden (vgl. Korischek, 2020; Korischek & Reichmayr, 2020). Die Konfrontation mit Menschen einer anderen, fremden Kultur führt zur Erfahrung, dass und wie Unbewusstes manifest wird. Plötzlich tauchen durch die Begegnung mit »dem Fremden« Kindheitserinnerungen, aggressive oder libidinöse Wünsche oder innerpsychische Konflikte an die Oberfläche, die in der gewohnten Komfortzone der eigenen sozialen »Blase« in unserem vorgeformten Rahmen von psychischen Abwehr- und Anpassungsmechanismen nicht sichtbar und erlebbar waren. Diese Erfahrung erscheint mir für Psychoanalytiker:innen unverzichtbar: sich mit den individuellen, längst überwunden geglaubten Inhalten unserer inneren Instanzen zu konfrontieren und unsere theoretischen Vorannahmen infrage gestellt zu sehen. Uns unseren »weißen« oder »blinden Flecken« zu stellen, diese aufzubrechen und damit eine »doppelten Relativierung« zu ermöglichen.

5 Entnommen aus Parin, 1991b, S. 197.

Das Werk von Paul Parin, das Einblick in seine eigene »ethnozentrische Selbstaufklärung« gibt, in dem er seine persönlichen Erfahrungen mit gesellschaftspolitischen Umbrüchen darstellte, seine Erkenntnisse über die Dialektik von Individuum und Gesellschaft in die psychoanalytische Theorie und Praxis einbrachte und im öffentlichen Diskurs zu »brennenden Zeitproblemen« Stellung nahm, hat an Aktualität nicht verloren. Parin war ein genauer Beobachter, der das Individuum in seiner soziokulturellen Umwelt sowie das gesellschaftspolitische Zeitgeschehen anhand präziser Analysen erfasste und »untrügliche Zeichen von Veränderung« wahrnehmen und beschreiben konnte. Er war einerseits ein lebensfroher Mensch, der zuversichtlich die Möglichkeiten der Befreiung des Individuums aus seiner Verstrickung in Abhängigkeits- und Machtverhältnisse aufzeigte und sich aktiv dafür einsetzte. Gleichzeitig war er ein Pessimist, der sich der konservativen Faktoren, die wider die Veränderbarkeit des Menschen wirken, bewusst war.

Geht die Suche nach der Utopie eines »Neuen Menschen« in einer Welt ohne nationale Grenzen und die damit verbundenen hegemonialen Macht- und Herrschaftsansprüche mit den daraus resultierenden Kriegen weiter? Tritt ein neuer Satellit auf die Bühne der Menschheitsgeschichte? Oder sind soziale Utopien im Zeitalter der Virtual Reality überhaupt obsolet geworden? Die Welt ist im Wandel, mit und ohne utopische Vorstellung eines »Neuen Menschen«.

Parin verwies immer wieder auf Sigmund Freud und seine Beschreibung des Über-Ich, als einen Faktor, warum der »Neue Mensch« nicht so leicht zu erreichen sei. Er zitierte Freud aus dem Jahr 1933, dem Jahr der Machtübernahme Hitlers:

> »In der Regel folgen die Eltern und die ihnen analogen Autoritäten in der Erziehung des Kindes den Vorschriften des eigenen Über-Ich. Wie immer sich ihr Ich mit ihrem Über-Ich auseinandergesetzt haben mag, in der Erziehung des Kindes sind sie streng und anspruchsvoll. Sie haben die Schwierigkeit ihrer eigenen Kindheit vergessen, sind zufrieden, sich nun voll mit den eigenen Eltern identifizieren zu können, die ihnen seinerzeit die schweren Einschränkungen auferlegt haben. So wird das Über-Ich des Kindes eigentlich nicht nach dem Vorbild der Eltern, sondern des elterlichen Über-Ich aufgebaut; es erfüllt sich mit dem gleichen Inhalt, es wird zum Träger der Tradition, all der zeitbeständigen Wertungen, die sich auf dem Weg über Generationen fortgepflanzt haben. Sie erraten leicht, welch wichtige Hilfen

für das Verständnis des sozialen Verhaltens des Menschen […] sich aus der Berücksichtigung des Über-Ich ergeben« (Freud, 1933a, S. 73).

Die ethnopsychoanalytischen Gespräche, die die Analyse des Einzelnen als gesellschaftliches Wesen ins Zentrum stellen, hatten Parin, Parin-Matthèy und Morgenthaler mit der Untersuchung bei den Dogon in Westafrika erstmals erprobt, und das Buch *Die Weißen denken zu viel* blieb für Paul Parin bis zu seinem Lebensende wichtig. Wie die Dogon Gemeinschaft lebten, ihre Liebenswürdigkeit und Charakterstärke beinhalteten für ihn Elemente eines Utopie-Modells des »Neuen Menschen«, denn sie vermittelten ihm eine »ungeheure Relativierung« des Menschen. Gesine Krüger war die Letzte des Freundeskreises, die dem im hohen Alter erblindeten Parin regelmäßig vorlas. Sie schrieb in ihrem Vorwort zum Band 17 in der Parin Werkausgabe, dass es sein Wunsch war, *Die Weißen denken zu viel* als letztes Buch vor seinem Tod noch einmal vorgelesen zu bekommen. Er war überzeugt, dass sie die 500 Seiten bis zum Ende lesen würden. Gesine Krüger erinnerte sich: »Wir kamen bis Seite 5« (Krüger, 2023, S. 13).

Literatur

Alle zitierten und angeführten Texte von Paul Parin sind in der 19 Bände umfassenden Paul Parin Werkausgabe (PPW) enthalten und werden aus dieser Quelle zitiert. Die Angaben zu den Jahreszahlen folgen der Gesamtbibliografie unter https://www.paul-parin.info/archiv/texte.

Büschel, H. (2021). *Der Rorschach-Test reist um die Welt. Globalgeschichten aus der Ethnopsychoanalyse.* Wien: Turia + Kant.

Freud, S. (1933a). *Neue Folge der Vorlesungen zur Einführung in die Psychoanalyse. GW 15.*

Hartmann, H. (1939). Ich-Psychologie und Anpassungsproblem. *Internationale Zeitschrift für Psychoanalyse, 24*(1–2), 62–135.

Herzog, D. (2023). *Cold War Freud. Psychoanalyse in einem Zeitalter der Katastrophen.* Berlin: Suhrkamp.

Korischek, C. (Hrsg.). (2020). *Worte sind wie Fische. Eine ethnopsychoanalytische Feldforschung mit den Bribri in Costa Rica.* Gießen: Psychosozial-Verlag.

Korischek, C. & Reichmayr, J. (2020). Feldforschungsexkursionen mit Studierenden der Psychotherapiewissenschaft an der SFU Wien. In A. Pritz, J. Fiegl, H. Laubreuter & B. Rieken (Hrsg.), *Universitäres Psychotherapiestudium. Das Modell der Sigmund Freud PrivatUniversität* (S. 433–446). Lengerich: Pabst Science Publishing.

Krüger, G. (2023). Wir kamen bis Seite 5. In *PPW Bd. 17* (S. 6–14). Wien, Berlin: Mandelbaum.

Kurz, T. (2020). Vom Kopf auf die Füße. In *PPW Bd. 7* (S. 8–23). Wien, Berlin: Mandelbaum.

Parin, P. (1948a). Die Kriegsneurosen der Jugoslawen. Schweizer Archiv für Neurologie und Psychiatrie, 61, 3–24. In *PPW Bd. 5* (S. 31–54). Wien, Berlin: Mandelbaum.

Parin, P. (1961c). Die Anwendung der psychoanalytischen Methode auf Beobachtungen in Westafrika. In Acta Tropica. Zeitschrift für Tropenwissenschaft und Tropenmedizin, 18, 2, 142–167. In *PPW Bd. 5* (S. 249–275). Wien, Berlin: Mandelbaum.

Parin, P. (1975a). Gesellschaftskritik im Deutungsprozess. Psyche, 29, 2, 97–117. In *PPW Bd. 7* (S. 27–47). Wien, Berlin: Mandelbaum.

Parin, P. (1977a). Das Ich und die Anpassungsmechanismen. Psyche, 31, 6, 481–515. In *PPW Bd. 7* (S. 167–200). Wien, Berlin: Mandelbaum.

Parin, P. (1977e). Angaben zum Lebenslauf für die Einleitung zur »Sammlung ethnopsychoanalytischer und gesellschaftskritisch-psychoanalytischer Schriften. In *PPW Bd. 7* (S. 563–570). Wien, Berlin: Mandelbaum.

Parin, P. (1978g). Der Knopf an der Uniform des Genossen. Ein ethnopsychoanalytischer Exkurs über die Veränderbarkeit des Menschen. Kursbuch 53 (Berlin), 185–194. In *PPW Bd. 7* (S. 246–255). Wien, Berlin: Mandelbaum.

Parin, P. (1980b). Untrügliche Zeichen von Veränderung: Jahre in Slowenien. München: Kindler. *PPW Bd. 3*. Wien, Berlin: Mandelbaum.

Parin, P. (1981a). Erfahrungen mit der Psychoanalyse bei der Erfassung gesellschaftlicher Wirklichkeit. In J. Reichmayr & H. Stockhammer (Hrsg.). Erfahrungen mit der Psychoanalyse bei der Erfassung gesellschaftlicher Wirklichkeit. Klagenfurter Beiträge zur Philosophie, (S. 7–63). Wien: Verlag des Verbandes der wissenschaftlichen Gesellschaften Österreichs. In *PPW Bd. 7* (S. 407–442). Wien, Berlin: Mandelbaum.

Parin, P. (1985a). Zu viele Teufel im Land. Aufzeichnungen eines Afrikareisenden. *PPW Bd. 4*. Wien, Berlin: Mandelbaum.

Parin, P. (1986b). Kurzer Aufenthalt in Triest oder Koordinaten der Psychoanalyse. In P. Parin & G. Parin-Matthèy (1986). Subjekt im Widerspruch. Aufsätze 1978–1985, (S. 7–39). Frankfurt am Main: Syndikat. In *PPW Bd. 10* (S. 279–309). Wien, Berlin: Mandelbaum.

Parin, P. (1991b). Es ist Krieg und wir gehen Hin. Bei den jugoslawischen Partisanen. *PPW Bd. 6*. Wien, Berlin: Mandelbaum.

Parin, P. (2005a). Ethnopsychoanalytische Erfahrungen mit einer Kulturdifferenz. Mitteleuropa trifft Westafrika. In Psyche, 59, 2, 162–168. In *PPW Bd. 15* (493–499). Wien, Berlin: Mandelbaum.

Parin, P. (2021). Wissensflüsse. Korrespondenzen zur Ethnopsychoanalyse, Transkulturellen Psychiatrie und Psychoanalyse. Herausgegeben, eingeleitet und mit Anmerkungen versehen von Christine Korischek. *PPW Bd. 9*. Wien, Berlin: Mandelbaum.

Parin, P. & Morgenthaler, F. (1956a). Einige Charakterzüge ›primitiver‹ Afrikaner. In Psyche, 10, 5, 311–330. In *PPW Bd. 5* (S. 124–144). Wien, Berlin: Mandelbaum.

Parin, P., Morgenthaler, F. & Parin-Matthèy, G. (1963a). Die Weissen denken zu viel: Psychoanalytische Untersuchungen bei den Dogon in Westafrika. *PPW Bd. 17*. Wien, Berlin: Mandelbaum.

Parin, P., Morgenthaler, F. & Parin-Matthèy, G. (1971a). Fürchte deinen Nächsten wie dich selbst. Psychoanalyse und Gesellschaft am Modell der Agni in Westafrika. *PPW Bd. 18*. Wien, Berlin: Mandelbaum.

Parin, P. & Parin-Matthèy, G. (1983j). Das obligat unglückliche Verhältnis der Psychoanalytiker zur Macht. In H.-M. Lohmann (Hrsg.), Das Unbehagen in der Psychoanalyse.

Eine Streitschrift, (S. 17–23). Frankfurt am Main: Qumran. In *PPW Bd. 10* (S. 88–94). Wien, Berlin: Mandelbaum.
Parin, P. & Parin-Matthèy, G. (1993c). Vorwort zur 4. Auflage 1993. In *PPW Bd. 17* (S. 29–37). Wien, Berlin: Mandelbaum.
Parin, P., Parin-Matthey, G. & Morgenthaler, F. (1985). »Unsere Vorstellungen von normal und anormal sind nicht auf andere Kulturen übertragbar«. Gespräche mit Paul Parin, Goldy Parin-Matthèy und Fritz Morgenthaler. In H.-J. Heinrichs (Hrsg.), *Das Fremde verstehen. Gespräche über Alltag, Normalität und Anormalität* (S. 33–50). Frankfurt am Main: Fischer.
Pletscher, M. (1997). *Mit Fuchs und Katz auf Reisen. Portrait von Paul Parin und Goldy Parin Matthey* [Film]. Schweiz.
Reichmayr, J. (2013). *Ethnopsychoanalyse. Geschichte, Konzepte, Anwendungen* (3., korr. Aufl.). Gießen: Psychosozial-Verlag.
Reichmayr, J. (Hrsg.). (2016). *Ethnopsychoanalyse revisited. Gegenübertragung in transkulturellen und postkolonialen Kontexten*. Gießen: Psychosozial-Verlag.
Reichmayr, J., Wagner, U., Ouderrou, C. & Pletzer, B. (2003). *Psychoanalyse und Ethnologie. Biographisches Lexikon der psychoanalytischen Ethnologie, Ethnopsychoanalyse und interkulturellen psychoanalytischen Therapie*. Gießen: Psychosozial-Verlag.
Reichmayr, M. (2019). Zur vorliegenden Ausgabe. In *PPW Bd. 8* (S. 7–10). Wien, Berlin: Mandelbaum.
Signer, D. (1994). *Konstruktionen des Unbewußten. Die Agni in Westafrika aus ethnopsychoanalytischer und poststrukturalistischer Sicht*. Wien: Passagen.

Biografische Notiz

Christine Korischek, Mag.[a] phil., Dr.[in] scient. pth, ist Psychoanalytikerin i. A. u. S. Sie ist wissenschaftliche Mitarbeiterin am Institut für transkulturelle und historische Forschung an der Sigmund Freud PrivatUniversität Wien. Im Studio und Archiv Paul Parin & Goldy Parin-Matthèy arbeitet sie an der Erschließung des Nachlasses von Paul Parin mit. Sie ist Herausgeberin von Band 9 »Wissensflüsse. Korrespondenzen zur Ethnopsychoanalyse, Transkulturellen Psychiatrie und Psychoanalyse« der *Paul Parin Werkausgabe*.

Immigration und Zugehörigkeit in der Psychoanalyse

Eyal Rozmarin

> »Der Zwang, diejenigen Dinge abzulehnen, die einem nahe sind: Familie, Kinder, Land, Nation. Als müsse man verleugnen, was einem gegeben ist – aus Angst, es zurückgeben zu müssen? Um eine prophylaktische Distanz zum Eigenen zu halten – doch zunächst zu einem selbst, dem eigenen Namen, dem eigenen Körper, dem eigenen Gesicht.«
>
> *(Baudrillard, 1997, S. 68, Übersetzung B. P.)*

Dieser Beitrag beschäftigt sich mit Immigration: Immigration als Realität, die unsere Leben und unsere Praktiken bedingt; Immigration als Metapher für etwas Größeres und Allgemeineres – die Verunsicherung, Andersheit und Marginalität, die in ihren sozialen wie auch psychologischen Aspekten zu unserem Menschsein gehören. Immigration ist immer eine Geschichte der Verschiebung von Leben und Familie, von Sprache und Kultur, eine Geschichte darüber, sich an neue Normen und Realitäten anzupassen, die möglicherweise in einem Spannungsverhältnis zum Alten stehen. Immigration impliziert komplexe Beziehungen mit sich verschiebenden Macht/Wissens-Gleichungen, wie Foucault (1980) es nennen würde, Beziehungen, die sich zwangsläufig auf sowohl offensichtliche wie verborgene Weise in die Bereiche des Subjektiven und Intersubjektiven übertragen. Und da in dieser Welt und insbesondere in den Städten, in denen die meisten von uns leben, die Immigration in Raum und Zeit allgegenwärtig ist, treffen wir in allen unseren psychoanalytischen Beziehungen auf diese Übertragungen. Dennoch unterschätzen wir ihr Gewicht oft, wenn wir sie nicht völlig übersehen.

Dieser Essay ist bemüht, eine Erklärung zu skizzieren, warum das so sein könnte. Ich strebe darin eine notwendige und produktive Auseinandersetzung an, wie wir Psychoanalyse denken und praktizieren können, und darüber hinaus, wie wir leben, Immigration und andere Formen der Verunsicherung und im weiteren Sinne eben die Beziehungen zwischen *Rand* und *Zentrum* zu denken.[1]

1 Zudem ist wichtig anzumerken, dass dieser Essay zunächst als Diskussion eines Beitrags von Veronica Csillag mit dem Titel »Emmy Grant: Immigration as Repetition of Trauma

Immigrant:innen werden heutzutage diffamiert wie noch nie in der jüngeren amerikanischen Erinnerung. Die Ideologie des weißen Suprematismus ist legitim geworden. Die Regierung Trump brachte Konzentrationslager für Immigrant:innen und Einwandererkinder in die Vereinigten Staaten. Das gesellschaftliche Klima ist für alle, die keine Christ:innen sind und nicht als weiß durchgehen, brutal. Die Traumata derartiger Herabwürdigung und Inhaftierung und die Traumata, Teil einer Gesellschaft zu sein, die Menschen derartig herabwürdigt und einsperrt, häufen sich. Und wenn wir etwas von unseren Eltern gelernt haben, dann, dass sich alles ansammelt und weiterhin zerstörerisch wirkt, auch nachdem sowohl Täter:innen als auch Opfer schon lange tot sind. Daher hoffe ich, hier nicht nur Ideen anbieten zu können, sondern auch ein bisschen Hoffnung. Etwas im Sinne eines Memes, das eine Zeitlang in den Sozialen Medien zirkulierte: »Accept my existence or expect resistance« – akzeptiert meine Existenz oder rechnet mit Widerstand.

Migration ist das *Unbewusste des Unbewussten der Psychoanalyse*: Sie ist ein dramatisches Beharren auf den immer prekären sozialen und politischen Registern unseres Lebens: Migration als Bewegung von Menschen von einem Ort zum anderen, über Regionen und nationale Grenzen und Ozeane hinweg, aus freier Entscheidung oder Not, manchmal, um zu überleben; Immigration als Metapher für die Bewegung über andere Arten gesellschaftlicher Grenzen – ethnische, sozioökonomische, ideologische – hinweg; Immigration als Exil und als Streben; Immigration, die ein Außen und einen Weg in ein begehrtes Innen definiert. Es sei darauf hingewiesen, dass von Freud und seinen Mitarbeiter:innen und deren nachfolgender Generation die meisten Protagonist:innen in der Geschichte der Psychoanalyse entweder selbst Migrant:innen oder deren Nachkommen waren – die meisten kamen aus den Peripherien der deutschsprachigen Reiche in deren Zentren und später durch den Aufstieg des Faschismus weiter nach Großbritannien oder auf den amerikanischen Kontinent (vgl. Jacobi, 1990). Am Ende der 1930er Jahre war kaum ein:e jüdische:r Psychoanalytiker:in noch dort, wo er:sie angefangen hatte. Und dennoch, obwohl das psychoanalytische Wort oft an einem neuen Ort und in einer neuen Sprache geschrieben

and as Potential Space« verfasst wurde. Die Beiträge wurden gemeinsam in *Psychoanalytic Dialogues* (s. Literaturverzeichnis) publiziert. Seither habe ich mich entschlossen, ihn zu überarbeiten, damit er für sich stehen kann. Dennoch bin ich Veronica für ihre Arbeit zu Dank verpflichtet, die die hier präsentierten Gedanken angeregt hat.

oder gelesen und mit einem starken Akzent ausgesprochen wurde, nahm es die sich nicht verändernde Übergangssituation an ihrer Basis nicht wahr oder verleugnete sie.

Mit wenigen Ausnahmen, die meist jüngeren Datums sind, bleibt uns diese Verleugnung erhalten. Viele Psychoanalytiker:innen denken und praktizieren weiterhin unter der Annahme, dass alles Wichtige in der Kernfamilie geschieht, gleich über welche Geografien und Geschichten hinweg diese Familie gewebt und zerbrochen wurde. Wenn wir über das Häusliche hinausgehen, werden unsere Begriffe schwach und unser Legitimitätsgefühl noch schwächer. In dem richtigen oder falschen Gefühl, die Psychoanalyse habe nur wenig beizutragen, im Austausch mit Historiker:innen, Wirtschaftswissenschaftler:innen, politischen Philosoph:innen oder Sozialwissenschaftler:innen wenig zu sagen, scheuen sich die meisten von uns, über die Realitäten nachzudenken, in die unser Leben eingebettet sind und es zugleich vorantreiben und eingrenzen. Und wir vermeiden es, sie als solche in unserer klinischen Praxis anzusprechen. Das trifft auf die Register des Sozialen und des Politischen im Allgemeinen zu, und besonders augenfällig wird das, wenn das Leben von Menschen durch das Soziale und Politische durcheinandergewirbelt wird und sie nach einer langen Reise von einem weit entfernten Ort, einem Ort, den wir nicht kennen, an unsere Tür klopfen.

Und doch bleibt die Bewegung von Menschen zwischen Orten in unseren Straßen und Büros ein dominanter Faktor. Falls wir gedacht hätten, dass wir am Ende der Geschichte leben, findet nun ein böses Erwachen statt. Wir hatten in der Ära Trump (2016–2020) in den Vereinigten Staaten eine offen zuwanderungsfeindliche Regierung, doch die Situation hat sich für Immigrant:innen unter der aktuellen Regierung Biden nicht sehr verändert. Das Vereinigte Königreich hat sich von der EU abgespalten, um zu verhindern, dass Menschen ins Land kommen. In ganz Europa stehen rechtsextreme, zuwanderungsfeindliche Bewegungen kurz davor, Wahlen zu gewinnen, oder haben das bereits, wie im vergangenen Jahrzehnt in Ungarn, Polen, Österreich und jetzt Italien. Außereuropäische Demokratien wie Indien schwanken zwischen liberaler und illiberaler Politik – überall wird eine alte Erzählung hervorgeholt: Unter uns oder über der Grenze gibt es Fremde, und sie sind zu fürchten und für die Probleme unserer Gesellschaften verantwortlich zu machen. Und in der Psychoanalyse reichen weder die (klassisch liberalen) mythologischen Systeme des Ödipuskomplexes noch die (neoliberalen) Varianten der Selbstpsychologie oder der

Bindungstheorie oder der von Bion inspirierten Feldtheorien aus, um den Zustand der Menschheit zu bearbeiten, insbesondere, weil wir vielleicht mehr denn je in einem ständigen, chronischen Ausnahmezustand[2], einer ständigen Unruhe leben.

Wie können wir dieses Register unseres Seins erklären, in dem wir alle mehr oder weniger Übergangskinder oder Übergangseltern sind, in dem keine Familie ganz die ödipale Familie ist und keine Bindung als sicher gedacht werden kann? Wie verstehen wir die Dynamik eines Außen, einer Andersheit, die nach innen dringt und das (oft erfundene und kaum zusammengehaltene) Gefühl von Zugehörigkeit und Wohlergehen in einem Kollektiv bedroht und damit chronische Verdächtigungen und einen brutalen Vertreibungsinstinkt auslöst? Wie setzen wir uns mit den Problemen unserer Gesprächspartner:innen und Patient:innen auseinander, wenn diese gesellschaftlichen Realitäten ihr Leben erschüttert haben? Und genereller, wie denken wir Psychoanalyse, wenn wir sehen können, dass die Beziehungen zwischen Individuen und Kollektiven aus rätselhaften Botschaften und Sprachverwirrungen entstehen wie jenen, die Laplanche (1999) und Ferenczi (1967 [1949]) ausgearbeitet haben, dass Exzess und Trauma die Basis des gesellschaftlichen Lebens bilden?[3] Uns umgibt ein soziales Unbewusstes, ein Unbewusstes aus verleugneten und verschobenen sozialen Realitäten und Traumata und der überwältigenden Präsenz des Politischen und Historischen in unserem Leben. In der Psychoanalyse haben wir kaum eine Möglichkeit, an dieses Unbewusste heranzukommen, und doch scheint es jeden Tag, als würde unser Leben mehr und mehr davon abhängen, einen solchen Zugang zu schaffen.

Unser Leben hängt nicht nur davon ab, weil es notwendig ist, unser In-die-Falle-Gehen, den Bann, wie es Adorno (1966) nannte – den Bann, unter dem wir leben und uns denken – zu verstehen, sondern auch, weil im Verstehen das Potenzial der Befreiung liegt: der geistigen Befreiung und der Befreiung im Handeln. Migration ist schwierig, kann aber auch befreiend sein – befreiend im Hinblick auf tatsächliche bedrückende Realitäten, Re-

2 Für einen Überblick über den Begriff des »Ausnahmezustands« und seinen Platz im Denken von Walter Benjamin und Carl Schmitt, dem politisch-juristischen Theoretiker des Nationalsozialismus, vgl. Giorgio Agambens (2008) Buch mit diesem Titel.

3 Vgl. Rozmarin (2022) zu meiner Erweiterung von Ferenczis Begriff der Sprachverwirrung und Laplanches Begriff der rätselhaften Botschaft aus dem Bereich des Sexuellen in das Feld des sozialen Lebens.

gierungen oder Invasionen oder strukturelle soziale Gewalt, die das Leben am Herkunftsort unerträglich machen; befreiend auch im Hinblick auf die vielen alten Gespenster, die uns alle umgeben – diese Gespenster können anders gesehen werden, wenn sie nicht mehr in ihrer Zeit und ihrem Ort verwurzelt sind.

Ich bin Immigrant. Ich habe mein Geburtsland verlassen, um nach New York zu kommen, wo ich heute lebe, um Psychologie zu studieren. Oder zumindest war das der berufliche Grund, den ich mir vormachte. Nicht, dass ich je ein typischer Israeli (etwas, was offensichtlich nicht existiert) war, nicht, dass ich mich dort je ganz zu Hause gefühlt hätte. Aber New York gab mir eindeutig das Gefühl, ein Fremder zu sein. Meine Aussagen wurden so oft falsch interpretiert, dass ich irgendwann in der Graduate School verstummte. Ich war immer wieder überrascht von den wilden Projektionen, die mir entgegengebracht wurden, und das oft mit einer verblüffenden Weigerung, anzuerkennen, inwiefern sie sich von dem, wie ich mich erlebte und darstellte, unterschieden. Ich sah mich missverstanden und nicht bzw. falsch anerkannt, und das auf eine Weise, die auf neue und allgegenwärtige Art verstörend war. Und so zeichnete sich nach einer Weile eine Version eines privaten, nicht mitteilsamen Selbst in mir ab bzw. zog sich in mich zurück – ein Selbst, das immer noch da und immer noch nicht mitteilsam ist; außer zu einem gewissen Grad gegenüber anderen, die einen ähnlichen Lebensweg durchgemacht haben. Diese anderen sind oft Immigrant:innen aus anderen Ländern, könnten aber auf andere Art Grenzen/Abgrenzungen übertreten haben, Reisende durch alle möglichen sozialen Identifikationen sein: Klasse, Nationalität, Religion, Ideologie, Gender, Sexualität … Viele von uns leben mit kollektiven/sozialen Projektionen und versuchen, dem gegenüber loyal zu bleiben, wie wir uns kennen, während wir uns anders und fremd fühlen. Wir versuchen, wir selbst zu sein, während diese Andersartigkeit und Fremdheit uns von sozialen Mechanismen zurückgespiegelt wird, die wiederum selbst fremd sind und die wir als Aspekte unseres sich windenden Selbst projizieren und uns einverleiben – die wir uns trotz ihrer Fremdheit, Gleichgültigkeit und häufig Feindseligkeit einverleibt haben, weil wir sie akzeptieren müssen. Wir brauchen sie, um zu leben und verstanden zu werden, auch von uns selbst. Frantz Fanon (2013) schreibt über die unerträgliche ambivalente Verwirrung, die Anstrengung zu bewältigen, unter derartigen Bedingungen man selbst zu sein – in seinem Fall Einwanderung, die noch durch Kolonialismus und Rassismus verstärkt wird. Wenn es so etwas wie ein Selbst gibt, das man als sein eigenes empfindet, oder wenn es für Immigrant:innen, Fremde, die Andersartigen bzw. *othered* unter »uns« zumindest die Möglichkeit gibt, eine derartige Illusion aufrechtzuerhalten, kann das Selbst nur zu einer vielfach besessenen Aporie werden. Man lernt, mit unaufhörlicher Ambivalenz zu leben, zwischen dem Hunger nach sozialer Verständlichkeit, nach Identität, nach einem Zugehörigkeitsgefühl und einer Psychoimmunreaktion auf die entfremdende soziale Bedeutung, die angeboten wird; eine Ernährung, die sich fremd, sogar toxisch anfühlt – wie oft vermissen wir die Küche unseres Herkunftslandes! Man wird sich zu einem besonderen Rätsel. Und unter diesem Rätsel, für das wir noch immer keinen guten Namen haben, bildet sich ein Unbewusstes zwischen Individuum und Sozialem.

Im weiteren Verlauf meines Lebens in New York bemerkte ich, wie ich mich an ein Selbstgefühl gewöhnte, das in einer Grundannahme verankert war: Ich bin nicht von hier. Eine negative Definition, die sich unter und auf meiner Haut in allen Richtungen ausdehnte. Andere Leute begannen auch, mich als fremd, zutiefst und inhärent fremd zu sehen, manchmal bis hin zur Irrelevanz. Als würden sie alle einer anderen Spezies angehören, humanoid, aber doch irgendwie anders. Mit anderen Worten könnte ich sagen, dass eine neue Schicht von Entpersönlichung und Entwirklichung an der Schwelle zwischen mir und der Welt auftauchte. Tatsächlich begann ich, mich als Schwelle zu fühlen – als Niemandsland zwischen einer zunehmend entfremdeten Innerlichkeit und einer Äußerlichkeit, die fremd *war*, auch wenn sie mir mit den Jahren vertraut wurde. Später begann ich zu denken, dass so vielleicht das Subjektsein im Allgemeinen zu konzeptualisieren wäre (Rozmarin, 2020b). Immigrant zu sein hatte sicher einen Anteil daran, dass ich es so sah.

Die Vertrautheit des Ortes, woher ich kam, die Kombination von Menschen und Kultur und Lebenspraktiken, zu der ich mich früher zugehörig gefühlt hatte, begann ebenfalls zu verblassen. Sie war für mich nicht mehr, was sie früher war. Möglicherweise in der Realität, aber noch mehr in meinem Erleben kam ich auch dort nicht mehr her. Und so bin ich seit drei Jahrzehnten in gewisser sehr wesentlicher Art und Weise ortslos. Ich gehöre nirgendwo hin. Mittlerweile habe ich das Wissen, dass diese Erfahrung mein Schicksal sein könnte, akzeptiert, sogar angenommen.

Die beiden langen Psychoanalysen, die ich in New York gehabt habe, konnten diese tatsächliche, aber auch psychische Realität nie wirklich ansprechen, auch als sie ein dominanter Aspekt dessen geworden war, wie ich meinen Platz in der Welt verstehe (oder nicht). Nicht, weil sie sich gar nicht mit der Fremdheit befassen konnten, die ich mit mir herumtrage. Schließlich sind wir alle irgendwie Fremde. Auch nicht aus Mangel an Willen oder Sensibilität oder Weisheit. Sondern weil, wie ich heute glaube, sie sich damit nur aus einer bedingungslosen hegemonialen Gegenwart heraus befassen konnten: einer hegemonialen Gegenwart, die sich aus dem Gefühl des Anrechts-auf-die-Welt speist, die so häufig jene prägt, die in einem imperialen Zentrum geboren wurden; und eine hegemoniale Gegenwart, die in der Einhaltung und dem Glauben daran wurzelt, was wir »den Rahmen« nennen. Dort waren meine Immigration und ihre Folgen mein Dilemma, das ich aushalten musste. Dieses Dilemma konnte Mitleid und Verständnis erwecken – und tat das auch –, aber es schien keinerlei Veränderung in den Spielregeln zu erfordern – warum auch? Es gab die Grundprämisse, dass der analytische Rahmen, seine Autorität ebenso wie seine Fähigkeit zur Fürsorge, ein Ort war, an dem ich mich niederlassen wollte, ebenso wie New York, ebenso wie die analytische Gemeinschaft, in die ich mich im Laufe der Jahre langsam eingliederte. Wie konnte es eine andere Prämisse geben? Die Folge war aber, dass deshalb meine komplexe Erfahrung als Immigrant, als sowohl praktischer wie psychologischer Fremder, nur als *subjektives* Entfremdungsproblem, Negativität, Dissoziation, als Probleme eines konfliktbeladenen, widerständigen Fremden formuliert werden konnte. Etwas, das ich überwinden musste, nicht diejenigen, die die Macht über die Ordnung der anzusprechenden Dinge besaßen.[4]

Lange Zeit glaubte ich das beinahe selbst. Doch dann begann ich zu denken, dass unter den vielen anderen Faktoren, die dazu beitragen, wie ich mich fühle, dieses Dilemma, oder vielleicht besser diese Enttäuschung, die Folge eines grundlegenden strukturellen Problems der Art ist, wie wir alle unsere Arbeit denken und tun.

Diese Beschreibung meiner Erfahrung als Immigrant in New York und in der Psychoanalyse soll dazu dienen, ein rhetorisches Argument zu unterstützen, das ich wichtig finde, wichtig insbesondere im Zusammenhang mit Immigration, aber auch absolut grundlegend und allgemein. So wohlmeinend wir alle im besten Falle sind, wenn wir versuchen, uns mit der menschlichen Verfassung und den Bedürfnissen der Menschen auseinan-

4 Genau deshalb wählte ich, als ich mich entschied, eine dritte Analyse zu beginnen, eine Analytikerin, die anderswo lebt. (Die COVID-19-Pandemie hat uns daran gewöhnt, online zu arbeiten.) Das hat alles verändert. Darüber schreibe ich in einem demnächst erscheinenden Beitrag mit dem Titel »Belonging and its Discontents«.

derzusetzen, die zu uns kommen, damit wir ihnen helfen – die Annahme der Sesshaftigkeit, des Hier und Jetzt als privilegierter Standard, zu dem wir alle aufsteigen müssen –; diese Annahme ist falsch, und sie ist schädlich. (Das meinen diejenigen, die eine Entkolonisierung der Psychoanalyse fordern.) Ich würde zu dieser Annahme gerne etwas Allgemeines und etwas Spezifischeres sagen.

Zuerst das Allgemeine. Trotz und entgegen ihres radikalen Potenzials bleibt die Psychoanalyse gegenüber den Vorstellungen eines privilegierten *Hier* und eines bedauernswerten und beängstigenden *Anderswo* loyal, wenn sie nicht gar davon besessen ist. Wir nennen sie Ich und Es, »bewusst« und »unbewusst«, manchmal sogar »wahres« und »falsches« Selbst; aber im Grunde geht es um eine Geografie von Zentrum und Rand und jenseits des Randes. In gewisser Hinsicht sind wir, wenig überraschend, gegenüber der vorherrschenden Art treu, wie wir uns seit Beginn der sesshaften Zivilisation verstehen. »Wir«, hier und jetzt, sind besser als diejenigen, die von anderswoher kommen und von denen wir uns bedroht fühlen – besonders, wenn es sich um Nomad:innen handelt, die frei herumziehen können, während wir schmerzlich an unser leidvolles Land gefesselt bleiben. Im Laufe der Zeit übertrug sich diese Annahme auf neue Bedeutungsfelder. Sie wurde in Begriffen von richtig und falsch, gut und böse und in der Moderne als normal und abnormal ausgedrückt (vgl. Foucault, 2008). Aber all diese Kategorien oder Binaritäten, so könnte man argumentieren, spiegeln in anderer Form die antike Politik der Ränder und des Zentrums wider, der Getreidebäuer:innen, die sich vor den nomadischen Invasor:innen fürchteten und sie beneideten, der alten Römer:innen, die sich gegen die germanischen Invasionen wehrten, des christlichen Europas, das dem Islam gegenüberstand, der Kolonisator:innen, denen die Gefühle der indigenen Bevölkerung lästig waren, und so weiter.

Damals wie heute verlangt diese existenzielle Politik eine Grenze zwischen einem Innen und einem Außen, zwischen uns und ihnen, vielleicht in ihren modernen, auf den Nationalstaat basierenden Inkarnationen sogar noch mehr. Aber, und hier ist der Haken: ob es sich um eine physische Grenze handelt oder eine, die mit Sprache, Rasse, Religion oder Psychologie markiert wird, dieses grundlegende Organisationsprinzip ist paradox: Es erfordert ein Außen als Grundlage eines Innen, es stützt sich auf einen Anderen, der der Fremde im Inneren bleiben muss. Und so zeichnet es immer ein Labyrinth, egal, wie weit der Außenseiter, der Fremde, *der Andere* sich entfernt oder nähert – er muss immer anders bleiben, und das

Problem des Andersseins bleibt sein Problem. Nur indem wir mit und um dieses grundlegende Paradoxon leben, können wir unsere Abhängigkeit von dem, was wir als anders markieren, das letztlich alles und jedes außerhalb, aber auch innerhalb unseres belagerten, isolierten Selbst ist, bewahren und gleichzeitig leugnen.

In der Psychoanalyse haben wir eine besondere Version dieses Paradoxons. Obwohl die meisten der frühen Theoretiker:innen der Psychoanalyse selbst Immigrant:innen oder die Kinder eingewanderter Eltern waren, oder vielleicht genau deshalb, hat die Psychoanalyse verdächtig wenig Gedanken an die grundlegende Nichtsesshaftigkeit der Menschen, an die sozialen und politischen Realitäten, die diese Nichtsesshaftigkeit anstoßen, oder an ihre subjektiven und kollektiven Folgen verschwendet. Als wäre das Europa des späten 19. und 20. Jahrhunderts eine Oase der Ruhe und Stabilität gewesen, wo alle friedlich dort lebten, wo sie geboren wurden; als wären nicht Reiche zerbröckelt, als hätten keine Revolutionen oder verheerenden Weltkriege stattgefunden; als hätte es nicht innerhalb von und aus Europa heraus massive Einwanderungswellen gegeben. Diese scheinbare Vermeidung oder Verdrängung oder Dissoziierung herrschte in Wien und Berlin und zum größten Teil genauso in London und Paris, in New York und Buenos Aires, wohin viele der Wiener:innen und Berliner:innen sich in den 1930er Jahren geflüchtet hatten und wo sie neue Analytiker:innengenerationen heranzogen, die so taten, als würden das Soziale und Politische nicht existieren. Man könnte meinen, die Psychoanalyse habe geradezu (und hysterisch) die Rolle verleugnet, die Migration in ihrer eigenen Geschichte und damit überall spielt. Vielleicht wird so offensichtlich, wie die Psychoanalyse es geschafft hat, den sozialen und historischen Kräften keine Aufmerksamkeit zu schenken, die uns generell im Inneren antreiben und aus uns heraustreiben. Und all das, während sie die Unsicherheit von Identität und Identifikation als vorherrschenden Aspekt der menschlichen Erfahrung erkannt hat.

In letzter Zeit gab es einige Bemühungen darum, die Tatsache und Folgen von Migration in unseren Gesellschaften zu erklären.[5] Und dennoch, wer

5 Die Inspiration für diesen Beitrag von Veronika Csillag gehört dazu. Ein von Julia Beltsiou (2015) herausgegebenes Buch ebenso. Das sich entwickelnde Feld der transgenerationellen Traumastudien hat ebenfalls viel dazu beigetragen, ein Bewusstsein dafür zu schaffen, wie die Geschichte auf die Grundlagen der subjektiven Erfahrung einwirkt. Einige wichtige Beiträge sind Davoine & Gaudillière (2004), Salberg & Grand (2016a, b), Harris et al. (2016a, b).

versucht, sich der Unruhe anzunähern, die Einwanderer in unsere Räume tragen, scheint in tiefe Ungewissheit zu versinken, insbesondere wenn er:sie selbst Migrant:in ist. Immer wieder scheinen wir von Regionen angezogen zu werden, vor denen die Psychoanalyse uns warnt. Wir erfahren beispielsweise eine besondere Sehnsucht, ein Bedürfnis, über den Rahmen hinauszugehen. Wir ertappen uns dabei, in Anwesenheit unserer Patient:innen etwas in uns auflösen oder zumindest radikal infrage stellen zu wollen. Ich habe darüber in einem anderen Zusammenhang geschrieben: die Auflösung des Therapeuten, meine Auflösung, als ich mit der Infragestellung von kollektiver Identität und Identifikation konfrontiert war (vgl. Rozmarin, 2009, 2011). Doch beim Durchdenken des Themas Migration stelle ich fest, dass in allen Fällen, über die ich schrieb, zwei Immigrant:innen im Raum waren; dass wir beide den paradoxen Wunsch nach Offenheit und Sicherheit in unserem gemeinsamen Übergangsraum verhandelten. Dieses Szenario wiederholt sich immer wieder: Ich bin genötigt, meine eigenen Zweifel und Verluste, meine Entfremdung als vertriebener Mensch vorzubringen, dabei sorge ich mich aber um meine Patient:innen. Ich habe das Gefühl, ein Kontinent sein zu müssen, auf dem der:die Patient:in zur Ruhe kommen kann. Eine Art hegemoniale Gegenwart muss erhalten werden, sagt man uns, und wir glauben es, um ein Gefühl von Sicherheit zu bewahren. Was können zwei »Dahintreibende« *(drifters)* füreinander tun?

Mir scheint, dass das Dilemma, auf das ich in solchen Augenblicken stoße, vielen von uns vertraut ist: ein Dilemma, das von Anfang an im Mittelpunkt der psychoanalytischen Theorie und Praxis stand. Die analytische Begegnung entfaltet sich zwischen zwei Erwachsenen. Sie ist aber auch unvermeidlich und vorsätzlich eine regressive Begegnung, die sich einer elterlichen Metapher bedient, dieser mächtigen abstrakten Metapher, einer gelebten Metapher, die der analytischen Begegnung einen Teil ihrer besonderen Heilkraft verleiht, unter der der:die Patient:in immer auch zum Kind wird. Und für Kinder – als die Kinder, die wir alle bleiben, auch wenn wir erwachsen werden – ist vieles zu viel. Wir begegnen in jeder Sitzung sowohl einem:einer Erwachsenen als auch einem Kind. Unser Instinkt und ein Teil unserer psychoanalytischen Tradition verlangen, dieses Kind zu beschützen. Und doch wissen diejenigen von uns, die Immigrant:innen oder Einwandererkinder sind, dass die Realität unseren Schutzinstinkt immer überwältigt. Wir werden einfach so in die Welt mit ihren neuen Sprachen und Gepflogenheiten und Konflikten geworfen. Der Spagat über diese riesige Landschaft der Perspektiven und Lücken hinweg ist schwierig.

Dennoch scheint mir, dass wir uns in gewisser Weise hinter unserer Vorstellung der Lücke zwischen Kind und Erwachsene:m verstecken, die damit alle anderen verdeckt. Indem wir die Idee der Regression und die väterliche Metapher übernehmen, konnten wir weiterhin die sozialen und politischen Aspekte unseres Lebens vermeiden und verleugnen. Als gäbe es einen inhärenten Konflikt zwischen dem Erwachsenen und dem Kind in uns allen und unsere Loyalität gegenüber dem regredierten Kind würde eine notwendige und machbare Aufhebung der Welt der Erwachsenen bedeuten. Ich habe anderswo (2015) auf Ferenczi und Laplanche bezogen über das Trauma der Sozialisierung, ja sogar den Schmerz und die Entfremdung geschrieben, die Kinder erleben, wenn durch ihre Interaktionen mit Erwachsenen das Soziale über sie hereinbricht. Wenn Ferenczi schreibt, dass eine wahre Analyse die Aufhebung des Über-Ich bei Patient:in *und* Analytiker:in bedeute (vgl. Adorno, 1966, S. 266), dachte er eben daran: eine geläuterte Begegnung, die vom Gift des Sozialen gereinigt, frei von den erdrückenden Folgen unserer Unterwerfung unter Machtverhältnisse ist, auch jener, die in und durch unsere Familien weitergegeben werden. Sein Wunsch war sicher besser als das blinde Normalisierungsethos, das den Großteil der post-freudianischen Psychoanalyse erfasst hat. Adorno (1966) lobte Ferenczi als Vertreter dieses Potenzials der Psychoanalyse als radikal kritischen Diskurs. Doch wie Adorno (ebd., S. 266) zeigt, zog sich Ferenczi davon zurück.

Es wird also Zeit anzuerkennen: Das Soziale ist konstitutiv. Es ist bereits von Anfang an da, es erfasst uns von vornherein. Außerhalb des sozialen Zusammenhangs gibt es kein In-die-Welt-Kommen, keine Eltern-Kind-Beziehung, kein Bedürfnis und keine Sorge. Es gibt außerhalb der sozialen Signifikation keine Bedeutung. Und bei der Betrachtung sowohl der subtilen subjektiven Erfahrung als auch sozialer Phänomene im großen Maßstab wird deutlich – unsere Begegnung mit dem Sozialen erschafft und schockiert und befähigt und verletzt uns unser ganzes Leben lang, auch wenn wir es nicht mehr wahrnehmen. Vielleicht gewöhnen wir uns nie ganz daran, vielleicht können wir sogar als Menschen nie ganz domestiziert werden, halb Jäger:in und halb Gejagte:r, die wir nun einmal sind.

Freud meinte gegen Ende seines Lebens, dass das Über-Ich nicht das Ergebnis der kindlichen Identifikation mit dem Elternteil ist, sondern der Identifikation mit den und Internalisierung der (bewussten und unbewussten) sozialen Botschaften des Elternteils, also der sozialen Normativität und dem sozialen Unbewussten selbst. Anders könnte man sagen, dass es etwas Komplexeres am Werk ist, als die Durchsetzung einer Reihe von Verboten, die von den Eltern an die Kinder weitergegeben werden. Was weitergegeben wird, ist eben das Konstrukt des Sozialen als Modus der Selbstbeherrschung. Für Freud ist die Kulisse dieser Übertragung das ödipale Drama. Wie ich aber anderswo (2015) geschrieben habe, gibt es sehr wohl psychoanalytische Modelle, die eine viel frühere, viel grundlegendere Übertragung sozialer Signifikation und Normativität von Erwachsenen auf Kinder ausweisen, zum Beispiel in den Ideen der rätselhaften Botschaft und Sprachverwirrung, die Laplanche und Ferenczi entwickelt haben. Dort regte ich an, dass das, was zwischen Erwachsenen und Kindern im Bereich der Sexualität geschieht, Parallelen darin hat, wie Erwachsene und Kinder mit dem Bereich des Sozialen umgehen: welche Art von Wesen wir sind; unsere Spielregeln; welche Art von Begehren und Macht zu Verführung, Steuerung und Überwältigung uns zur Verfügung stehen. Und diese Verhandlungen schaffen ähnliche unbewusste Effekte und Strukturen. Sie schaffen ein ganzes Unbewusstes, wie Laplanche meint; sie erschaffen Trauma, Desintegration und in extremen Fällen einen Todeswunsch (den Freud mit einem Todes*trieb* verwechselte – vgl. Rozmarin, 2020a). Darüber hinaus erfährt alles, was in einem vorsozialen Universum bestand, soziale Bedeutung durch die Kette der Wiederholung und Re-Signifizierung: Dies nennen wir Nachträglichkeit.[6]

Nicht, dass, wie wir alle glauben sollen, Kinder vor sozialen Botschaften und Realitäten geschützt wären. Vielmehr haben wir wegen unserer Vermeidung der Betrachtung des Sozialen nicht bemerkt, wie soziale und politische Botschaften von Anfang an in das Leben von Kindern eindringen und es formen. Ebenso wenig haben wir bemerkt, inwiefern dieses Paradies, selbst soweit Kinder beschützt werden, für immer verloren geht, wenn sie erwachsen werden. Die Familie ist eine konfliktbeladene, aber effiziente soziale Institution. Damit die elterliche Metapher die Realität von Familien

6 Das heißt auf dieselbe Art, wie ein Ereignis im Leben eines Kindes im ersten Moment sexuell neutral erscheinen kann, später jedoch erinnert und als sexuell umgedeutet wird, könnte soziale Bedeutung auch im Nachhinein in ein Erleben eingeführt werden, das sie ursprünglich nicht registriert hatte. Zum Beispiel war, als meine Eltern mich als Dreijährigen zum berühmten Berg Masada mitnahmen, meine Wahrnehmung ein trockener gelber Berg, den wir alle bestiegen. Später in meinem Leben, als ich die symbolische Bedeutung dieses Berges in unserer kollektiven Mythologie verstand, erhielt die Geste meiner Eltern für mich eine völlig andere Bedeutung. Und der Berg war nie wieder derselbe.

spiegelt, muss auch das mitgedacht werden. Hier bleibt kein vorsoziales Kind für die Regression in der Psychoanalyse. Das Subjekt ist immer schon unumkehrbar und posttraumatisch sozial.

Die angebliche Lücke zwischen vorsozial und sozial ist ein Artefakt. Und dennoch, dieses Artefakt wird weithin als Entwicklungswahrheit und damit als klinische Sensibilität aufgefasst, die zu befolgen ist. Zum Großteil denken wir das Soziale weiterhin als etwas später Hinzukommendes und daher weniger Grundlegendes, das unsere genaue Aufmerksamkeit weniger verdient. Und ein theoretisches Unbewusstes bleibt bestehen;[7] wir bemühen uns nicht, das Soziale als inhärenten Aspekt des subjektiven Lebens freizulegen und zu verstehen. Ich denke, dass diese Überzeugung unser strukturelles Problem und unsere Herausforderung ist. Ihretwegen erlauben wir uns trotz unserer besten Absichten, trotz dem heute verbreiteten Aufruf, das Unbekannte und Rätselhafte anzunehmen, nicht, über unsere ungeprüften kollektiven Identifikationen und Bindungen hinauszugehen – zu de-zentrieren, zu des-identifizieren, die Prämisse – oder Illusion – der Sesshaftigkeit aufzugeben, unseren hart erkämpften Status auszusetzen, während wir uns dem:der anderen in seiner:ihrer Andersartigkeit in dem Ausmaß stellen, wie wir es könnten – und müssen.

Warum halten wir an dieser Überzeugung so sehr fest? Warum erlauben wir uns nicht, unseren Patient:innen von einem Ort größerer Nichtsesshaftigkeit zu begegnen? Ich denke, unser Widerstand kommt von der Schwierigkeit, die die Psychoanalyse immer schon damit gehabt hat, *Zugehörigkeit* als bedeutsame Kategorie der menschlichen Erfahrung zu betrachten. Es ist vielleicht überraschend, dass ein Diskurs, der in der Zeit zweier Weltkriege entstanden ist, dessen Autor:innen oft selbst Migrant:innen und Flüchtlinge waren, angesichts einer derartigen Anerkennung Widerspruch zeigen würde. Zu viel Verlust und Desorientierung sind unterzubringen, um darauf ein Theoriegebäude zu errichten. Obwohl gleichzeitig wenig überraschend Verlust sehr wohl die psychoanalytische Theorie durchzieht, von Freuds melancholischem Über-Ich bis hin zu Kleins depressiver Position und darüber hinaus. Doch dieser Verlust wird in die innere Welt von Subjekt und Familie verschoben, vom Gegenstand des Verlusts getrennt,

7 Wie manche Kritiker:innen der Psychoanalyse parallel zu und im Zusammenspiel mit verbreiteten Ideologien der individuellen Handlungsfähigkeit und Verantwortung vertreten würden, wobei diese die Machtstrukturen, die sie einsetzen, um unsere Ressourcen auszubeuten, verschleiern.

gefährdet oder immer prekär – der Zugehörigkeit zu Kollektiven, sich zu Hause fühlen, mit anderen am sozial und historisch Gemeinsamen teilhaben. Und doch ist Zugehörigkeit ein wesentlicher Aspekt der menschlichen Erfahrung, man könnte sie einen Trieb nennen, der das menschliche Leben grundlegend und machtvoll erfüllt. Wir brauchen Wurzeln (Weil, 1952 [1949]). Und nur, wenn wir uns erlauben zu erkennen, wie wesentlich das ist, wie sehr wir alle es brauchen, Teil von Gemeinschaften zu sein, uns *innerhalb* von gemeinsamen Pluralitäten einzigartig zu fühlen, ist es vielleicht möglich, wirklich die Erfahrung derer zu berühren, deren Zugehörigkeit konfliktbeladen oder entfremdend geworden ist, oder derer von uns, die sie aufgegeben oder ganz verloren haben.

Anderswo (2011) habe ich geschrieben, dass die Infragestellung unserer kollektiven Zugehörigkeit und der Loyalitäten, die uns an sie binden, der Hinterfragung des eigenen Gender oder der eigenen Sexualität ähnelt und ähnlich verstörend sein kann. Die Kräfte, die auftauchen, um neu zu regulieren, einen neuen Halt zu schaffen, den eigenen Zweifel und die Transgression zu beschämen, sind ebenso mächtig. Für Tal, die Patientin, über die ich damals schrieb, war Frausein ein Rätsel, das ebenso stark mit kollektiven Loyalitäten durchtränkt war wie es ein Zusammenspiel von familiären Identifikationen war. Migration war für sie, wie ich argumentierte, eine konfliktbeladene Bemühung, die verwirrende Verknüpfung von familiären und kollektiven Bindungen aufzulösen, die das Leben ihr präsentierte. Bei Liebe ging es Tal ebenso um Geschichte und Geografie wie um Intimität. Mögliche Partner:innen waren mehr oder weniger plausibel, mehr oder weniger sexy, je nachdem, woher sie kamen und wo die Romanze hinführte. Ihre Gegendertheit und Sexualität veränderte sich mit dem Ort, oder exakter mit den historischen und sozialen Aufladungen, die unterschiedliche Orte für sie hatten. Die Möglichkeit, ein gegendertes, begehrendes Subjekt zu sein, war eine Frage des Wer, aber auch eine Frage des Wo.

Da ich das Glück habe, in New York zu leben, mit Menschen aus vielen unterschiedlichen Orten zu arbeiten, habe ich ein derartiges Zusammenfließen kollektiver Zugehörigkeit, gegenderter Identifikationen und Bahnen des Begehrens immer wieder gesehen. Ein Patient fällt mir ein, der mir, als er aus seinem Herkunftsland zurückkam, sagte: »Ich hatte dort absolut keinen Sexualtrieb, aber als ich am Flughafen am Kofferband stand und auf mein Gepäck wartete, hatte ich plötzlich eine riesige Erektion!« Es stellt sich heraus, dass die Libido über politische Grenzen hinweg ebenso zu- und abnimmt wie über gegenderte und sexuelle Grenzen. Aber während die Psychoanalyse tief in die Territorien von Gender und Sexualität eingedrungen ist, hat sie es versäumt, darüber nachzudenken, wie unser Begehren und unsere Hemmungen auf unzählige aufregende und entfremdende Arten an tatsächlichen Territorien hängen.

Worum ging es bei meinem Patienten, der aus seinem Herkunftsland zurückkam und eine Erektion bekam? Was war es in seinem Heimatland, das sein Begehren abtötete? Was war es am Landen in New York, das ihm seine Erregung, seinen Hunger zurückgab? Es war eine starke Befreiung. Der Ort seiner ursprünglichen Zugehörigkeit hatte sein Begehren, seine Lebenssuche im Allgemeinen unterdrückt. Als er zu einem Besuch dorthin reiste, nahm ihn die Unterdrückung wieder in Beschlag. Bei der Rückkehr wurde er von den ortsgebundenen lebensverneinenden Aspekten seines Heimatlands befreit. Es muss etwas an diesem Gefühl gewesen sein, dass er in dieser Hinsicht unterdrückt war und dass ein anderer Ort das Potenzial größerer libidinöser Freiheit bot, das ihn dazu getrieben hatte, zu emigrieren. Außerdem gehörte er zu den nicht ungewöhnlichen Fällen, dass er sein Herkunftsland mit einer dominanten sexuellen Orientierung verließ und in New York eine andere auftauchte. Doch während er beruflich erfolgreich ist und in einer zufriedenen Partnerschaft lebt, lebensfroh und ehrgeizig ist und das Potenzial einer brillanten Zukunft hat, hat er nicht das Gefühl, auf bedeutsame Weise hierher zu gehören. Seine Selbsterfahrung hier in New York ist insofern meiner ähnlich. Leben und Ehrgeiz und Potenzial haben eine schwebende, prekäre, konfliktbeladene, häufig entfremdende Qualität; sie sind ebenso selbstverneinend wie selbstbejahend. Er hatte seinen Ort und viele damit verbundene Dinge verlassen, war aber noch nicht angekommen. Die Befreiung hatte nicht genügt. Oder vielleicht war diese Befreiung, ist die Befreiung, die man bekommt, nicht oder nie ganz die Befreiung, die man erhofft. Etwas Wesentliches blieb ungelöst und unstet.

In letzter Zeit hatte er die Tendenz, sich in unseren Sitzungen zurückzuziehen, an einen geistigen Ort, an dem er nicht weiß, was er sagen soll, sich des Werts, Dinge anzusprechen, nicht sicher ist. Es könnte sein, dass er aus New York wegziehen muss, und es stellt sich heraus, dass er Angst hat, dass wir getrennt werden könnten. Aber warum sollten wir uns trennen müssen, frage ich, in der Vergangenheit haben wir es geschafft, uns über lange Zeiträume, wenn er auswärts war, online zu treffen. Seine Antwort überrascht mich. Er sagt, dass er meine Gegenwart auf eine Art braucht, die ich bisher nicht gesehen habe. »Wie meinen Sie das?«, frage ich ihn. »Dieses Arrangement, dass Sie da sind, Ihre Arbeit machen, und ich hier,

Ihnen gegenüber alle diese Probleme ausbreite, ist verstörend geworden.« »Was denken Sie, was wir tun können?«, frage ich ihn. »Ich möchte, dass wir im Raum die Plätze tauschen. Ich möchte, dass Sie auf dieser Couch sitzen und ich möchte in Ihrem Stuhl sitzen.«

Was ich mir sage, als ich das höre, ist, dass er fühlen möchte, wie es ist, sesshaft zu sein, und noch mehr will, dass ich nicht mehr sesshaft bin, meinen sicheren Platz im Raum und in unserer Beziehung verliere. Er will, dass ich von meinem sicheren Kontinent wegziehe, soweit er das ist, dass ich meinen scheinbar sicheren Halt verliere. Er will buchstäblich, dass ich in seine Schuhe schlüpfe. Ich weiß, dass ein solcher Schachzug es mir tatsächlich ermöglichen könnte, etwas an ihm besser zu verstehen, seine Übergangsposition in unserer gemeinsamen, aber streng geregelten Landschaft. Ich weiß, es zu tun, würde eine viel dramatischere Art von Lernen erlauben als gewöhnlich, für beide von uns – dramatisch und furchterregend. Es ist schwierig für mich, mir vorzustellen, wie es sich anfühlen würde, was im Raum zwischen uns geschehen würde, wenn wir uns drehen und in neuen Positionen landen würden. Furchterregend und aufregend – denn es würde das Über-Ich aufheben, das unsere Beziehung beherrscht. Ich merke, dass ich mich darum sorge, wann die Übung enden soll. Was immer geschieht, ich werde sicher an meine ursprüngliche Position zurückkehren müssen, oder? Wie werden wir entscheiden, dass wir von der Transgression genug haben? Ich vermute, hoffe vielleicht, dass sich bald das Bedürfnis einstellen würde, es wieder umzukehren. Die Idee ist mir eindeutig nicht geheuer, gar nicht geheuer.

Ich denke über Ferenczis Experimente der mutuellen Analyse nach. Ich denke an seine Erklärung (1939, zit. n. Adorno, 1966, S. 266),[8] dass die Psychoanalyse ihr ganzes befreiendes Potenzial nur erreichen kann, wenn das Über-Ich von Patient:in und Analytiker:in aufgegeben wird. Mit diesem Patienten scheint dieser Schwellenmoment erreicht zu sein. Das Über-Ich aufzugeben hieße an diesem Punkt, unsere territorialen Rechte mit allem, was mit ihnen einhergeht, aufzugeben; die Einwanderungsregeln und Erzählungen aufzuheben, die in diesem Land und diesem Raum unseren unterschiedlichen Status regeln. Damit ich verstehen oder vielmehr mich erinnern kann, wie es sich anfühlt, mit einem auslaufenden Studierendenvisum hier zu

8 Diese Aussage taucht in der deutschen Ausgabe von Ferenczis *Bausteine zur Psychoanalyse* auf. Interessanterweise wurde sie in Ernest Jones' englische Übersetzung von Ferenczis Werk nicht aufgenommen. Ich erfuhr davon über die Lektüre von Adornos Buch *Negative Dialektik* und beziehe mich daher auf die englische Übersetzung in Adornos Buch.

sein, sollte ich meine harterkämpfte Staatsbürgerschaft aufgeben. Wie sonst könnte ich die ängstliche Übergangssituation erneut einnehmen, aus der er spricht. Tatsächlich hatte er zu Beginn unserer Beziehung die soziale Bedeutung der Gestaltung und Möblierung meines Büros kommentiert. Sie signalisierten ihm, dass wir im Leben einen unterschiedlichen Stand hatten, dass ich im Großen und Ganzen einen Ort einnahm, der es für mich schwierig, wenn nicht unmöglich machte, seinen zu verstehen. Er machte sich über die mühelose Lässigkeit lustig. Er wusste, auch wenn er es nicht klar formulieren konnte, dass es mich viel praktische und psychische Arbeit kostete, mich behaglich zu fühlen. Heute werden ihm wieder die Möbel und ihr Arrangement bewusst. Aber jetzt will er sich ihrer bemächtigen. Er will wissen, wie es ist, an meinem Platz zu sitzen. Mehr noch, er will, dass ich seinen einnehme. Er fordert mich auf, mich zu dezentrieren, mich von meiner Position zu desidentifizieren, mich dorthin treiben zu lassen, wo er ist. Und ich denke, dass ich das irgendwie muss, obwohl ich bemerke, dass ich zögere.

In der folgenden Sitzung zieht er es zurück. »Keine Sorge«, sagt er, als er hereinkommt. »Ich werde Sie nicht bitten, sich umzusetzen.« »Wessen Sorge wollen Sie beruhigen?«, frage ich. Aber in Wahrheit möchte auch ich mich nicht umsetzen. Ich bin erleichtert, ich hatte mir schon eine Antwort überlegt, warum wir das Experiment zumindest verschieben sollten. Das Über-Ich, das unsere Disziplin reguliert, rät mir davon ab; wir sollten darüber reden, verstehen, was es bedeutet, aber keine tatsächliche Umkehrung vollziehen. Sicher gibt es symbolische Bedeutungen, die wir entziffern könnten, wenn wir die Bitte betrachten, ohne zu handeln. Aber ich frage mich, ob nicht Handeln notwendig ist, damit wir einen Ort der Wahrheit erreichen können, an den wir sonst nicht kommen. Wie sonst könnte ich wirklich fühlen, was er fühlt: die Desorientierung, die Nichtsesshaftigkeit, die Verschiebung der Zugehörigkeit zu kollektiven Strukturen und Ethiken, eine Zugehörigkeit, die er ersehnt und die ich jetzt vermeintlich habe. Doch die Wahrheit ist, dass ich weiß, wie es sich anfühlt. Ich habe vielleicht Qualifikationen und Status erlangt, ich bin jetzt – wie vielsagend das Wort ist, das in diesem Land den Erwerb der Staatsbürgerschaft bezeichnet – naturalisiert[9]. Aber nichts daran fühlt sich natürlich an. So sieht es in Wahrheit aus. Aber was können zwei »Dahintreibende« *(drifters)* füreinander tun?

Ja, ich komme zur Erkenntnis, dass zwei »Dahintreibende« *(drifters)* füreinander wesentlich sein können, bedeutsam auf eine Art, die keine

9 Anm. d. Hrsg.: »I am naturalized« bedeutet im Deutschen »Ich bin eingebürgert«.

andere Konstellation bietet. Ich denke nicht wirklich an gegenseitige Analyse, aber es ist eine Gegenseitigkeit, die symmetrischer ist, als ich – oder wir – gewöhnlich zugeben. Ein Zugang, den die relationale Psychoanalyse stärker vertreten haben könnte, hinsichtlich dessen sie aber großteils weiterhin Bedenken hegt. Das ist nicht ganz das, was wir mit Selbstoffenbarung meinen, obwohl es sie einschließt. Es geht eher um die Stellvertretung in dem Sinne, wie sie Levinas (1998) betrachtet – bei der, anstatt eines relational-ethischen Modells der Identifikation mit dem anderen, einer Position, die die eigene Differenz und Distanz wahrt, das Ziel darin bestehen sollte, sich an den Platz des anderen zu begeben, seine Probleme und Scham als die eigene Bürde auf sich zu nehmen, Geschichte und Potenzial des anderen als eigene Verantwortung zu übernehmen. Mit diesem Dilemma kämpfen wir alle bereits lange und beurteilen es als zu problematisch, um eine nicht konfliktbehaftete Haltung zu ermöglichen. Aber möglicherweise gibt es keine Alternative. Sonst bleiben wir jeder in unseren vorgegebenen entgegengesetzten Positionen, können uns gegenübersitzen, uns gegenseitig verstehen und miteinander mitfühlen, aber trotzdem in unserem Problem allein bleiben – immer Fremde, immer getrennt. Und nie könnten wir zusammengehören. Aber wenn Zugehörigkeit wichtig ist, sollten wir irgendwo anfangen, und vielleicht sind zwei »Dahintreibende« *(drifters)*, die sich auf der rauen See des Lebens ein Boot weitab von einem fremden Kontinent teilen, ein guter Anfang.

Aus dem Englischen übersetzt von Brita Pohl

Literatur

Adorno, T.W. (1966). *Negative Dialektik*. Frankfurt/M.: Suhrkamp.

Agamben, G. (2008). *State of exception*. Chicago: University of Chicago Press.

Baudrillard, J. (1997). *Fragments* (Englisch von E. Agar). New York, NY: Verso.

Beltsiou, J. (Hrsg.). (2015). *Immigration in Psychoanalysis: Locating Ourselves*. New York: Routledge.

Cslillag, V. (2017). Emmy Grant: Immigration as Repetition of Trauma and as Potential Space. *Psychoanalytic Dialogues, 27*(4), 454–469.

Davoine, F. & Gaudillière, J.M. (2004). *History Beyond Trauma*. New York: Other Press.

Fanon, F. (2013). *Schwarze Haut Weiße Masken*. Übers. v. E. Moldenhauer. Wien, Berlin: Turia + Kant.

Ferenczi, S. (1967 [1949]). Sprachverwirrung zwischen den Erwachsenen und dem Kind. Die Sprache der Zärtlichkeit und der Leidenschaft. *Psyche – Z Psychoanal, 21*(04), 256–265.

Foucault, M. (1980). *The history of sexuality, V.1: An Introduction*. Übers. v. R. Hurley. New York: Vintage Books.
Foucault, M. (2008). *The birth of biopolitics. Lectures at the College de France 1978–1979*. Übers. v. G. Burchell. New York: Palgrave.
Harris, A., Kalb, M. & Klebanoff, S. (Hrsg.). (2016a). *Ghosts in the Consulting Room*. New York: Routledge.
Harris, A., Kalb, M. & Klebanoff, S. (Hrsg.). (2016b). *Demons in the Consulting Room*. New York: Routledge.
Jacoby, R. (1990). *Die Verdrängung der Psychoanalyse oder der Triumph des Konformismus*. Übers. v. von K. Laermann. Frankfurt/M.: Fischer.
Laplanche, J. (1999). Interpretation between Determinism and Hermeneutics. In ders., *Essays on Otherness* (S. 138–165). London: Routledge.
Levinas, E. (1998). *Jenseits des Seins und anders als Sein geschieht*. Übers. v. T. Wiemer. Freiburg, München: Karl Alber.
Rozmarin, E. (2007). An Other in Psychoanalysis: Emmanuel Levinas's Critique of Knowledge and Analytic Sense. *Contemporary Psychoanalysis, 43*, 327–360.
Rozmarin, E. (2009). I am Yourself: Subjectivity and the Collective. *Psychoanalytic Dialogues, 19*, 604–616.
Rozmarin, E. (2011). To Be is to Betray: On the Place of Collective History and Freedom in Psychoanalysis. *Psychoanalytic Dialogues, 21*, 320–345.
Rozmarin, E. (2015). A Second Confusion of Tongues: Ferenczi, Laplanche and Social Life. In A. Harris & S. Kuchuck (Hrsg.), *The Legacy of Sandor Ferenczi: From Ghost to Ancestor* (S. 264–273). New York: Routledge.
Rozmarin, E. (2017). Immigration Belonging, and the Tension between Center and Margin in Psychoanalysis. *Psychoanalytic Dialogues, 27*, 470–479.
Rozmarin, E. (2020a). The Subject as Threshold. *American Imago, 77*, 309–336. https://doi.org/10.1353/aim.2020.0023
Rozmarin, E. (2020b). Fathers don't Cry: on Gender, Kinship and the Death Drive. *Studies in Gender and Sexuality, 21*, 38–47.
Rozmarin, E. (2022). A Second Confusion of Tongues: Ferenczi, Laplanche, and the Trauma of Social Life. *Studies in Gender and Sexuality, 23*(1), 40–47, https://doi.org/10.1080/15240657.2022.2037312
Salberg, J. & Grand, S. (Hrsg.). (2016a). *Trans-Generational Trauma and the Other: Dialogues across History and Difference*. New York: Routledge.
Salberg, J. & Grand, S. (Hrsg.). (2016b). *Wounds of History: Repair and Resilience in the Trans-Generational Transmission of Trauma*. New York: Routledge.
Weil, S. (1952 [1949]). *The need for roots* (Englisch von A. Wills). London, UK: Routledge.

Biografische Notiz

Eyal Rozmarin, Ph. D., ist Psychoanalytiker und Autor. Er wurde in Israel-Palästina geboren und lebt heute in New York. Er schreibt an der Schnittstelle von Psychologischem und Sozial-Politischem über Subjekte, Kollektive und die Kräfte, die sie anziehen und auseinanderreißen. Er ist Mitherausgeber der Buchreihe *Relational Perspectives in Psychoanalysis* und Mitglied der Redaktionsbeiräte von *Studies in Gender and Sexuality* und *Psychoanalytic Dialogues*. Eyal lehrt am White Institute und am Psychoanalytic Institute of Northern California. Sein nächstes Buch trägt den Titel *Belonging and its Discontents*.

Sexualpolitische Wende

Postödipale Gesellschaft und Deödipalisierung der Psychoanalyse

Markus Fäh

> »Nicht in irgendeinem Jenseits, sondern hier auf der Erde leben die meisten Menschen in einer Hölle: das hat Schopenhauer richtig gesehen. Meine Erkenntnisse, meine Theorien und Methoden haben den Zweck, ihnen diese Hölle bewusst zu machen, damit sie sich aus ihr befreien können.«
>
> *(Freud zit. n. Dahmer, 1970, S. 132)*

> »Die Fähigkeit zur Begehung des Unbewussten […] entsteht aus der präzisen Kenntnis der Gesetze und der kausalen Vorgänge im Unbewussten, sie entsteht in der kontrollierten Handhabung der analytischen Methoden: freies Assoziieren und Deutung, und sie führt zur Lust, sich an die Gewalten und Kräfte des Unbewussten zu gewöhnen, kurz: *zur Lust, den Tiger zu reiten.*«
>
> *(Le Soldat, 1993, S. 70)*

Einleitung und Begriffsklärungen

Ein großer gesellschaftlicher und kultureller Wandel vollzieht sich seit dem Ende des Zweiten Weltkrieges bis in die jetzige Zeit: Der Wandel von der ödipalen Moderne in die postödipale Postmoderne. Er ist u.a. markiert durch die Zeitdiagnosen »Vaterlose Gesellschaft« (Mitscherlich, 1971), »Zeitalter des Narzissmus« (Lasch, 1980), »The Corrosion of Character« (Sennett, 1998), »Das Unbehagen in der Postmoderne« (Bauman, 1999), »Die postödipale Gesellschaft« (Soiland et al., 2022), u.a.m. Der modale Charakter der Individuen hat sich verändert: Nicht mehr Unterwerfung unter ein klassisches ödipales Über-Ich, Verzicht, Mäßigung und Verantwortung auf der Basis der Freud'schen Trias »Lieben, Arbeiten, Genießen« ist das Leitmotto, sondern grenzenloses Genießen, Flexibilisierung und Selbstoptimierung.

Parallel zu dieser gesellschaftlichen und kulturellen Entwicklung spielte sich auch innerhalb der Psychoanalyse ein Wandel vom Paradigma einer klassischen ödipalen Theorie zu einer Deödipalisierung der psychoanalytischen Theorie und Technik ab: Nicht mehr die Triebe und die Trieb-/Abwehr-Dynamik stehen im Vordergrund, sondern es dominiert ein um die (Objekt-)Beziehungen, die Identität und das Selbst zentrierter *mainstream*-Diskurs: Triebtheorie und Ödipuskomplex seien wertvolle, aber aus der Zeit gefallene Konzepte, die veränderte Klinik unserer Patient:innen mit defizitären psychischen Strukturen und der gesellschaftliche Wandel unter dem Zeichen der Auflösung klassischer Familienstrukturen, Identitäts- und Rollenvorstellungen mache die ödipale Theorie obsolet und die Beschäftigung mit dem Selbst, der Identität und den Beziehungen zur Hauptaufgabe der Psychoanalyse.

Ich nehme in diesem Beitrag einen anderen möglicherweise paradox erscheinenden Standpunkt ein: Gerade die postödipale Gesellschaft, die sich vordergründig vom patriarchalen Herrschaftsmodell befreit und damit anscheinend das klassische ödipale Denken überflüssig gemacht habe, bedarf einer Erweiterung und Vertiefung des ödipalen Denkansatzes, um das Leiden der Menschen unter der spätkapitalistischen Gesellschaftsform zu verstehen, weil nur ein konsequentes Weiterdenken von Triebtheorie und ödipaler psychischer Struktur es ermöglicht, das neue herrschende gesellschaftliche Diktat und die heutigen Störungen zu begreifen.

Es sollen die Diagnosen einer postödipalen Gesellschaft und der Deödipalisierung der psychoanalytischen Theorie und Praxis gestellt sowie auf die Interdependenzen zwischen diesen beiden Entwicklungen eingegangen werden.

Diese Arbeit ist Teil eines Versuchs, der gegenwärtigen Krise der Psychoanalyse (als Theorie, Praxis und Institution) auf den Grund zu gehen und die Untersuchung dieser Krise der Psychoanalyse mit Gesellschaftskritik zu verbinden. Aus Platzgründen muss einiges skizzenhaft und unvollständig bleiben, was ich gerne detaillierter ausgeführt hätte.

Vorerst einige Begriffsklärungen: Kernelemente der ödipalen Theorie sind die duale Triebtheorie von Sexual- und Aggressionstrieb – insbesondere die Theorie der Triebentwicklung, Triebmischung und -entmischung (Freud, 1920g, 1924c, 1924d; Rosenberg, 1991) –, die zweite Freud'sche Topik Es-Ich-Über-Ich – beinhaltend die Theorie der Ich- und Über-Ich-Entwicklung (Freud, 1923b, 1924d) –, das Entwicklungsnarrativ der präödipalen, ödipalen und postödipalen Entwicklung auf der Basis der infantilen Sexualität und Aggression und der inneren Dynamik von Trieb,

Abwehr und Lösungsversuchen (Freud, 1905d, 1924d; Klein, 1928, 1945; Le Soldat, 1989, 1994, 2015, 2018, 2020), die imaginären und symbolischen Ausgestaltungen dieser Lösungen bzw. unbewussten Fantasien. Diese Kernbausteine bilden den gemeinsamen Boden sowohl der klassischen wie auch der revidierten ödipalen Theorien.

Wer mit diesen Konzepten als Analytiker:in denkt und praktiziert, arbeitet »im Ödipalen«. Er:sie sammelt (wie alle Analytiker:innen, auch anderer theoretischer Provenienz) Assoziationen, Träume, Beobachtungen des Verhaltens, Gegenübertragungsgefühle in gleichschwebender Aufmerksamkeit und Responsivität, d. h. er:sie arbeitet mit der psychoanalytischen Methode. Sodann prüft und untersucht er:sie dieses Material mit dem Navigationssystem der ödipalen Theorie und leitet ihre Interventionen daraus ab: Welcher infantile ödipale Konflikt ist in den Patient:innen reaktiviert, welche Abwehrlösungen haben die Patient:innen zu ihren Charakteren geformt, wie zeigen sich diese in ihren Leben, ihren Symptomen, in der aktuellen Übertragungs-/Gegenübertragungsdynamik?

Die Verwendung der Begriffe ödipal, prä-ödipal und postödipal geschieht in verschiedenen Kontexten und auf verschiedenen Ebenen:

1. Sie werden zur Beschreibung der infantilen Entwicklung und der innerhalb dieser Phasen auftretenden Konflikte im Rahmen der psychoanalytischen Entwicklungslehre verwendet (genetisch).
2. Sie kommen zur Anwendung zur Klassifikation von Fixierungen, Störungen und Mängeln mit einem Ursprung in diesen Phasen (klinisch).
3. Sie werden gebraucht als Etikett zur Beschreibung der Einstellung gegenüber dem Stellenwert des Ödipuskomplexes innerhalb der psychoanalytischen Theorie (anti-ödipal, vgl. Deleuze & Guattari, 1979) bzw. zur Einstellung eines:einer Analysand:in gegenüber den Herausforderungen der ödipalen Phase (z. B. Mauss-Hanke, 2014).
4. Sie werden zur Beschreibung kultureller und gesellschaftlicher Phänomene (Einstellungen, Werte, Tendenzen) verwendet (z. B. postödipale Gesellschaft als Begriff im Rahmen der neuen Lacan-Rezeption, Soiland et al., 2022).

Der gemeinsame Nenner des Denkens im Ödipalen umfasst Folgendes – um nur die wichtigsten Punkte zu nennen:

- es gilt das Primat des Triebes und nicht dasjenige des Objekts (Le Soldat, 2015, S. 79ff.),
- das menschliche Subjekt ist primär von seinen Triebschicksalen determiniert (Freud, 1915c),
- Aggressionstrieb und Kultur stehen in einem fundamental antagonistischen Verhältnis: Je mehr entfesselt der aggressive Trieb, desto mehr bedroht die Kultur. Der Mensch steht der Bändigung seiner aggressiven Energien immer zwiespältig gegenüber (Freud, 1930a),
- menschliches Begehren findet immer in der Auseinandersetzung mit inneren Antagonisten, vor allem Über-Ich-Verboten, Schuldvorwürfen und Kastrationsangst und dagegen mobilisierten Abwehrlösungen, statt,
- somit sind inneres Gesetz und Droh- und Strafinstanz determinierendes und strukturierendes Element menschlichen Begehrens, und Schuld sowie Angst die zentralen und am meisten abgewehrten Affekte,
- es ist dem Subjekt aufgegeben, Lösungen dieser hoch idiosynkratischen in der infantilen Entwicklung wurzelnden unbewussten Trieb-/Abwehrkonflikte zu finden,
- diese Lösungen artikulieren sich in individuellen unbewussten Fantasien und Symptomen,
- das psychische Leben ist im Wesentlichen durch diese ungeheure innere psychische Dynamik gekennzeichnet, durch ein Kräftespiel, das in der analytischen Arbeit energetisch/ökonomisch (quantitativer Aspekt) und inhaltlich, d. h. an den durch das psychische System geschaffenen unbewussten Fantasien (qualitativer Aspekt) untersucht und begriffen werden kann (Le Soldat, 2015, S. 217f.; Fäh & Gsell, 2021, S. 61f.; Fäh, 2021b; Geiger, 2021; Suter & Geiger, 2021),
- es geht in der Analyse darum, das Ich so weit zu stärken, dass es in der inneren Dynamik gegenüber den unbewussten Konflikten die Oberhand gewinnt und das Subjekt befähigt, sein eigenes Leben zu lenken und nach seiner eigenen *façon* glücklich zu werden,
- diese analytische Arbeit ist nie zu Ende und muss immer wieder unternommen werden, da trieb- und gesellschaftsbedingt immer wieder neues Unbewusstes produziert wird (Erdheim, 1984).

Auf den Punkt gebracht: Ödipales Denken folgt der Ablauflogik »Trieb – Schuld/Angst – Abwehr – Fantasie – Symptom«.

Gesellschaftskritik: ödipale versus postödipale Gesellschaft

Hier ist nicht der Raum, eine umfassende Theorie der gesellschaftlichen Entwicklung des 20. Jahrhunderts und darüber hinaus vorzulegen. Es sollen lediglich die markantesten gesellschaftlichen Veränderungen von Kultur und Gesellschaft seit dem Ende des Zweiten Weltkriegs skizziert und ihre Auswirkungen in der psychischen Befindlichkeit und Struktur der Individuen und den kulturellen Phänomenen in Beziehungen, Gruppen und Organisationen dargelegt werden.

Was unterscheidet die ödipale von einer postödipalen Gesellschaft, wie sie u. a. von Safouan (2018) und Soiland et al. (2022) beschrieben wird? In der traditionellen repressiven ödipalen Gesellschaft dominierten die dem Ödipuskomplex inhärenten Fantasien, Einstellungen und Lösungen die psychische Struktur und die sozialen Beziehungen. Von zentraler Bedeutung waren die Verantwortlichkeit des Subjekts für seine Triebe und Triebäußerungen, die Etablierung eines inneren Gesetzes, die Unterwerfung des Ichs unter den Terror des Gewissens und die Unterdrückung der Triebe zwecks Kultivierung des Subjekts.

Die liberale ödipale Gesellschaft hätte sich von der repressiven väterlichen Autorität emanzipiert und – wie von Freud propagiert – sich auf die Stärkung eines autonomen Ichs verlagert, das dem Terror des Gewissens und der Macht der Triebe gleichermaßen den Kampf angesagt und das Ruder übernommen hätte. Nicht nur: Wo Es war, soll Ich werden, sondern auch: Wo Über-Ich war, soll Ich werden!

Eine postödipale Gesellschaft schließlich hätte sowohl mit der repressiven ödipalen wie mit der emanzipatorischen ödipalen Ethik aufgeräumt und wäre in dem Sinn historisch gesehen *post*, dass sie die Kernpunkte dieser Ethik des autonomen und selbstverantwortlichen Subjekts – gleichermaßen für das Standhalten gegenüber den Über-Ich-Forderungen und den Triebansprüchen verantwortlich – über Bord geworfen und sich dem Diktat eines grenzenlosen und orientierungslosen Genießens und der Entfesselung aggressiver Triebströmungen ergeben hätte (Recalcati, 2022a, S. 254).

Dies zeigt sich u. a. darin, dass im Arbeitsleben ein oft unvereinbares Nebeneinander von unbedingtem Leistungswillen und verordnetem Spaß vorherrscht: Der:die heutige perfekte Mitarbeiter:in muss nicht nur seinen:ihren Job toll machen, sondern ihn auch noch quasi besessen genießen! Dass wir in der Freizeit einem Zwang zum Ausschöpfen aller Spaßmöglichkeiten ausgesetzt sind, versteht sich von selbst. Wer nicht unentwegt seinen Konsum optimiert, ist heutzutage nicht dabei.

Ich beschränke mich bei der Auflistung der historischen Eckpunkte der gesellschaftlichen Entwicklung der zweiten Hälfte des 20. Jahrhunderts auf die Entwicklung der Technologien und Produktionsverhältnisse (digitale Revolution, Internet, virtuelle Realität), die weitgehende Auflösung der klassischen Familienstrukturen, Rollenbilder und Identitäten, den Zusammenbruch der kommunistischen Gesellschaften und den Siegeszug des Kapitalismus (Neoliberalismus, Spätkapitalismus), die ökonomische, soziale und kulturelle Globalisierung, die weltweite Verschärfung der sozialen Ungleichheit und die Zerstörung der ökologischen Lebensgrundlagen des Planeten.

Soziolog:innen, Sozialpsycholog:innen und Psychoanalytiker:innen – ich markiere hier nur einige Zeitdiagnosen: »Vaterlose Gesellschaft« (Mitscherlich, 1971), »Zeitalter des Narzissmus« (Lasch, 1980), »The Corrosion of Character« (Sennett, 1998), »Das Unbehagen in der Postmoderne« (Bauman, 1999), »Die postödipale Gesellschaft« (Soiland et al., 2022) – beobachten den Niederschlag dieser Entwicklungen in der psychischen Struktur und den sozialen Beziehungen: Zunächst ist eine massenweise Identifikation der Menschen mit den herrschenden gesellschaftlichen Werten der spätkapitalistischen Gesellschaft, im Sinne einer Identifikation mit dem Aggressor (Leistungs- und Aufstiegsmanie, der Mensch als Ego-Firma, Entsolidarisierung) festzustellen. Der heutige Mensch wird daraufhin erzogen, das meiste aus sich selbst herauszuholen, sein eigenes Interesse aggressiv zu verfolgen und zu extremer Leistung bereit zu sein. Gleichzeitig wird er dazu angehalten, um jeden Preis glücklich zu sein, d. h. sein Leben zu genießen. Produktion und Konsumtion sollen gesteigert werden. Der Mensch in der postödipalen Gesellschaft ist im Diskurs des Kapitalisten (Recalcati, 2022, S. 253ff.) gefangen, er lebt in der Illusion, er sei frei, alles sei möglich, alles immer verfügbar:

> »Der Glaube, der den Diskurs des Kapitalisten beseelt, ist ein doppelter: Es ist der Glaube, dass das Subjekt frei sei – ohne Grenzen, ohne Bindungen, nur von seinem Willen zu genießen bewegt, trunken von seiner Konsumgier; aber auch der Glaube, dass das Objekt, welches das Begehren verursacht (in der Lacan'schen Algebra das Objekt klein a) mit einer einfachen Präsenz, einem Ding, mit Bergen von Dingen vertauscht werden könne« (ebd., S. 254).

Darum folgen die zwischenmenschlichen Beziehungen der Warenlogik (Duhm, 1975): Es sind Projekte auf Zeit, in denen das individuelle Glück maximiert werden soll. Die Dinge der Liebe werden banalisiert zu Instrumenten der möglichst großen Befriedigung. Diese Identifikation mit den gesellschaftlichen spätkapitalistischen Normen (alles im Interesse der Herrschenden, die den größten Gewinn aus dieser Entwicklung abschöpfen) geht einher mit der Entfesselung der aggressiven Triebe im Spätkapitalismus: Hauptsache, es kann rücksichtlos gerafft werden, der Staat soll darauf reduziert werden, im Dienst dieser Entwicklung möglichst günstige Rahmenbedingungen zu schaffen und Widerborstige zu disziplinieren und zu bestrafen sowie ggf. soziale und psychologische Abfederungsmaßnahmen bereitzustellen.

Dabei ist festzuhalten, dass nicht die Individuen dafür verantwortlich gemacht werden können, dass die Gesellschaft sich in diesem Sinne entwickelt hat. Der Denkansatz, die gesellschaftliche Entwicklung auf subjektive Faktoren zurückzuführen, ist eine Sackgasse. Es ist vielmehr der umgekehrte Weg zu beschreiten: Es muss verstanden werden, wie die objektiven gesellschaftlichen Mächte die psychischen Unterwerfungen einfordern und produzieren, um ausgehend von dieser Erkenntnis das subversive Potenzial zu stärken (vgl. Le Soldat, 2021; Gsell & Binswanger, 2021).

Es ist nicht erstaunlich, dass in der postödipalen Gesellschaft die vorherrschenden individuellen Symptome Depression und Angst (und deren psychosomatische Äquivalente) sind. Die Menschen sind chronisch erschöpft und von permanenter Panik bedroht, derer sie sich nur mit gefährlichen Abwehrsymptomen (Leistungs-, Aufstiegs-, Genuss-Manie, Destruktivität und Selbstdestruktivität, Hemmung der Vitalkräfte und Lebenslust, Lethargie und Depression) zu erwehren versuchen (Ehrenberg, 1998).

Vermutlich haben wir es bereits mit einer strukturellen Veränderung, einer Art »anthropologischen Mutation« (Recalcati, 2022b, S. 263f.) zu tun, die das Subjekt des Unbewussten, seine Unverwechselbarkeit und Triebhaftigkeit selbst unterminiert. Sie zeigt sich

- in der epidemisch verbreiteten Abnahme des Interesses an der eigenen Innenwelt und im dominanten Einfluss der auf *quick fix* angelegten biologischen Psychiatrie, der kognitiv-behavioralen Verhaltenstherapie und Systemtherapie und in der Unterwerfung unter das Diktat messbarer, in Zahlen quantifizierbarer Erfolge (unter welchem die Erfahrung des Unbewussten keinen Platz mehr hat),

- im Verschwinden der Bereitschaft, dem inneren Chaos zu begegnen und nachzudenken,
- in der fortschreitenden repressiven Entsublimierung (Marcuse, 1970), die zu zwanghaftem Genießen ohne Eros und ohne Begrenzung führt,
- in der Abschaffung der Dimension der unbewussten Wahrheit und deren Ersatz durch bloßes biotechnologisches Wissen (man denke an die Beschränkung des Forschungsinteresses in der Psychiatrie auf den neurophysiologischen, neurochemischen und pharmakologischen Ansatz).

Das Oberflächenmerkmal dieser Veränderung ist die verbreitete Symptomatik innerer Leere, die im günstigen Fall ein Abwehrsymptom gegen die Wahrnehmung eines womöglich noch vorhandenen subjektiv bedrohlichen inneren Reichtums ist, im schlimmeren und vermutlich häufiger anzutreffenden Fall eine tatsächliche psychische Verarmung und Entleerung, ein Verlust symbolischer und imaginärer Fähigkeiten, sodass wir es im Extremfall mit einer veränderten psychischen Topik zu tun hätten: Ein rohes, archaisches, unsymbolisiertes Unbewusstes bedrängt ein weitgehend des funktionsfähigen Vorbewussten beraubtes Bewusstes, das permanent von inneren (und äußeren) Reizen überflutet wird, dem nur noch die Mittel der Somatisierung und der *passage à l'acte* zur Verfügung stehen.

Grenzenloses Leisten und grenzenloses Genießen sind die Imperative einer postödipalen Gesellschaft, welche das Interesse für das unverwechselbare (unbewusste) Subjekt, dessen Emanzipation und subversive Praxis weitgehend hinter sich gelassen haben. Das heutige modale Subjekt ist vollkommen damit beschäftigt, seine Leistungsfähigkeit zu steigern und auszuschöpfen und sich durch die Raffgier gegen die ständig drohende sowohl in der individuellen Entwicklung unbewusst verwurzelte als auch gesellschaftlich produzierte Kastrationsangst (Angst vor ökonomischem Absturz und sozialem Tod) zu versichern und diese Ängste durch vermeintliche Realwiderlegung und Risikominimierung (vgl. Beck, 1986) in Schach zu halten. Zudem blättert es pausenlos im Katalog der Lebens-, Arbeits- und Konsumoptionen, um sich die Illusion eines zukünftigen »Noch besser, noch mehr« aufrechtzuerhalten (vgl. Gross, 1994). Der postmoderne Leistungs- und Genussmensch scannt beständig den Horizont nach Beuteoptionen und potenziellen Feinden ab, immer bereit loszuschlagen. Den Blick nach innen kann und will er sich nicht mehr leisten, er ist vollauf mit Anpassung an die ständig wechselnden Verhältnisse und seiner eigenen technokratischen Optimierung beschäftigt.

Ohne selbsterkenntnisbereites, emanzipationswilliges und subversionshungriges Subjekt gibt es aber keine wirklich demokratische Gesellschaft (Fleury, 2017), da die unbewussten Identifikationen mit der herrschenden gesellschaftlichen Norm alle durchaus auch vorhandenen rebellischen Bemühungen überlagern.

Dies erklärt auch, warum der in partikulare Interessengruppen zersplitterte Kampf um mehr Anerkennung, so wertvoll, wichtig und unerlässlich er ist, letztlich nicht zu einer wirklichen Befreiung von den Zwängen der herrschenden Leistungs- und Genießenszwang-Logik führt. Solange das allgemeine Interesse am einzelnen Menschen, am unbewussten unverwechselbaren Subjekt zugunsten der Optimierungslogik suspendiert ist, wird die allgemeine Zerstörung der psychischen, sozialen und nunmehr auch ökologischen Lebensgrundlagen weitergehen.

Deödipalisierung der Psychoanalyse

Ich skizziere hier nur die Kernpunkte der Deödipalisierung der Psychoanalyse, d.h. der Relativierung und Marginalisierung des »Denkens im Ödipalen« innerhalb der psychoanalytischen Community, und zeige ein paar Folgen dieser beklagenswerten Entwicklung auf.

Die Hauptaufgaben in einer psychoanalytischen Behandlung, so die der Theorie des Ödipuskomplexes inhärente Logik und Ethik, ist das schwache Ich so zu stärken, dass es mit den unerfüllbaren infantilen sexuellen Wünschen leben, die erfüllbaren hinreichend befriedigen und die aggressiven so weit im Zaum halten kann, dass es kultur- und liebesfähig wird und bleibt.

In der Freud'schen Psychoanalyse wird dem Ich grundsätzlich die Fähigkeit zur Erkenntnis zugestanden, seine Emanzipations- und Subversionsfähigkeit gegenüber der Herrschaft des Über-Ichs, dem Terror des Gewissens und den Anforderungen der Umwelt. Wenn das Ich auch prinzipiell korrumpierbar ist, so bezieht es doch seine Energie aus dem Es, und seine Erkenntnismöglichkeiten sind intakt. Damit enthält die ödipale Psychoanalyse ein grundsätzlich gesellschaftskritisches Potenzial.

Der entscheidende Schlag gegen diese grundsätzlich emanzipationsoffene ödipale Logik besteht in der Abschaffung des Trieb-Primats zugunsten eines Primats des Objekts, mithin der »Sozialpsychologisierung« der Psychoanalyse, wie Russell Jacoby beschreibt.

Jacoby hat in seinem Werk *Soziale Amnesie* (1978) den Ursprung dieser Entwicklung beschrieben, nämlich die Abkehr vom Skandalon der Triebhaftigkeit des Menschen und seines dynamischen Unbewussten hin zu einer konformistischen Psychologie, festgemacht vor allem an den Revisionen von Adler und Fromm.

Man kann sicher davon ausgehen, dass mit der Entwicklung zum Spätkapitalismus, der damit einhergehenden Auflösung der klassischen Familienstrukturen, der Veränderung der Rollenverhältnisse von Mann und Frau, der überbordenden Wichtigkeit von Arbeit und Leistung gegenüber der Qualität der Familienbande und primären Beziehungen, bei immer mehr Menschen in der frühen prä-ödipalen und ödipalen Entwicklung ein Mangel an empathischer Fürsorge und ein Übermaß an seelischer Vernachlässigung und Gewalt zu beobachten ist, die zur epidemischen Verbreitung schwächerer Ich-Struktur mit mangelhafter Symbolisierungsfähigkeit, Trieb-, Affekt- und Frustrationstoleranz und dürftigen oder inkohärenten verinnerlichten guten Objekten und somit tiefgreifend erschütterter innerer *safe base* geführt haben, verbunden mit den verbreiteten Symptomen chronischer übergroßer Abhängigkeit von äußerer Anerkennung, innerer Leere und Neigung zu Trieb- und Affektdurchbrüchen sowie zum Agieren (Handeln statt Denken).

Dass damit aber die ödipale Logik der Entwicklung außer Kraft gesetzt sei bzw. ihr zentraler Stellenwert in der Entwicklung relativiert oder gar bestritten werden müsse, ist eine folgenschwere Fehlentwicklung der psychoanalytischen Theorie und Praxis.

Dass der Ödipuskomplex nur bei unzureichend gespiegelten Menschen entstehe und letztlich nur ein Desintegrationsprodukt sei (Kohut, 1977, S. 50ff.), entbehrt jeglicher Logik: Wir alle durchlaufen den Ödipuskomplex, die einen besser, die anderen weniger gut für seine normale Bewältigung gerüstet.

Das epidemische Aufkommen strukturell geschwächter Persönlichkeiten ist kein Argument gegen die Zentralität des Ödipuskomplexes, vielmehr ein Anstoß, die gesellschaftliche Entwicklung, d.h. die Auflösung der Familienstrukturen und die Degradierung der Care-Arbeit und deren Einfluss auf Sozialisationsdefizite und defizitäre psychische Strukturen, innerhalb derer die Individuen den Ödipuskomplex durchlaufen, genauer in den Blick zu nehmen.

Dass die Psychoanalyse in einem klinischen und theoretischen Fehlschluss den Ödipuskomplex zu einem veralteten höchstens als *lip service* immer wieder zitierten Konzept degradiert und in Forschung und Praxis vernachlässigt und sich von ihm abgewandt hat (dazu auch Wellendorf & Werner, 2005), hat m. E. zweierlei Gründe:

Erstens beruht es auf der Enttäuschung am tatsächlich unvollständigen klassischen ödipalen Entwicklungsnarrativ, das viele Symptome, z. B. die Entwertung der Frau, sexuelle und produktive Hemmungen, Zerstörungs- und Selbstzerstörungsexzesse u. a. m., nicht hinreichend erklären konnte (Fäh, 2017, 2018; Fäh & Gsell, 2021).

Zweitens sind innere unbewusste Widerstände der Psychoanalytiker:innen selbst dafür verantwortlich, so vor allem der Über-Ich-Widerstand gegen die Anerkennung der Aggressionslust und des Aggressionstriebes sowie das Nicht-erinnert-werden-Wollen an die prinzipiell unerfüllbaren infantilen Wünsche, die eigene ödipale Niederlage und die daraus resultierenden aggressiven Triebdurchbrüche und imaginären Taten (Kastration und Mord) (Le Soldat, 1993).

Die Folgen der Deödipalisierung der Psychoanalyse können wir heute allerorten beobachten: In der klinischen Praxis, im wissenschaftlichen Austausch der Psychoanalytiker:innen, im Ausbildungsbetrieb. Ich lege keine Statistik vor, ein Blick in die psychoanalytischen *journals* genügt, um festzustellen, dass sich die überwiegende Mehrheit der Psychoanalytiker:innen nicht mit der Theorie des Ödipuskomplexes und ihrer Anwendung und Weiterentwicklung befasst. In der klinischen Praxis wenden die Psychoanalytiker:innen heutzutage meist ausschließlich Konzepte der Objektbeziehungstheorie, der Traumatheorie, der Selbstpsychologie, der Neo-Bionianer:innen und der *relational psychoanalysis* an (Kernberg, 2011). Davon ist auch der Ausbildungsbetrieb heutiger und künftiger Analytiker:innen betroffen, sie werden meist nicht mehr gründlich in der ödipalen Theorie und ihrer klinischen Anwendung geschult. Man stößt in Seminaren und Fallvorstellungen oft auf offen geäußertes Desinteresse und emotionale Widerstände gegenüber Triebtheorie und Ödipuskomplex. Der Gedanke, dass sowohl die prä-ödipale wie die ödipale Entwicklung in ihrer Gesamtheit ins Auge gefasst werden muss, ist vielen heute fremd.

Eine generelle Konsequenz der Deödipalisierung der Psychoanalyse ist zuallererst ein Vitalitätsverlust der gesamten psychoanalytischen Community. Wenn die Psychoanalytiker:innen selbst sich nicht mehr für ihre Trieb-/Abwehrkonflikte und ihre innere Dynamik interessieren, d. h. selbst nicht mehr auf dem »Tiger reiten« lernen, sondern von ihm absteigen und vor ihm fliehen, resultiert daraus eine generelle Hemmung der eigenen triebhaft gespeisten psychoanalytischen Kompetenz, die sich – um nur ein Beispiel zu nennen – darin zeigt, dass viele Psychoanalytiker:innen zu zurückhaltend sind, die Dinge nicht beim Namen nennen, eine Scheu vor der Konfrontation des:der Analysand:in mit dessen unangenehmen inneren Wahrheiten haben und sich stattdessen in eine ausschließlich passive, nur empathische und containende Haltung flüchten. Der Unwille der Psychoanalytiker:innen, etwas zu geben, oft rationalisiert als (überzogene) Abstinenz, ist nichts anderes als eine Hemmung, Liebes-Impotenz (Le Soldat, 1993, S. 69). Es wird dann dazu geneigt, die Erfahrungen mit den Objekten überzubewerten und die Triebwünsche und die damit verbundenen Konflikte zu vernachlässigen. Der daraus resultierende Vitalitätsverlust und die Mutlosigkeit vieler Psychoanalytiker:innen ist meines Erachtens wesentlich für den Verlust der Attraktivität der Psychoanalyse mitverantwortlich.

Weiters ist eine schwerwiegende Entpolitisierung der psychoanalytischen Community zu beobachten. Von wenigen Ausnahmen abgesehen, mischen sich die Psychoanalytiker:innen intellektuell nicht in die aktuellen Krisen und gesellschaftlich drängenden Fragen ein (Coronakrise, soziale Ungleichheit, ökologische Bedrohung, Gefahr eines dritten Weltkriegs).

Die Haltung der meisten Psychoanalytiker:innen besteht im Rückzug ins Private und in ihre klinischen Praxen, verbunden mit einer meist liberalen, ängstlichen und angepassten politischen Einstellung. Die Folgen der neoliberalen, spätkapitalistischen Gesellschaft werden ironisch-distanziert ertragen, hin und wieder beklagt, aber selten im Zusammenhang mit ihr analysiert. Die konformistische Psychoanalyse ist stumm geworden gegenüber der gesellschaftlichen Aggression und den Interessen der Herrschenden, sie hat sich aus der subversiven politischen Praxis verabschiedet.

Interdependenzen

Die gesellschaftlichen Veränderungen im 20. Jahrhundert haben einen tiefgreifenden *impact* auf die Entwicklung der Psychoanalyse ausgeübt. Bestand in der ersten Hälfte des 20. Jahrhunderts bis in die 1960er und 1970er Jahre ein Enthusiasmus – zumindest in den gebildeten Schichten – für die Erkenntnisse der Psychoanalyse, die dazu führte, dass das arbeits-, liebes- und genussfähige und innerlich hinreichend freie Subjekt sich als Entwicklungsideal behauptete, so nahm das Interesse an der Psychoanalyse seit den 1980er Jahren nach dem modischen Psychoanalyse-Boom in den 1970er Jahren drastisch ab.

Die Psychoanalyse verlor ihre Bastionen an den Universitäten und in der Psychiatrie, konkurrierende Psychotherapiemethoden, die allesamt schnellere Heilung mit weniger Aufwand versprachen, ersetzten die skeptische Psychoanalyse, die primär auf Erkenntnis und den eigenen persönlichen Weg als auf Anpassung an die Leistungs- und Glücksnormen setzte. Das *Freud-Bashing* setzte sich durch, die Psychoanalyse wurde und wird auch heute in vielen Universitätslehrgängen in Psychologie als veraltet abgetan und abgeschafft.

Der Siegeszug der kapitalistischen Marktlogik auch im Gesundheitswesen (vgl. Rychner, 2006) tat sein Übriges, dass sich in der Psychotherapie ein kurzfristiges Effizienzdenken durchsetzte (vgl. dazu die Auseinandersetzung mit dem »Grawe-Effekt«, Grawe et al., 1994; Fäh & Fischer, 1998).

Den Psychoanalytiker:innen gehen die Patient:innen aus, die wirklich an sich arbeiten wollen, den psychoanalytischen Instituten die Kandidat:innen für eine Ausbildung. Stattdessen nimmt ein Patient:innentypus überhand, der – mit den spätkapitalistischen Leistungs- und Glücksnormen überfordert und daran erkrankt, aber immer noch ungebrochen mit ihnen identifiziert – von der Psychotherapie vor allem eines fordert: Mach mich wieder fit für den Existenzkampf, die Leistungsmanie, die rasante Glückssuche! Introspektion und Reflexion, kurzfristig größeres Leiden an den eigenen Charakterfehlern und Symptomen, um sich selbst zu verstehen und einen eigenen Weg zu finden und auf seine eigene Weise, innerlich freier und weniger ein Untertan, glücklich zu sein, haben keine Konjunktur mehr. Die deödipalisierte Psychoanalyse ging mit der postödipalen spätkapitalistischen Gesellschaft eine verhängnisvolle Liaison ein:

1. Sie unterstützt mit der Aufgabe des Trieb-Primats die Tendenz der Gesellschaft, sich weniger für die *im* Subjekt wirkenden Kräfte zu interessieren und diese zu untersuchen, als die *auf* das Subjekt einwirkenden privaten (nicht gesellschaftlichen!) Einflüsse in den Vordergrund zu stellen. Dadurch stützt sie eine projektive Abwehrbewegung: Nicht die Trieb-Aggression des Subjekts (und seine Ausbeutung durch die Herrschenden im Spätkapitalismus) wird als Hauptproblem erkannt, sondern das böse oder ungenügende Objekt als Hauptschuldiger denunziert. Dies verschafft zwar eine willkommene Schuld- und Angstentlastung, schneidet die Hilfesuchenden aber gleichzeitig von ihrer Vitalquelle ab. Zudem befördert die paranoide Projektion die Aggressivierung der Beziehungen und der Ge-

sellschaft: Jede:r sieht sich als Opfer und fühlt sich zur Gegenaggression legitimiert!

2. Durch die Identifikation mit dem gesellschaftlichen Aggressor – vor allem mit dem allgegenwärtigen Leistungs- und Genusszwang und mit dem davon abgeleiteten Effizienzdruck im Gesundheitswesen und der Forderung nach schneller Heilung – gibt die Psychoanalyse in ihrer Mehrheit eine oppositionelle Haltung gegenüber den herrschenden Kräften in der Gesellschaft auf und dient sich als Instrument zur Selbstoptimierung an. Sie enttäuscht damit den Wunsch vieler Menschen nach einem subversiven Ort, in dem man sich *ohne äußeren Druck* selbst erforschen und entdecken konnte. Sie unterlässt es zudem weitgehend – und das ist das gravierendere Moment – ihre intellektuelle Stimme für das unbewusste unverwechselbare Subjekt zu erheben, und damit für eine Voraussetzung für eine wirkliche gelebte Demokratie (vgl. Fleury, 2017).
3. Das Problem der *Angst im Kapitalismus* (Duhm, 1979) wird vernachlässigt. Die unbewusste Verzahnung der in der individuellen ödipalen Entwicklung aufgrund der Triebaggression entstehenden Kastrationsangst und den gesellschaftlich produzierten Ängsten vor Abstieg, Verlust des Status, sozialem Tod ist für eine Vielzahl von Abwehrlösungen und daraus resultierenden Hemmungs- und Selbstsabotage-Handlungen verantwortlich, um die massive Angst einigermaßen in Schach zu halten. Die Angst soll heute chemisch weggezaubert oder verhaltenstherapeutisch wegkonditioniert werden, sie soll nicht untersucht, ausgehalten, verstanden und mit neuen besseren Lösungen als den bisherigen Symptomen überwunden werden. Die Psychoanalyse versäumt es leider weitgehend, zu dieser Beruhigungs- und Verdrängungsstrategie eine Gegenposition einzunehmen und in ihrer heutigen klinischen Praxis mit konsequenter Arbeit an den Angstabwehrlösungen das Ich zu stärken und ihm zu helfen, seine lähmenden Anpassungssymptome zu überwinden.
4. Der ungehemmten Aggressivierung in der Gesellschaft – jeder für sich und alle gegen alle – setzt die Psychoanalyse in Forschung und Praxis zu wenig entgegen. Wirkliche subversive analytische Arbeit bestünde darin, dem Subjekt aufzuzeigen, wie es sich gegen die Anerkennung der eigenen Aggression wehrt, welche Wege es beschreitet, seine triebhafte Aggression im Interesse der Herrschenden und in Identifikation mit den gesellschaftlichen Normen darin zu verausgaben, *gegen* den anderen zu kämpfen, den anderen als einen Feind zu betrachten und dadurch die libidinösen Kräfte niederzuhalten.

5. Ein besonders beklagenswertes Faktum in diesem Zusammenhang ist die Vernachlässigung der Dinge der Liebe (siehe dazu auch Recalcati, 2022b, S. 267). Statt die Angst vor libidinöser Potenz – sowohl aktiv wie passiv – und die hemmenden Abwehrformen gegen das freie Strömen der libidinösen Wünsche zu analysieren und das unverbindliche Benutzen des anderen als bloßes Befriedigungsinstrument im Sinne einer *light version* von Liebe (Fäh, 2006b, S. 23) zu konfrontieren und zu analysieren, wird in der klinischen Praxis heute oft ein wohlfeiles Paktieren mit den Klagen der Patient:innen über die bösen Anderen und die ungenügenden Liebesobjekte und Eltern praktiziert und das Symptom der Liebesimpotenz zementiert.

Hoffnungsschimmer und Perspektiven

Nach dieser Diagnose bleiben Fragen offen: Was sind die Bestimmungsstücke einer revitalisierten und radikalisierten Psychoanalyse, die sich die Emanzipation des Subjekts und die Kritik der spätkapitalistischen Gesellschaft auf die Fahnen schreibt? Wie können die ungelösten Fragen der Entfesselung der aggressiven Triebe und des Über-Ich-Diktats des grenzenlosen Genießens angegangen werden?

Mir scheinen zunächst zwei Denkschritte unerlässlich: Das unbewusste Subjekt und sein Triebfundament müssen wieder ins Recht gesetzt und die Analyse der ödipalen Struktur der Psyche unter den heutigen gesellschaftlichen Bedingungen muss vorangetrieben werden, damit die zentrale psychoanalytische Aufgabe der Erforschung des unbewussten Subjekts und seiner ungeheuren inneren Dynamik sowie die Stärkung seiner Widerstandskraft gegen die Aggression der gesellschaftlichen Machtverhältnisse in Angriff genommen werden kann.

Ich beschränke mich nachfolgend auf zwei Beiträge und Denkrichtungen, die mir in dieser Hinsicht vielversprechend erscheinen.

Die Theorie von Judith Le Soldat

Judith Le Soldat hat eine Erweiterung der Theorie des Ödipuskomplexes vorgelegt, die die ödipale Entwicklung konsequent, radikal und kohärent von den Trieben her durchdenkt und wesentliche Mängel der klassischen ödipalen Theorie beseitigt (Le Soldat, 1994, 2015, 2018, 2020). Ihre komplexe Theorie kann hier nicht referiert werden, ich verweise auf die Einführung von Le Soldat selbst (2015) sowie auf Sekundärliteratur (Fäh, 2018, 2021a, b; Fäh & Gsell, 2021).

Das bahnbrechende Potenzial ihrer Theorie scheint mir zu sein, dass sie ein Instrument an die Hand gibt, die hochkomplexe ödipale und postödipale innere Dynamik zu erforschen. Insbesondere hilft sie, den:die Analysand:in zu befähigen, die vielfältigen Abwehrlösungen und Erscheinungsformen der bisher in der psychoanalytischen Theorie unzureichend verstandenen und unterschätzten Kastrationsangst zu verstehen. Sodann setzt die Anwendung dieser Theorie in Stand, die aus der ödipalen Phase stammenden unerfüllbaren Triebwünsche und neurotischen Lösungsversuche zu erkennen, zu überwinden und sich mit dem gemeinen unvermeidbaren individuellen Elend abzufinden (vgl. Freud, 1895d). Gleichzeitig befähigt sie auch – mittels der wieder ins Recht gesetzten und souverän und nicht destruktiv gemeisterten aggressiven Triebenergie – nach der eigenen *façon* glücklich zu werden und subversiv gegen die gesellschaftlichen Machtverhältnisse anzutreten.

Le Soldats klinisch-theoretisches Denken, das um die aggressiven Triebdurchbrüche im Rahmen der kindlichen ödipalen Entwicklung und deren innerpsychische Folgen zentriert ist, eignet sich m. E. dafür, die Psychoanalyse wieder zu einer radikalen Praxis zu machen, indem sie den Menschen hilft, ihr eigenes triebhaftes sexuelles und aggressives Potenzial voll zu entdecken und verfügbar zu machen (indem die Abwehrlösungen konsequent analysiert werden), und damit den Weg frei zu machen für ein Verwenden der Triebkraft für libidinöse, emanzipatorische und subversive Lösungen (statt destruktiver und selbstdestruktiver), in ihren Worten: »den Tiger zu reiten« (Le Soldat, 1993, S. 70). Oder mit anderen Worten: die Triebökonomie des Subjekts grundlegend zu verändern.

Die Arbeiten von Neo-Lacanianer:innen zur psychischen Struktur im Spätkapitalismus

Während Le Soldats Denkansatz bei den Trieben und insbesondere dem Aggressionstrieb ansetzt, gehen die Neo-Lacanianer:innen mehr von strukturellen Fragestellungen aus: Jeder Mensch ist in eine sprachliche und soziale Ordnung eingebettet. Diese Ordnung zwingt durch den Verlust einer unmittelbaren realen Erfahrung und imaginären illusionären Ganzheit dem Subjekt einen Verzicht auf, den es durch ein »Mehr-Genießen« innerhalb eines individuellen Phantasmas kompensiert. Während in der klassischen ödipalen Struktur der Verzicht auf den Körper der Mutter der entscheidende Verlust war und das ödipale Phantasma um die (Un-) Erreichbarkeit dieses verlorenen »Dings« kreiste, hat sich nach den Arbeiten der Neo-Lacanianer:innen nach dem »Verdunsten des Vaters« (Recalcati, 2022a, S. 245ff.) nicht etwa eine neue Freiheit eingestellt, sondern im Rahmen des Spätkapitalismus eine perfide Veränderung in der psychischen Struktur vollzogen: Das Über-Ich, das ursprünglich den Verzicht forderte, verlangt nun das Gegenteil, nämlich das grenzenlose Genießen (Recalcati, 2022a–c). Die ursprüngliche ins Gewissen investierte und gegen das Genießen gerichtete aggressive Kraft wird von einem Verbot des Genießens zu einem Diktat des Genießens umgewandelt.

Das klassische bürgerliche ödipale Individuum, das nur unter Skrupeln genoss und sich an seinen Schuldgefühlen und Kastrationsängsten abarbeitete, wurde ersetzt durch ein nur vordergründig freies, aber unter dem neuen Aggressivdiktat »Du musst Dir alles nehmen und genießen!« vorangetriebenes spätkapitalistisches Sklavenindividuum, das weniger an Skrupeln und Verlustängsten, sondern an Ängsten zu scheitern und zu versagen, leidet: Du hast in Deiner Pflicht, glücklich zu sein, versagt!

Alter Wein in neuen Schläuchen. Das spätkapitalistische Über-Ich ist um keinen Deut weniger aggressiv, die sexuelle und identitäre Liberalisierung hat nur auf oberflächlicher Ebene mehr Freiheit gebracht (was will ich heute kaufen, welches Geschlecht möchte ich heute sein, welchen Nebenmenschen zu meiner Befriedigung benutzen), in der Tiefenstruktur herrscht, weil kaschiert, umso gnadenloser das Diktat: Wage es nur nicht, zu versagen, nicht zu genießen, den spätkapitalistischen Produktions- und Konsumtionsprozess zu hinterfragen, sonst stirbst du den sozialen Tod!

Revitalisierte psychoanalytische Praxis

Diese beiden Weiterentwicklungen der ödipalen Theorie sind m. E. Hoffnungsträger, um die Praxis der Psychoanalyse zu revitalisieren. Die wichtigen offenen Fragen, an denen weiterzudenken ist, bleiben: Wie kann die veränderte Triebökonomie im Spätkapitalismus – Entfesselung des Aggressiven, Herabsetzung des Libidinösen, Diktat des Genießens – in der analytischen Arbeit unter herrschenden Machtverhältnissen angegangen werden? Wie kann die Psychoanalyse ihren Sinn unter den heutigen gesellschaftlichen Verhältnissen radikal neu bestimmen?

Ich kann hier keinen ausführlichen Einblick in meine klinische Arbeit geben, sondern nur einige punktuelle Hinweise geben, wie sich klinisch und technisch die Praxis vitalisieren lässt:

Ein sehr verbreitetes Symptom, besonders unter jungen Menschen, ist eine generalisierte Hemmung, die sich in milderen Formen in sexuellen Hemmungen, einer Unfähigkeit, sich in Liebesbeziehungen zu engagieren und einer mangelnden Produktivität und Kreativität in der Arbeit sowie einer Unterwerfung unter Herrschaftsverhältnisse, in schwereren Formen in Anhedonie, Lethargie und Depression zeigt.

Ich arbeite mit den meisten dieser Patient:innen daran, dass sie ihre Hemmung bzw. Depression als Abwehr von ödipaler Schuld und Angst begreifen. Die verbreitete Einstellung »Ich kann nicht« repräsentiert eine unbewusste Identifikation mit einer imaginären irreversibel kastrierten Figur (Le Soldat, 2015, S. 135ff.; Fäh, 2021, S. 71).

Wird diese Identifikation erkannt und durchgearbeitet, kommt es meist zu einer intensiven Phase der Arbeit an den Verlust- und Kastrationsängsten, die durch die vorangegangene Hemmung und Lethargie abgewehrt wurden. Es verlangt von dem:der Analytiker:in eine mutige, engagierte und nicht immer »nette« Einstellung, den:die Analysand:in auf Kurs zu halten und ihn:sie zu ermuntern, den Tausch Depression gegen Angst zu wagen: Sich seiner:ihrer triebhaften Potenz bewusst zu werden und sie zu nutzen, diese zu zeigen und sich damit seinen:ihren Ängsten zu stellen, sie auszuhalten und zu überwinden. Das ist leichter gesagt als getan: Es folgt oft eine längere Phase der Behandlung, in der der:die Analysand:in erkennen muss, dass die Identifikation mit der kastrierten Figur Vorteile bietet, auf die er:sie fortan verzichten muss, wenn er:sie sich entwickeln will: Als Opfer kann man immer fordern, und es darf nichts von einem verlangt werden. Diese intensive Arbeit an den Triebwünschen und Ängsten führt zu einer starken emotionalen Beziehung und einem festen Arbeitsbündnis und energetisiert die psychoanalytische Praxis.

Zum Schluss möchte ich nicht versäumen darauf hinzuweisen, dass die Psychoanalyse, wenn sie nicht im Einheitsbrei der konformistischen Psychotechniken aufgehen und ihr emanzipatorisches und subversives Potenzial verspielen will, vor tiefgreifenden Änderungen ihrer institutionellen Strukturen und Praktiken steht: Sie muss ihre Ausbildungsgänge wieder zu intellektuellen Hochburgen der Subjektanalyse und Gesellschaftskritik machen statt sich nur auf unterwürfige Vermittlung von gesellschaftlich geforderten Psycho-Techniken zu beschränken. Und sie muss den Mut aufbringen, den konformistischen *mainstream* aufzubrechen, diesen um neue vitalisierende und radikale Ansätze zu bereichern und ihn letztlich zu überwinden.

Literatur

Bauman, Z. (1999). *Unbehagen in der Postmoderne*. Hamburger Edition.

Beck, U. (1986). *Risikogesellschaft. Auf dem Weg in eine andere Moderne*. Suhrkamp.

Dahmer, H. (1970). Besprechung der Arbeit von Bruno Goetz: Erinnerungen an Sigmund Freud. *Psyche, XXIV*, 132.

Deleuze, G. & Guattari, F. (1979). *Anti-Ödipus. Kapitalismus und Schizophrenie* (2. Aufl.). Suhrkamp.

Duhm, D. (1975). *Warenstruktur und zerstörte Zwischenmenschlichkeit*. Kubler.

Duhm, D. (1979). *Angst im Kapitalismus*. Kubler.

Ehrenberg, A. (1998). *Das erschöpfte Selbst. Depression und Gesellschaft in der Gegenwart*. Campus.

Erdheim, M. (1984). *Die gesellschaftliche Produktion von Unbewusstheit*. Suhrkamp.

Fäh. M. (2006a). Der »Grawe«-Effekt: Von der Polemik zum Katalysator von positiven Entwicklungen im Psychotherapiefeld. *Psychotherapie Forum, 14*(1), 42–46.

Fäh, M. (2006b). *Das Triviale der Liebe*. Zytglogge.

Fäh, M. (2017). Aurevoir OEdipe – ou revoir l'OEdipe? Unveröffentlichter Vortrag vor der Schweizerischen Gesellschaft für Psychoanalyse, Herbst-Tagung 2017.

Fäh, M. (2018). Kolposwunsch, Peniswunsch und Kastrationstat – Aspekte einer Erweiterung der Theorie des Ödipuskomplexes. *Psyche – Z Psychoanal, 72*, 1–23.

Fäh, M. (Hrsg.). (2021a). *Trieb und Ödipus. Einführung in das Denken und Werk von Judith Le Soldat*. frommann-holzboog.

Fäh, M. (2021b). Eva – Kastrationstat und Apollwunsch. In ders. (Hrsg.), *Trieb und Ödipus* (S. 275–313). frommann-holzboog.

Fäh, M. & Fischer, G. (1998). *Sinn und Unsinn in der Psychotherapieforschung. Eine kritische Auseinandersetzung mit Aussagen und Forschungsmethoden*. Psychosozial-Verlag.

Fäh, M. & Gsell, M. (2021). Einführung in das Denken und die erweiterte Theorie des Ödipuskomplexes von Judith Le Soldat. In M. Fäh (Hrsg.), *Trieb und Ödipus. Einführung in das Denken und Werk von Judith Le Soldat* (S. 57–108). frommann-holzboog.

Fleury, C. (2017). *Die Unersetzbaren*. Passagen.

Freud, S. (1905d). *Drei Abhandlungen zur Sexualtheorie. GW 5*, 33–145.

Freud, S. (1895d). *Studien über Hysterie. GW 1*, 75–312.

Freud, S. (1915c). Triebe und Triebschicksale. *GW 10*, 210–232.

Freud, S. (1920g). *Jenseits des Lustprinzips. GW 13*, 1–69.

Freud, S. (1923b). *Das Ich und das Es. GW 13*, 237–289.

Freud, S. (1924c). Das ökonomische Problem des Masochismus. *GW 13*, 371–383.

Freud, S. (1924d). Der Untergang des Ödipuskomplexes. *GW 13*, 395–402.

Freud, S. (1930a). *Das Unbehagen in der Kultur. GW 14*, 419–506.
Freud, S. (1937c). Die endliche und die unendliche Analyse. *GW 16*, 59–99.
Geiger, E. (2021). Anna – eine phallische Hemmung. In M. Fäh (Hrsg.), *Trieb und Ödipus. Einführung in das Denken und Werk von Judith Le Soldat* (S. 237–272). frommann-holzboog.
Goetz, B. (1969). *Erinnerungen an Sigmund Freud*. Friedenauer Presse im Verlag der Wolff's Bücherei.
Grawe, K., Donati, R. & Bernauer, F. (1994). *Psychotherapie im Wandel. Von der Konfession zur Profession*. Hogrefe.
Gross, P. (1994). *Die Multioptionsgesellschaft*. Suhrkamp.
Gsell, M. & Binswanger, R. (2021). Zu den beiden Gedankensträngen im Masochismus-Buch. Einleitung zu und in J. Le Soldat, *Freiwillige Knechtschaft, Masochismus und Moral* (S. 16–79). frommann-holzboog.
Jacoby, R. (1978). *Soziale Amnesie. Eine Kritik der konformistischen Psychologie von Adler bis Laing*. Suhrkamp.
Kernberg, O. (2011). Divergent Trends in Psychoanalytic Theory. *The Psychoanalytic Review, 98*(5), 633–664.
Klein, M. (1928). Frühstadien des Ödipuskomplexes. *GS, I, 1*, 287–306.
Klein, M. (1945). Der Ödipuskomplex im Lichte früher Ängste. *GS, I, 2*, 361–432.
Kohut, H. (1977). *Introspektion, Empathie und Psychoanalyse*. Suhrkamp.
Lasch, C. (1980). *Das Zeitalter des Narzissmus*. Steinhausen.
Le Soldat, J. (1989). *Freiwillige Knechtschaft, Masochismus und Moral*. Fischer.
Le Soldat, J. (1993). Revenons à nos moutons! In B. Grossmann-Garger & W. Parth (Hrsg.), *Heilt die Psychoanalyse?* (S. 63–72). Orac.
Le Soldat, J. (1994). *Eine Theorie menschlichen Unglücks. Trieb, Schuld, Phantasie*. Fischer.
Le Soldat, J. (2015). Grund zur Homosexualität. *WA, Bd. 1*. frommann-holzboog.
Le Soldat, J. (2018). *Land ohne Wiederkehr. WA, Bd. 2*. frommann-holzboog.
Le Soldat, J. (2020). *Raubmord und Verrat. WA, Bd. 3*. frommann-holzboog.
Le Soldat, J. (2021). *Freiwillige Knechtschaft, Masochismus und Moral. WA, Bd. 4*. frommann-holzboog.
Marcuse, H. (1970). Repressive Toleranz. In R.P. Wolff, B. Moore & H. Marcuse, *Kritik der reinen Toleranz* (S. 95–137). Suhrkamp.
Mauss-Hanke, A. (2014). Psychoanalytische Überlegungen zur antiödipalen Verfasstheit, dargestellt anhand Heinrich von Kleists Penthesilea und eines klinischen Behandlungsfalls. *Interntionale Psychoanalyse*, (9), 159–188.
McDougall, J. (2013). *Plea for a Measure of Abnormality*: Routledge.
Mitscherlich, A. (1971). *Auf dem Weg zur vaterlosen Gesellschaft*. Piper.
Recalcati, M. (2022a). Untergang und Verdunstung des Vaters. In T. Soiland, M. Frühauf & A. Hartmann (Hrsg.), *Postödipale Gesellschaft* (S. 245–258). Turia + Kant.
Recalcati, M. (2022b). Auslöschung des Unbewussten? Eine neue anthropologische Mutation. In T. Soiland, M. Frühauf & A. Hartmann (Hrsg.), *Postödipale Gesellschaft* (S. 259–290). Turia + Kant.
Recalcati, M. (2022c). Das Verschwinden des Begehrens und der postideologische Totalitarismus. In T. Soiland, M. Frühauf & A. Hartmann (Hrsg.), *Postödipale Gesellschaft* (S. 331–360). Turia + Kant.
Rosenberg, B. (1991). *Masochisme mortifère ou masochisme gardien de la vie*. puf.

Rychner, M. (2006). *Grenzen der Marktlogik. Die unsichtbare Hand in der ärztlichen Praxis.* Verlag für Sozialwissenschaften.
Safouan, M. (2018). *La civilisation post-oedipienne*. Ed. Hermann.
Sennett, R. (1998). *The Corrosion of Character. The Personal Consequences of Work in the New Capitalism*. W.N. Norton & Company.
Soiland, T. (2022). *Sexuelle Differenz. Feministisch-psychoanalytische Perspektiven auf die Gegenwart*. Unrast.
Soiland, T., Frühauf, M. & Hartmann, A. (2022). *Postödipale Gesellschaft*. Turia + Kant.
Suter, D. & Geiger, E. (2021). Oliver – das Schicksal des passiven Wunsches. In M. Fäh, *Trieb und Ödipus. Einführung in das Denken und Werk von Judith Le Soldat* (S. 325–362). frommann-holzboog.
Wellendorf, F. & Werner, H. (2005). *Das Ende des Ödipus. Entwertung und Idealisierung ödipaler Konzepte in der Psychoanalyse heute*. Diskord.

Biografische Notiz

Markus Fäh, PD, Dr. phil., ist Psychoanalytiker (IPA) und Ausbildungsanalytiker der Schweizerischen Gesellschaft für Psychoanalyse. Seit 1986 ist er in eigener Praxis in Zürich tätig. Er ist außerdem Lehranalytiker und Dozent an verschiedenen psychoanalytischen Ausbildungsinstituten in Europa und den USA sowie Privatdozent an den Sigmund Freud PrivatUniversitäten Wien und Berlin. Zahlreiche Veröffentlichungen.

Lust an der Gegenwart

Eine Verteidigung zeitgenössischer Sexualpolitik

Daniela Kammerer

Es knirscht im Gebälk der Psychoanalyse. Ein Gebälk bildet sich aus der Gesamtheit der horizontalen Träger, die etwa auf den Säulen eines griechischen Tempels oder auf den Mauern eines einfachen Hauses aufliegen. Knirscht es im Gebälk, bedeutet das also für die Statik des Hauses, dass die Träger desselben in sich instabil sind, die Baumasse veraltet und insofern renovierungsbedürftig oder dass sie schlicht unter der vergehenden Zeit, den Witterungsbedingungen, zu leiden hatte, und letzteren gegebenenfalls nicht mehr standhalten kann. Das Knirschen kann also auf die innere Konstruktion oder auf äußere Einwirkungen zurückgeführt werden, wobei das Zusammenspiel beider Kräfte eine umso stärkere Instabilität in der gesamten architektonischen Konstruktion mit sich bringt.

Wenn ich meinen jungen Analysand:innen zuhöre, danach psychoanalytische Vorträge besuche oder fachliche Texte lese, knirscht es nicht nur, sondern ich höre es im Gebälk der Methode regelrecht krachen. Der vorliegende Text widmet sich diesen Lauten.

Ich werde im Folgenden einen Überblick über die sexualpolitischen Wenden und die vielerorts theoretisch vernachlässigten Auswirkungen auf die psychoanalytische Metapsychologie geben. Ich versuche zu konkretisieren, vor welchen Herausforderungen die Psychoanalyse steht und an welchen Punkten sie hinter gesellschaftlichen Entwicklungen zurückfällt. Hierfür sollen Beispiele tradierter Positionen und die Probleme, die sich daraus ergeben, aufgezeigt werden. Darauf folgt eine Diskussion moderner Konzeptionen, die sich vorwiegend an der laplanchen Weiterentwicklung der Triebtheorie orientieren und darin der Methode durchaus treu bleiben. Beginnen werde ich mit den sexualpolitischen Veränderungen der letzten rund 60 Jahre.

Die sexualpolitischen Wenden bis in die Gegenwart

Zu jeder Wende gehören Schwierigkeiten, das Neue anzunehmen, sich ihm zu öffnen und es fruchtbar zu machen. Noch nie war es leicht, wenn eine neue Generation sich traut, das Bewahrte und vermeintlich Bewährte zur Diskussion zu stellen oder dieses gar gleich umwirft.

Im Folgenden möchte ich die beiden sexuellen Revolutionen der zweiten Hälfte des 20. Jahrhunderts aufzeigen, die ihre Auswirkungen bis in die Gegenwart zeitigen. Hierbei folge ich Volkmar Siguschs Konzeptualisierung derselben und greife insbesondere den Begriff der Neosexualitäten auf, den er 2005 in der gleichnamigen Monografie veröffentlicht hat (vgl. Sigusch, 2005). Obwohl das Konzept vor nun bereits knapp 20 Jahren einer breiten Öffentlichkeit zugänglich gemacht wurde, sehe ich es weiterhin als sehr hilfreich an, im Versuch gegenwärtige, sexualpolitische Prozesse zu differenzieren, sie historisch in Verbindung zu bringen und sie schließlich in ihrer Gesamtheit zu erfassen. Nicht zuletzt haben Siguschs Thesen, Beobachtungen und Prognosen weiteren Niederschlag in gesellschaftlichen Entwicklungen gefunden, die sich vor 20 bis 40 Jahren in Ansätzen des Mainstreams, stärker jedoch im Subkulturellen fanden. Nun aber zu den sexualpolitischen Wenden, welche die breite Öffentlichkeit vollzog.

Die Entstehung der Psychoanalyse stellt Anfang des letzten Jahrhunderts die erste diskursive sexualpolitische Wende dar und zweifelsfrei hat sie den Nährboden für eine weitere Veränderung in der zweiten Hälfte des 20. Jahrhunderts gelegt: die sexuelle Revolution der 1960er bis 1970er Jahre.

Sigusch spricht von einer Stimmung Ende der 1960er/Anfang der 1970er Jahre, welche die Sexualität fast götterhaft verehrte und mit bisherigen Vorstellungen normierter Sexualität brach.[1] Vorgeblich glückliche Familien und normierte Sexualität wurden als normopathisch charakterisiert, die Technologisierung der Fortpflanzung zeichnete sich am Horizont ab und Pornografie ging nach und nach in den Kommerz ein (vgl. Sigusch, 2005). Das Aufkommen der Pille perpetuierte im Soziokulturellen zunehmend das, was für das Psychische schon immer größtenteils galt: die Trennung sexueller Lust von der reinen Reproduktionsfunktion.

1 Dieser geistigen Strömung galt Reich als Vorreiter, da seinen Texten eine ähnliche Idealisierung einer freien Sexualität zugrunde liegt, wie sie für die 1960er Jahre charakteristisch war (vgl. Reich, 1966 [1936]).

Historisch und (teils) inhaltlich ging die sexuelle Revolution mit der sogenannten zweiten feministischen Welle[2] der Frauenbewegung einher. Die Anliegen der Frauenbewegung der 1960er/1970er Jahre behandelten vornehmlich die angestrebte Gleichstellung sozialer und ökonomischer Ungleichheit sowie das Recht auf Abtreibung, das Frauen in Deutschland durch den Paragrafen 218 verwehrt wurde (vgl. Kuhn, 1992). Gleichzeitig war jene wertepolitische Wende nicht von den sozialen Kämpfen der Bürgerrechtsbewegung in den Vereinigten Staaten und einer allgemeinen Anti-Kriegshaltung zu trennen, welche die protestierende Allgemeinheit miteinander verband, sowie der aufkeimenden Lesben- und Schwulenbewegung auf Anerkennung deren politischer Forderungen.

Sigusch identifiziert in den folgenden zwei Jahrzehnten, also seit den 1980er Jahren, den Beginn einer weitaus stilleren sexuellen Wende, die bis in die Gegenwart reicht. Anstelle einer idealisierten Sexualität tritt eine gewisse Gleichgültigkeit ihr gegenüber auf. Sex hat man, ob viel oder wenig, macht man, ob alleine oder mit mehreren. Sex ist somit banaler geworden, in gewisser Weise weniger verheißungsvoll, dafür aber wurde Sexualität durch die zunehmende kapitalistische Zuspitzung und den daraus folgenden Adjektiven für die Subjekte »selbstdiszipliniert[er] und selbstoptimiert[er]« (Sigusch, 2005, S. 41). Obwohl es zwar schick oder gesellschaftlich angesehen ist, ein möglichst abwechslungsreiches – mit diversen Partner:innen –, fast produktives Sexualleben zu haben, zeichnet sich genauso eine zunehmende Anerkennung des Gegenteils dieses Ideals ab: die Asexualität. Dabei ist auffallend, dass bei stetig größerer ökonomischer Ungleichheit, es im Bereich des Kulturellen zu einer verstärkten Anerkennung pluraler Identitäts- und Begehrenskonzepte, sexueller Praktiken und der damit einhergehenden Entpathologisierung derselben kommt, sofern sie konsensual sind sowie die kulturelle Gleichstellung der Geschlechter stärker vollzogen wird (vgl. Sigusch, 2005). Wie noch gezeigt wird, wird dieser Umstand von einigen psychoanalytisch orientierten Autor:innen als Anlass genommen, jene Demokratisierung des Sexuellen und insbesondere die zunehmende kulturelle Gleichstellung von Frauen für wirtschaftliche

2 Aufbauend auf der sogenannten ersten feministischen Welle, unter welcher man die internationale Frauenbewegung versteht, die das Wahlrecht, Recht auf Bildung und Erwerbstätigkeit behandelte und die sich um 1900 in Europa bildete. In den USA stand die erste feministische Welle darüber hinaus in Zusammenhang mit der Anti-Sklavereibewegung (vgl. Freedman, 2002).

Ungleichheiten gar verantwortlich zu machen beziehungsweise anzuprangern, wobei hier synchrone gesellschaftliche Prozesse in einen Topf geworfen und als einander bedingend gedacht werden.

Sigusch verwendet insbesondere die drei Begriffe *Dissoziation*, *Dispersion* und *Diversifikation*, um die neosexuelle Wende zu beschreiben. Seit den 1980er Jahren ist es, so Sigusch, zu einer stärkeren *Dissoziation* des Sexuellen und Reproduktiven gekommen. Eine weitere *Dissoziation* sieht Sigusch in der »Trennung der Sphäre des sexuellen Erlebens von der Sphäre der körperlichen Reaktion« (ebd., S. 31). Hiermit ist eine Tendenz der Entleiblichung gemeint, die körperliche Reaktionen und sexuelle Fantasien trennt. Ein Beispiel hierfür wären schon recht ausgereifte Sexspielzeuge, die beispielsweise klitoral stimulieren und zu einem Orgasmus führen, ohne die zwingende Notwendigkeit einer auf sexuellen Fantasien gestützten Erregung, wie es etwa beim sogenannten »Satisfyer« der Fall ist.

Jene *Dissoziationen*, so Sigusch, führen wiederum zu einer allgemeinen *Dispersion* des Sexuellen, also einer Zersplitterung einer vormals als uniform beziehungsweise normativ verstandenen Sexualität, die mittels einer kapitalistischen Einvernahme anhand ihrer Artefakte sichtbar wird. Ein letztes Zeichen neosexueller Entwicklungen ist die *Diversifikation*, die insbesondere für das »Schrumpfen, Deregulieren und Entwerten der traditionellen Familie und das Vervielfältigen der Beziehungs- und Lebensformen« (ebd., S. 34) steht. Nicht-familiäre Beziehungen lösen mitunter die Blutsbande ab und stehen ihnen selbstbewusst gegenüber. Alleinerziehende Elternschaft, Reproduktionsübereinkünfte einander zuvor befreundeter oder unbekannter Personen sind keine Seltenheit mehr.[3]

Eine Sexualität, die sich aus den beschriebenen *Dissoziationen*, *Dispersionen* und *Diversifikationen* ergibt, steht also der tradierten Paläosexualität gegenüber. Mit letzterer ist ihr Gegenstück, also eine Sexualität gemeint, die traditionell aufgebaut ist, einheitlicher verstanden wird, von klarer Ge-

3 Internetplattformen schaffen hier Abhilfe. So gibt es mittlerweile einige Webseiten, die der Vernetzung An-Elternschaft-Interessierter zur Verfügung stehen. Dort kann man sich etwa als schwules Paar eine alleinstehende Frau oder ein lesbisches Paar mit Kinderwunsch suchen und vice versa oder sich als Samenspender mit sexuellem oder altruistischem Interesse anbieten. Diese Seiten werden vor allem in Anspruch genommen, da die Behandlung in einem Kinderwunschzentrum meist von den werdenden Eltern selbst zu tragen und sehr teuer ist oder da es nach österreichischem Gesetz alleinstehenden Frauen aus unerfindlichen Gründen verboten ist, in einem Kinderwunschzentrum die Behandlung durchführen zu lassen.

schlechterdifferenz, Rollenverteilungen, Monogamieversprechungen und auf gewisse sexuelle Praktiken eingeschränkt geprägt ist. Eine Sexualität also, die auf die erste sexuelle Wende am Beginn des 20. Jahrhunderts zurückgeht, die im Wesentlichen auf Freuds Konzeptualisierung und Zentralisierung des Sexuellen beruht, die sich allerdings genauso noch in der zweiten sexuellen Revolte, wie zuvor beschrieben, zeigte. Neosexualitäten und -geschlechter hingegen lassen sich als Lebens- und Beziehungsformen begreifen, welche die Paläosexualität als kulturell produziert und nicht biologisch essenzialisiert begreift. Hierbei seien sexuelle Praktiken erwähnt, die noch vor wenigen Jahrzehnten als pervers galten wie Sadomasochismus, Fetischismus etc., aber auch Genderpositionierungen der Non-Binarität oder jene des trans*Spektrums (vgl. Sigusch, 2005).

War es, wie vorher beschrieben, die sogenannte zweite feministische Welle, die synchron der sexuellen Revolution verlief, ist es nun die dritte queer-feministische Welle, die mit der neosexuellen Wende einhergeht? Queerness zeichnet sich insbesondere durch die Ablehnung eines binären Geschlechtermodells aus und insofern durch eine Anerkennung pluraler Genderpositionierungen mit einer gleichzeitigen Kritik an identitären Festschreibungen (vgl. Hutfless, 2017). Außerdem stellt die Queer Theory für lange Zeit deviantes und marginalisiertes Begehren – ausgehend von Homo- und Bisexualität, später hin zu Pansexualität und Asexualität –, normabweichende sexuelle Praktiken und Körper – behinderte Körper, schwarze, braune oder nicht weiße Körper – zwar ins Zentrum der Betrachtung, doch hinterfragt sie die gesellschaftlichen Bedingungen, die diese Marginalisierungen hervorbringen, und nicht das jeweilige Phänomen. Somit wendet die Queer-Theory den Blick nicht mehr auf die Abweichung, sondern nimmt das in den Blick, das die Abweichung produziert: Gesellschaft, Gesetzgebung, Diskurs etc. Diese dritte Welle des Feminismus hat in den vergangenen Jahrzehnten starke kulturelle Auswirkungen (siehe weitere Beispiele am Ende dieses Abschnitts) und diskursive Veränderungen mit sich gebracht.

So ist die Konsensmoral etwa eine neue »Verhandlungs- oder Interaktionsmoral« und entgegen der entfesselten Überschätzung der Sexualität der zweiten sexuellen Revolte, eine ihr gegenteilige, gar gehemmte Sexualmoral (vgl. Sigusch, 2005). Insbesondere hat sich der Begriff der Perversion in Hinblick auf Konsens verändert. So gilt ein sadomasochistisches sexuelles Spiel nicht mehr als pervers, sofern es konsensual erfolgt. Jegliche Formen unkonsensualer Sexualität hingegen werden heutzutage als pervers bezeichnet, wie pädosexuelle Handlungen oder andere Varianten des sexualisierten Missbrauchs.

Siguschs Diagnose aus 2005 findet sich zweifelsohne in der Gegenwart wieder. Seither haben sich einige seiner Beobachtungen kulturell, diskursiv oder sozial weiter ausgebreitet. Beispiele hierfür sind die Ablösung des in Deutschland seit den 1980er Jahren geltenden »Transsexuellengesetzes« vom »Selbstbestimmungsgesetz« (vgl. hierzu Irmhorst in diesem Band). Hierin zeigt sich ein vermehrter Rückzug des Staates aus häuslichen beziehungsweise privaten Belangen (vgl. Lüdemann, 2023), wenngleich dieser nicht als absolut angesehen werden kann. Im Bereich der künstlichen Befruchtung sind lesbische Paare heterosexuellen zunehmend gleichgestellt, wenngleich sich im Detail noch Abweichungen zeigen wie etwa die Notwendigkeit einer notariellen Beglaubigung zur Anerkennung der beidseitigen Mutterschaft. Überhaupt hat die Gleichstellung queerer Paare in der Gesellschaft große Fortschritte erzielt, wie etwa eine im Auftrag des *Standard* vom Linzer Market-Institut durchgeführte Studie zeigt (vgl. Seidl, 2023).

Poly-Lebensweisen verbreiten sich zunehmend. Eine 2016 in Auftrag gegebene nordamerikanische Studie zeigt, dass über 13 Millionen Amerikaner:innen in konsensualen nicht-monogamen Beziehungen leben – Tendenz steigend (vgl. Wood et al., 2018). Auch in Hinblick auf Kindererziehung befinden sich heute wesentlich mehr Männer in Elternzeit als noch Ende des vergangenen Jahrtausends – wenngleich von absoluter Gleichstellung weiterhin keine Rede[4] ist und die Politik der gesellschaftlichen Realität teilweise hinterherzuhinken scheint. Das Vaterbild änderte sich insofern, als Männer viel selbstverständlicher Reproduktionsarbeit[5] übernehmen und die vormals starke Hierarchisierung zwischen den Geschlechtern abnimmt.

All diese gesellschaftlichen Umbrüche finden sich direkt in der Praxis wieder. Das Selbstverständnis von Analysant:innen unterscheidet sich er-

4 Ich spreche im Text explizit von einer zunehmend *kulturellen* Gleichstellung, denn es gibt zweifelsfrei noch eklatante Ungleichheiten im ökonomischen und juristischen Bereich, und nicht zuletzt zeigen sich an den jährlich hohen Femiziden weiterhin patriarchale Strukturen. In einer dynamischen Gesellschaft finden allerdings synchrone, mitunter einander widersprechende Prozesse statt. Dennoch beziehe ich mich in diesem Text besonders auf die progressiven Transformationen der gegenwärtigen gesellschaftlichen Realität.

5 Der Begriff der Reproduktionsarbeit geht auf Hannah Arendt zurück (vgl. Arendt, 2020 [1960]) und wird heute oft als Care-Arbeit bezeichnet.

heblich von jenem vergangener Generationen, wenn es um Gleichstellung, die eigene Genderzugehörigkeit, sexuelle Praktiken oder Beziehungsformen geht. Gleichzeitig wird dieser seit geraumer Zeit stattfindende Wandel von analytischer Seite vielerorts nicht beachtet und wenn, dann allzu oft diskreditierend. Beispiele für dieses Auseinanderklaffen zeige ich im Folgenden.

Die Angstseite sexualpolitischer Veränderungen

Ich mache nun einen großen Sprung in die Gegenwart der Psychoanalyse, die so gar nicht zu den geschilderten gesellschaftlichen Entwicklungen zu passen scheint, diesen offenbar vor allem beängstigend gegenübersteht. In welchem Zustand sich die Gesellschaft und ihre Subjekte, die sich auch in unseren Praxen einfinden, in Hinblick auf diskursive und sexualpolitische Veränderungen befinden, ist unter Psychoanalytiker:innen nämlich äußerst strittig.

Befürworter:innen des Einbezugs gesellschaftlichen Wandels in die Metatheorie führen an, dass sich noch keine Wissenschaft über die Zeit behaupten konnte, wenn sie sich nicht von den realpolitischen Einflüssen prüfen und affizieren lässt, insbesondere, wenn sie sich mit den Subjekten eben dieser Strukturen befasst (vgl. Heenen-Wolff, 2018).

Andere wiederum sehen vor allem die Schreckensseite des gesellschaftlichen Wandels und stellen alarmierende Zeitdiagnosen (vgl. Clam, 2009; Recalcati, 2022; Seifert, 2023). Interessanterweise liest man viele dieser einseitigen Gegenwartsanalysen vor allem von lacanianisch orientierten Analytiker:innen. Das ist umso erstaunlicher, da Lacans Relektüre Freuds gerade Diskurse der Gender-, Sozial- und Kulturwissenschaften angestoßen hat und darüber hinaus unerlässlich für die Psychoanalyse selbst ist. Lacans logisch, sprachlich und formalistisch orientierte Theorie bereichert den analytischen Diskurs gerade um einen Verzicht auf eine stringente und lineare Entwicklungspsychologie sowie einer zwangsläufigen Koppelung symbolischer Funktionen an konkrete Personen wie Mutter und Vater, denn er bindet die Alterität an den großen Anderen (die Gesellschaft, Gesetzgebung, Sprache etc.) und somit an den Signifikanten. Sein konsequentes Denken des Subjekts als Effekt sprachlicher Einschreibung würde demnach viele Anknüpfungspunkte bieten, der Gegenwart psychoanalytisch zu begegnen, und könnte die Notwendigkeit sprachlicher Erweiterungen begrüßen.

Gleichzeitig – und dies erweist sich als fatal – findet bei Lacan genauso eine stetige normierte Rückkoppelung an die klassischen Repräsentant:innen der symbolischen Funktionen statt. So löst beispielsweise der »Name-des-Vaters« (im Französischen homophon dem »Nein-des-Vaters«) aus der – für Lacan beängstigenden (vgl. Lacan, 2004) – Dyade des »genießenden Körpers der Mutter« (Seifert, 2023, S. 122). Gerade dieser Rückbezug einer Theorie, die eigentlich formalistisch zu argumentieren versucht, stellt den Fallstrick derselben dar, in denen sich zunehmend konkretistische Auslegungen eben jener symbolischen Positionen finden.

Mein Ziel ist es nicht, strukturale Ansätze grundsätzlich in Zweifel zu ziehen, denn es finden sich in dieser Strömung auch stets sehr kluge Analysen des Subjekts, aber auch der Gegenwart wieder (vgl. Ransmayr, 2022; Hofstadler 2022). Allerdings möchte ich zeigen, an welchen Punkten die Betrachtungsweisen einseitig sind und Beispiele für die eben beschriebenen Fallstricke anführen; hierbei scheint es Lacanianer:innen vor allem um die Figur des sich ändernden Vaterbildes zu gehen.

Lacan spricht 1968 erstmals von der »Verdunstung des Vaters« im Zuge der Student:innenproteste in Paris, hat jedoch bereits 1938 im Angesicht des Zweiten Weltkriegs über den »Untergang des väterlichen Imago« (Lacan, 1984, S. 72, zit. n. Recalcati, 2022) geschrieben (vgl. Recalcati, 2022). Diesem Aspekt sind momentan viele auf der Spur, die versuchen, Politisches und Psychoanalytisches aus strukturaler Sicht zu denken (vgl. Soiland et al., 2022a, 2022b). Im Zentrum stehen einige Thesen, die sich wie folgt zusammenfassen lassen: 1. Die symbolische Funktion der väterlichen Autorität ist rückläufig. Daraus ergibt sich 2. eine Auflockerung der Inzestschranke, weshalb 3. die postödipale Gesellschaft haltlos zu genießen befiehlt. 4. Das Sexuelle schwindet in der Kultur (siehe Asexualität), was wiederum die Stellung der Psychoanalyse bedroht. Im Folgenden werde ich hauptsächlich drei Texte resümieren, die diese Thesen in unterschiedlicher Gewichtung behandeln.

Jean Clam, der sich in Frankreich besonders mit der Idee der Postsexualität beschäftigt und Irene Berkel zum gleichnamigen Band inspirierte (vgl. Berkel, 2009), sieht zeitgenössisch ein »Fading des Sexuellen« in der Kultur walten, das zu einer *»vollkommen entsexualisierten Welt«* (Hervorh. d. A.) führe, was wiederum »nicht-sexuelle Produktion, Abbau der Inzestschranke, Verwischung der Geschlechterspezifikationen oder Umwertung der polymorphen sexuellen Praktiken« (Clam, 2009, S. 12) zur Folge habe. Schließlich würde diese Tendenz darin enden, dass der Psychoanalyse »der Boden entzogen werde«, was wiederum mit dem »Abbau der Psychoanalyse« gleichzusetzen sei (ebd.). Dem hinzuzufügen ist, dass Clam gleichzeitig von einer Art Überpräsenz der Sexualität in der Gesellschaft ausgeht, die allerdings den Abzug der libidinösen Besetzung der Objekte zur Folge habe und insofern *faded*[6] (engl.: schwindet, verbleicht).

Ähnliches gilt, Clam folgend, für »die ›väterliche Funktion‹ – wie die Psychoanalyse die *symbolische Priorität des Vaters in der psychischen Ordnung* der *Familie nennt* – [welche] in einem unaufhaltbaren Niedergang begriffen ist« (ebd., S. 24, Hervorh. d. A.). Derartige Positionen, welche die vermeintliche Zentralität beziehungsweise gar Priorität des Vaters in Hinblick auf die Vergesellschaftung des Subjekts denken, wirken – milde ausgedrückt – antiquiert, etwas klarer formuliert: für eine junge Generation nicht anders als bizarr.

Sprachlich weniger alarmierend, allerdings im Kern beipflichtend beschreibt Recalcati den »hypermodernen Zusammenbruch« der Kultur, da die »Übereinstimmung des Vaters mit dem Gesetz« (Recalcati, 2022, S. 245) im Schwinden ist, denn die nunmehr waltende Vaterfigur – gleich Freuds schwachem Vater – halte gerade nicht das »phallische Zepter der Macht hoch« (ebd., S. 247). Durch diese Veränderung tritt Fundamentalismus in der Kultur verstärkt auf, denn es würde insbesondere von rechten Kräften versucht, die Position »durch die Rehabilitation eines irren und omnipotenten Vaterbildes« (ebd., S. 253) zu ersetzen. Dies sei die Kehrseite der studentischen Proteste der 1968er Jahre in Paris gewesen, die durch ihr Anprangern einer patriarchalen Gesellschaft wiederum bloß ein neues Herrschaftssystem geschaffen hätten. Beide Prozesse gingen mit einer Ablösung des Diskurses der Herrschaft hin zum Diskurs des Kapitalismus einher. Das ist eine zentrale These Lacans aus dem *Seminar XVII* (Lacan, 2023 [1969–1970]), welcher die Ljubljana-Schule, aber auch weitere strukturale Theoretiker:innen folgen. Jener Diskurs des Kapitalisten bedeute dem Subjekt, den Befehl zu genießen, im Gegensatz zur ödipalen (patriarchalen) Ge-

6 Clam führt an, dass er diesen Begriff im psychoanalytischen Sinne benutzt, allerdings spezifiziert er nicht, auf wen genau er sich bezieht. Ernest Jones hat 1927 am internationalen Psychoanalytischen Kongress in Innsbruck sein Konzept der *Aphanisis* (gr.: verschwinden) vorgestellt (vgl. Jones, 1927), allerdings hat Lacan es in *Seminar XI* reformuliert und erweitert, nämlich weniger im Sinne des Verschwindens des Begehrens, sondern des Verschwindens des Subjekts durch den Signifikanten (vgl. Lacan, 2015 [1963–1964]). Das sind zwei recht divergierende Ausführungen, die zeigen, dass es *den* psychoanalytischen Sinn des *fadings* nicht gibt.

sellschaft, in welcher der Vater beziehungsweise die symbolische Funktion den mütterlichen Körper zu genießen verbietet. Aus dieser These entsteht oftmals die Vorstellung, dass die Inzestschranke in Auflösung wäre (vgl. Berkel, 2009; Clam, 2009; McGowan, 2022), wofür allerdings keine Belege angeführt werden und es insofern keine realen Anhaltspunkte gibt. Es ist vielmehr eine Annahme, die theoretisch zwar folgerichtig ist, allerdings eine recht konkretistische Auslegung der Theorie darstellt.

Berkel identifiziert diesbezüglich beispielsweise – anders als struktural orientierte Analytiker:innen, die, wie gezeigt wurde, eine abnehmende paternelle Autorität dafür verantwortlich machen, dass es angeblich mehr Inzest geben soll –, dass durch das stärkere Aufkommen technologisierter, also postsexueller Reproduktion die Inzestschranke fallen würde. Darüber hinaus verbindet sie das vorgeblich schwindende Inzesttabu mit der heterosexuellen Ordnung, die – so insinuiert – einer diverseren Gesellschaft vorzuziehen sei, denn das Inzestverbot sei bedroht, »das die heterosexuell-generative Verfassung unserer sozialen Ordnung und Kultur garantiert« (Berkel, 2009, S. 88).

Aber zurück zu strukturalen Analysen der Gegenwart. Die vier Diskurse, die in *Seminar XVII* (Lacan, 2023 [1969–1970]) erstmals ausgearbeitet werden, hier wiedergeben zu wollen, würde den Rahmen und auch das Thema des Textes sprengen, allerdings lässt sich sagen, dass die Verknüpfung des Genießens mit der kapitalistischen Versprechung, das Objekt *a* – also die Supplimentierung des konstitutiven Verlusts durch die Einschreibung des Signifikanten in der Subjektgenese – in Form von Waren erlangen zu können, durchaus einleuchtend ist. Doch die – wie bei Clam – daraus folgende These, die in der Rezeption stets bedient wird (vgl. Recalcati, 2002; Soiland, 2022a, usf.), bleibt realpolitisch im Kern fraglich. Ob der Schwächung der symbolischen Zentralität des Vaters (also der Gleichstellung der Geschlechter) käme es zu einer Verwerfung der Kastration, was wiederum den kapitalistischen Diskurs vorantreibe:

> »Verwerfung der Kastration bedeutet, dass die Maschine des Diskurses des Kapitalisten sich nicht auf den symbolischen Vorgang der Verdrängung stützt; sie lehnt die Begrenzung ab, den Mangel, das Begehren und die Spaltung des Subjekts, die die Verdrängung mit sich bringt. Dies bedeutet, dass das Genießen grenzenlos und ungebremst überbordet, sich nicht ans Begehren koppelt, zur verschwenderischen Aufzehrung des Lebens antreibt« (Recalcati, 2022, S. 256).

Insofern ist die Verwerfung der Kastration Ausdruck des Todestriebes, der zu einem zerstörerischen, endlosen Genießen führt (vgl. Recalcati, 2022).

Genauso erwähnt sei, was hier ein en passant implementierter Gedanke ist, nämlich dass die Insignien der Neurose – also Verdrängung, Begrenzung, Mangel und Begehren – in der Gegenwart dem Genießen einer psychotischen Struktur weichen, da der Abwehrmechanismus des Psychotischen bei Lacan die Verwerfung ist. Auch die Liebesfähigkeit sei, ausgehend von der symbolischen Veränderung der väterlichen Autorität, davon betroffen:

> »Die Verwerfung der Kastration und der Ausschluss der ›Dinge der Liebe‹ zerschlagen als Haupteffekt der Herrschaft des Diskurses des Kapitalisten die Allianz zwischen dem Gesetz und den Begehren, deren Bewahren und Inkarnation die Aufgabe der väterlichen Funktion wäre« (ebd., S. 258).

Kurzum, durch das Verdunsten der väterlichen Autorität steuere das Individuum zwangsläufig in eine Welt, die kein Gesetz mehr kennt und insofern kein Begehren hervorbringt. Stattdessen finde sich in der Gegenwart hauptsächlich der Imperativ des Genießens wieder, also ein kapitalistisches Irren, das Güter anstelle des einstmalig objektalen Anderen setzt. Sogar die Fähigkeit zu lieben gehe dabei verloren, so Recalcati (vgl. 2022).

Zweifelsfrei ist die westliche Gesellschaftsform des Neoliberalismus eine, die wuchernde Ungleichheit schafft und spätkapitalistische Verheißungen produziert. Weshalb jedoch eine stärkere kulturelle Gleichstellung zwischen Frauen und Männern – oder gar zwischen allen Gendern –, also die Verdunstung der alleinigen väterlichen Autorität Grund für das Vorantreiben dieser kapitalistischen Dynamik sein soll und ersteres auf zweiteres einzig zurückzuführen sei, wirkt mit etwas Abstand doch verwunderlich, bleibt im Kern erklärungsbedürftig und ist politisch nichts anderes als reaktionäres Gedankengut. So als würde die Veränderung der väterlichen Position nicht auch Potenziale mit sich bringen: eine Stärkung der Mütter und aller anderen Bezugspersonen, nicht zuletzt der Väter selbst durch ein freieres Männerbild. Auch hier wurde es, ähnlich der vermeintlich schwindenden Inzestschranke, schlicht zum Allgemeinplatz, davon auszugehen, dass es einen zwingenden Zusammenhang zwischen einer weniger hierarchischen paternellen Position und kapitalistischer Ungleichheit gibt.[7]

7 Robert Pfaller, ein psychoanalytisch und lacanianisch versierter Philosoph, vollzieht dieselbe Denkfigur, nur setzt er vor allem die kulturelle Anerkennung identitätspolitischer

Dabei ließe sich auch konsequenter struktural denken, wie es Tove Soiland am Beispiel der Kastration zeigt:

> »Das Agens [der Kastration] ist der Signifikant und nicht der Vater, der allenfalls als dessen Agent fungiert. Die eigentliche Relevanz von Lacans sprachtheoretischer Wende ist somit in dieser sprachtheoretischen Umformulierung der ödipalen Konstellation zu sehen, die an die Stelle des ödipalen Verbots den Einschnitt des Signifikanten setzt« (Soiland, 2022a, S. 27).

Auch Edith Seifert (2023) bemüht sich in ihren Überlegungen, keine Deckungsgleichheit zwischen der Vaterautorität und der symbolischen Funktion vermuten zu lassen, wenngleich sie sich dieses Rückbezugs kurze Zeit später wieder bedient. So sei es Lacans Verdienst, den Vater als weniger hierarchisch, sondern vielmehr »sublimiert und sprachlich-symbolisch gehalten« zu denken, denn für »Lacan ist die Vaterautorität kein exklusiv paternalistisches Prinzip mehr, sondern eine Funktion der Mehrzahl, die prinzipiell von beiden Geschlechtern, Mutter und Vater, ausgeübt werden kann« (ebd., S. 121).

Wenngleich etwas später die Vaterfunktion doch wieder an die Figur »des Helden« oder »des großen Mannes« geknüpft wird, erstaunt man nicht wenig, oder wenn umgekehrt nur die Mutter als »genießender Körper« (ebd., S. 122) dargestellt wird, dann sieht man die Fallstricke, in denen man Lacanianer:innen oft auffindet: Einerseits wird die Funktion betont, andererseits landen sie oft im Ewiggestrigen, das jene auf ihre Funktionen hin reduzierten Subjekte geschlechtlich rückbindet, also tut, wogegen sie gleichzeitig aufbrechen anzukämpfen.[8]

Doch auch der diskursive sexualpolitische Wandel und die Schlagworte: »sexuelle Selbstbestimmung«, »Konsensdiskurs« und »Gender« scheinen, einseitig betrachtet, nur für »Selbsttäuschung und Dissimulation« zu stehen:

Minderheiten als Ursache für eben jene wuchernde kapitalistische Ungleichheit (vgl. Pfaller, 2018). Die politischen Implikationen derartiger Thesen sind haarsträubend.

8 Diese Bewegung lässt sich nicht erst in der Rezeption Lacans finden, sondern ist bei ihm selbst schon angelegt. Esther Hutfless beschreibt dies in Bezug auf den Phallus, der geschlechtlich entkoppelt sein soll und als leerer Signifikant beschrieben wird, obgleich er in seiner Bezeichnung geschlechtlich gebunden bleibt (vgl. Hutfless, 2017).

> »[W]as die Sexualität als ›gender‹-Phänomen, als soziales Identitätsphänomen angeht, so scheint sie dem emphatischen psychoanalytischen Sexualitätskonzept nahezu den Rang abzulaufen, da dieses, politisch unkorrekt, den geltenden Gleichheitsgrundsätzen zuwiderläuft. In der öffentlichen Wahrnehmung hat Sexualität jedenfalls ihren konstitutiven Überschreitungscharakter verloren und wird der Ausnahmezustand, der Sexualität im Sinne des Unbewussten immer ist und kulturell einmal war, mittlerweile durch sexuelle Selbstbestimmung und durch gefühlsbestimmte Geschlechtsidentitäten abgelöst. Als Psychoanalytikerin bleibt einem dazu nur zu sagen, dass die Zeichen offensichtlich auf Selbsttäuschung und Dissimulation stehen« (ebd., S. 126).

Aus dem bisher Dargestellten ergeben sich einige Fragen. Weshalb schüren sexualpolitische Veränderungen derartige Ängste unter Analytiker:innen, wenngleich gerade strukturale Ansätze ebenso das Werkzeug in die Hand gäben, abstrahierter über symbolische Positionen in Hinblick auf die Subjektgenese nachzudenken? Warum wird Triangulierung trotz vielfacher Beteuerung, dass es um eine Funktion gehe, doch zumeist alleinig an den Vater und damit patriarchal und heterosexuell gebunden? Darf sich die Figur des Vaters denn nicht auch weiterentwickeln und weshalb wird diese Veränderung nur einseitig kommentiert? Warum überwiegen in den Darstellungen der Gegenwart ein Kulturpessimismus und eine derartige Endzeitstimmung – »Schwinden der Inzestschranke«, »Verlust der Liebesfähigkeit«, »psychotische Subjekte«, »Zusammenbruch der Kultur«, »Selbsttäuschung und Dissimulation« –, wenn es um kulturelle Veränderungen geht, die in dynamischen Gesellschaften stets stattfinden und die genauso begrüßenswerte Aspekte bereithalten? Kurzum: Sind kulturelle Veränderungen denn wirklich nur zu fürchten?

Eingeengte Vorstellungen davon, dass der Vater in die Kultur einführen würde, können im Einzelfall zutreffen, müssen es aber nicht. Dass die Mutter das Kind genießt, nicht aus der Nähe und Symbiose entlässt, ist ebenso eine mögliche Variante, die allerdings nicht zur Theorie erhoben oder unreflektiert perpetuiert werden sollte; ganz einfach aus dem Grund, da sie die Sicht auf die Subjekte in unseren Praxen versperrt und die Gefahr birgt, diese in entfremdende Kategorien zu pressen. Diese Klagen gegenüber einer tradiert argumentierenden Psychoanalyse hört man nämlich allzu oft aus akademischen, kunst- und kulturaffinen Kreisen jüngerer Generationen und es sind die Laute des knirschenden Gebälks, das den Witterungen nicht mehr standzuhalten scheint.

Mir geht es nicht um eine politisch korrekte Anpassung, die verbietet, dem Vater eine symbolische Wichtigkeit zuzuschreiben oder die Mutter als genießend darzustellen. Dass diese beiden Varianten genauso der Fall sein oder sich sogar häufig derartig darstellen können, wird nicht in Zweifel gezogen, allerdings deren Zwangsläufigkeit, die im Weiteren die Abweichung problematisiert. Dass Kinder aus einem Singlehaushalt sich genauso gut oder schlecht, neurotisch oder psychotisch entwickeln, zeigt nämlich die Praxis. Dass queere Elternschaft längst eine gesellschaftliche Realität ist, arbeitende, nicht brustgebende Mütter, Tageseltern, Patchworkfamilien, Väter, die in Elternzeit gehen, usf., wird von allzu konservativen Vorstellungen und Auslegungen der Theorie unzureichend berücksichtigt und das ist nicht ohne Konsequenz. Wenn wir das psychoanalytische Konzept der Nachträglichkeit in Hinblick auf die Subjektgenese ernst nehmen, also die dem Kind später zur Verfügung stehenden (gesellschaftlichen) Deutungen, um die eigene Geschichte und Erfahrungen zu fassen, wird klar, weshalb allzu eingeengte Vorstellungen Patient:innen nicht nur zu verfehlen drohen, sondern gar hinderlich für Analysand:innen sein können, oder umgekehrt formuliert: weshalb unsere theoretischen Positionen in der Klinik von Relevanz sind. Nicht nur schreibt der psychoanalytische Diskurs an der gesellschaftlichen Realität mit (oder verpasst diese Möglichkeit zunehmend), er wird auch nur dann einer längst veränderten symbolischen Ordnung gerecht, wenn er diese nicht einseitig verteufelt.

Die Lustseite – Potenziale der Theorie

> »Psychoanalysis needs a sex realignment, and the time is now.«
>
> *(Patricia Gherovici, 2010, S. 2)*

Ich werde mich im Folgenden wieder den mannigfaltigen Themen der sexualpolitischen Wende der Gegenwart und den Anschlussmöglichkeiten in der Theorie widmen und werde sie anders als Autor:innen des vorherigen Abschnitts nicht nur auf ein Element hin (die veränderte Vaterposition) versuchen zu verstehen. Denn im Grunde lassen sich sowohl bei Sigusch als auch bei den im vorigen Abschnitt beschriebenen Autor:innen ähnliche Ausgangsbeobachtungen der Gegenwart wiederfinden: weichende Geschlechterhierarchien im Kulturellen, pluralere Genderpositionierungen, eine zunehmende technologische Trennung von Reproduktion und Sexualität[9] und eine vermehrte gesellschaftliche Akzeptanz gegenüber diversen sexuellen Orientierungen, Identifizierungen, Praktiken und Lebensformen.

Was die Sexualwissenschaften allerdings differenziert betrachten, wird, wie gezeigt wurde, von einer tradiert orientierten Psychoanalyse leider allzu oft per se verdammt und dadurch das Ende der Theorie ausgerufen. Benachbarte wissenschaftliche Disziplinen kritisieren diese Tendenz des normativen Denkens der Psychoanalyse im Übrigen seit Langem (vgl. Laqueur, 1992; Sigusch, 2005; Eribon, 2018 [2005]; Heenen-Wolff, 2018). Dabei lassen sich die kulturellen Veränderungen nicht nur von der Angstseite her lesen, sondern es können in ihnen auch Potenziale erkannt werden.

Susann Heenen-Wolff etwa verbindet das stärkere Auftreten polymorpher Sexualität ebenso mit der zunehmenden Technologisierung der Reproduktion, allerdings betrachtet sie es in ihrer Analyse von der Lustseite:

> »[N]ach Freuds Auffassung resultiert sowohl die heterosexuelle wie auch die homosexuelle Objektwahl aus einer ›Einschränkung‹ hinsichtlich der ursprünglichen Bisexualität (Freud, 1920, 276), also aus Verdrängung, Unterdrückung oder Abspaltung polymorph gerichteter Triebziele. Solche Unterdrückung war lange Zeit notwendig, um die Fortpflanzung der Gattung – die von der heterosexuellen Paarung abhing – zu sichern. Man kann deshalb die Hypothese wagen, dass das zunehmende Auseinanderdividieren von Sexualität und Fortpflanzung diese Unterdrückung immer weniger notwendig macht« (Heenen-Wolff, 2018, S. 34).

Bei Heenen-Wolff geht es also nicht um ein Weniger an sexueller Besetzung wie bei Autor:innen des zweiten Abschnitts (Stichwort *fading des Sexuellen*), sondern um ein Mehr an sexuellen Möglichkeiten, welche die Gegenwart bietet.

Das Sexuale, also die polymorphe Sexualität, ist für Jean Laplanche der zentrale Begriff seiner Allgemeinen Verführungstheorie (vgl. Laplanche, 2017). Insbesondere queere Sexualität und Identifizierungen lassen sich gut mit Laplanches Ansatz verbinden, da er

9 Dies ist sowohl zu einem großen Teil der abnehmenden Zeugungsfähigkeit in westlichen Kulturen, dem Umstand, dass immer später im Leben ein Kinderwunsch entsteht, sowie der zunehmenden juristischen Gleichstellung queerer Paare geschuldet.

> »ein viel komplexeres Verständnis des sexuellen Lebens und eine klarere Darstellung dessen ermöglicht, dass und wie jede Sexualität immer eine mehr oder weniger deviante, eine abweichende in Bezug auf soziale Normierungen ist. Sogenannte sexuelle Devianz […] stellt daher kein Problem, auch keine Störung und auch kein Scheitern des Sexuellen dar, sondern ist immer eine Frage des sozialen Feldes, in dem sie entsteht« (De Lauretis, 2017, S. 212).

Dies schreibt Therese De Lauretis, Begründerin der Bezeichnung »Queer Theory«, im Sammelband *Queering Psychoanalysis* (Hutfless & Zach, 2017), die sich in ihrem theoretischen Schaffen stets mit Psychoanalyse auseinandersetzte und insbesondere Laplanches Neukonzeptualisierung der Triebtheorie für brauchbar hält. Denn Sexualität, Subjektgenese oder die ödipale Situation müssen weder essenzialisiert noch normativ an binär-geschlechtliche Positionen rückgebunden werden. Vielmehr kann die Alterität des:der Anderen[10] ins Zentrum der Subjektgenese gestellt werden und dies gelang Laplanche[11] besonders gut. Was ihn derart brauchbar für eine moderne Psychoanalyse macht, ist seine Ablehnung einer phylogenetischen Verankerung des Ödipuskomplexes und des Triebes, die er als »biologischen Irrweg Freuds« (Laplanche, 2021, S. 3) oder an anderer Stelle als ptolemäische Ausrichtung der Psychoanalyse (vgl. Laplanche, 2005) problematisiert. Gleichzeitig erscheint er vielen Kliniker:innen praktikabler als Lacan, seinem vormaligen Lehrer und Lehranalytiker, und dessen sprachtheoretischer Auslegung, nicht zuletzt, da der:die Andere bei Laplanche nicht abstrakt gefasst für Gesellschaft, Gesetz oder Sprache steht, sondern

10 Oftmals wird Melanie Klein als Begründerin der Zwei-Personen-Psychologie angesehen und eben dieser Neuausrichtung der:des Anderen in Hinblick auf die Entwicklung des Kindes, allerdings ist das ein weitverbreitetes Missverständnis. Es zeigt sich bei genauer Recherche der Lektüre, dass Klein die Alteritätsfunktion des:der Anderen über lange Zeit absolut vernachlässigt hat und sich 1946 sogar vehement dagegen ausspricht, wenn sie sich von Fairbairn abgrenzt, der »hauptsächlich vom Gesichtspunkt der Ichentwicklung in ihrer Beziehung zu den Objekten aus[geht], während ich [Klein] das Problem vorwiegend vom Standpunkt der Ängste [die sich aus dem phylogenetischen Todestrieb speisen] behandle« (Klein, 2011 [1946], S. 134). Erst über Bion und die Vertreter:innen der sogenannten »Middle Group« wie etwa Winnicott, Balint und eben Fairbairn, fand der:die wirkmächtig Andere Eingang in die Objektbeziehungstheorie.

11 Zweifelsohne bedient sich Laplanche in der Radikalität der Setzung des:der Anderen bei Lacan, aber eben ohne die dargestellten Fallstricke eines »Namens-des-Vaters« oder des »Phallus« in seiner Theorie.

die:der konkret leibliche Andere wie Mutter, Vater oder eine andere Bezugsperson ist, ohne damit in normative Engpässe zu verfallen.

Wird vielerorts eine Tendenz der zeitgenössischen Psychoanalyse kritisiert (vgl. Quindeau, 2014; Heenen-Wolff, 2018), in der das Sexuelle, also das genuin Psychoanalytische, zu sehr in den Hintergrund gerückt wurde[12], gilt dies nicht für Laplanches Ansatz, der sich – neben vielen weiteren Beiträgen – in der Allgemeinen Verführungstheorie zusammenfassen lässt (vgl. Laplanche, 2017). Im Zentrum dieser Theorie steht das Sexuale, das er auf die polymorph-perverse Sexualität der drei Abhandlungen stützt (vgl. Freud, 1905d) und dessen zunehmende Vernachlässigung er in Freuds Werk kritisiert.

Das Sexuale, welches das Unbewusste speist, garantiert dabei eine grundsätzliche Heteronomie im Subjekt, also dessen Dezentrierung, da es nicht aufzudecken, nicht bewusst erlebbar, nicht phylogenetisch übertragbar ist. Doch auch an anderer Stelle ist für Laplanche jene kopernikanische Dezentrierung von Gewicht, nämlich in der konsequenten Setzung des:der Anderen in Bezug auf die Subjektgenese des Kindes: »*Das Andere*, das das Unbewußte ist, hat in seiner radikalen Alterität nur durch *den Anderen* Bestand; kurz durch die Verführung« (Laplanche, 2005, S. 25).

Durch Veränderungen des sozialen Feldes muss polymorphe Sexualität, die Laplanche folgend immer auch deviant ist, weniger stark verdrängt werden. Für Laplanche ist das Sexuale Kern der Theorie und dessen stärkere Auslebung, die mit bisherigen Normen bricht, muss weder das Ende der Theorie (vgl. Clam, 2009) noch das Ende der Kultur (vgl. Recalcati, 2022) bedeuten.

Auch kann über die ödipale Situation weniger normiert, also weniger amalgamiert mit der heterosexuellen Ordnung nachgedacht werden (vgl. Quindeau, 2014), woraus sich wiederum keine zwangsläufige Koppelung an ein eingeschränktes Vaterbild oder überhaupt die zwingende Notwendigkeit eines Vaters ergibt. Dadurch wird mehr Spielraum im Denken und nicht zuletzt mehr Platz für die gesellschaftliche Realität geschaffen.

Den dargestellten Autor:innen des zweiten Abschnitts bleibt nicht viel übrig, als das Ende der Theorie auszurufen, da tatsächlich einige tradierte

12 Vergleiche dazu den OPD-2 (vgl. Arbeitskreis OPD, 2019), der Sexualität weder auf der Achse der Konflikte noch auf jener der Struktur explizit benennt und für Letztere nur indirekt gilt oder auch die konzeptuelle Vernachlässigung der Sexualität in der relationalen Psychoanalyse sowie der psychoanalytisch orientierten Bindungstheorie.

Prämissen derselben nicht mehr anschlussfähig sind. Das heißt allerdings nicht, dass der Psychoanalyse nicht auch Potenziale innewohnen, die von den genannten Autor:innen nicht erkannt werden. Quindeau spricht sich etwa dagegen aus, die Sexualität alleinig an die Fortpflanzungsfunktion zu knüpfen. Nicht nur gerät man allzu schnell in einen Engpass, noch wird dies der gelebten und fantasierten Sexualität der Subjekte gerecht. Auch regt sie dazu an, die psychosexuelle Entwicklung nicht divergierend zweigeschlechtlich zu formulieren und die Bedeutung der konstitutiven Bisexualität Freuds, nicht nur in Hinsicht auf Begehren, sondern in Hinblick auf den völlig vernachlässigten Aspekt des Sexus, also den Körper, wieder stärker ins Zentrum theoretischer Überlegungen zu rücken (vgl. ebd.).

Auch für dieses Unterfangen bietet Laplanches Weiterentwicklung Raum. Er war einer der wenigen (berühmten) und theoretisch arbeitenden Analytiker:innen. Ihm zufolge ist

> »der anatomische Unterschied sekundär zu[m] polymorphem Gender […], [Laplanche] unterscheidet sich erheblich von den meisten psychoanalytischen Ansätzen, wo Sexualität und das sexuelle Unbewusste überhaupt eng mit dem Geschlechtsunterschied verknüpft [ist], der darüber hinaus als für die menschliche Psyche strukturell angesehen wird« (Hennen-Wolff, 2018, S. 28).

Gender geht bei Laplanche der Entdeckung der Geschlechtsdivergenz voraus. Somit ist »auch zeitlich […] das Gender der Sexualität primär und nicht (biologistisch gedacht) umgekehrt« (ebd., S. 26). Die viel wesentlichere Differenz als die Auswirkung der Geschlechtsdifferenz in Hinblick auf Subjektgenese ist für Laplanche die generative Differenz beziehungsweise die Asymmetrie, die sich aus dem sexuellen Unbewussten der Erwachsenen und dem noch fehlenden Unbewussten des Kindes ergibt. Differenz an diese anthropologische Grundsituation zu knüpfen, kommt dadurch ohne den »Phallozentrismus und den Heterozentrismus der Freud'schen Theoriebildung« (Freiberger & von Geiso, 2017, S. 199) aus, doch verzichtet sie nicht auf die Dimension des Sexuellen.

Sexuelle Differenz als derart zentral zu setzen, wie es in der psychoanalytischen Tradition der Fall ist, lässt sich gut mit Diskursen differenzfeministischer Ansätze verbinden, die historisch der zweiten Welle der Frauenbewegung zuzurechnen sind. Wie gezeigt wurde, haben sich gesellschaftliche Diskurse allerdings weiterentwickelt. Findet man in einigen Beiträgen eine psychoanalytische Verteidigung der sexuellen Differenz (vgl. Soiland et al., 2022b), welche die zu akzeptierende, grundsätzliche Negativität, die sich aus der Sexuierung ergeben würde, als emanzipatorisch setzt, zeigen wiederum andere psychoanalytische Arbeiten, dass Differenz psychoanalytisch vielfältiger gedacht werden kann und nicht auf ein biologisches Element hin verstanden werden muss (vgl. Hutfless, 2017; Quindeau, 2008, 2014).

Ein befreundeter Kollege hat mir unlängst erzählt, dass er am Ende seiner Lehranalyse, die nun 30 Jahre zurückliegt, verstanden hat, dass er zwar ein Mann »ist« und als solcher lebt, aber erkannte, dass er im Grunde lesbisch identifiziert ist. Seit Kurzem habe ich eine non-binäre Person in Therapie, die als Junge geboren und die meiste Zeit des Lebens als jener adressiert wurde. Bereits in der zehnten Stunde war es ihm:ihr möglich, sich mit seinen:ihren lesbischen Anteilen auseinanderzusetzen, was als Bereicherung für das eigene Leben, aber auch den therapeutischen Prozess erlebt wurde. Dass derartige Selbstanteile und Erkenntnisse durch den veränderten Diskurs nicht mehr verdrängt werden müssen, verstehe auch ich als Bereicherung, welche die Gegenwart ermöglicht.

Ich habe zu zeigen versucht, dass wir Analytiker:innen uns nicht vor den Transformationsprozessen, die bis in unsere Praxen reichen, verschließen sollen. Derart einschneidende soziokulturelle Veränderungen, wie sie in den vergangenen Jahrzehnten stattgefunden haben, lösen mitunter starke Verunsicherung, Ängste und Desorientierung aus. Sie laden uns aber auch dazu ein, das Knirschen, das hörbar wird, für die Methode fruchtbar zu machen, unser bisheriges Denken zu überprüfen und uns auf einen Läuterungsprozess einzulassen. Ich für meinen Teil habe darauf große Lust.

Literatur

Arbeitskreis OPD (2019). *Operationalisierte Psychodynamische Diagnostik. Das Manuel für Diagnostik und Therapieplanung*. Huber.

Arendt, H. (2020 [1960]). *Vita activa oder Vom tätigen Leben*. Piper.

Berkel, I. (2009). *Postsexualität. Zur Transformation des Begehrens*. Psychosozial-Verlag.

Clam, J. (2009). Lässt sich postsexuell begehren? Zur Frage nach der Denkbarkeit postsexueller Begehrensregime. In I. Berkel (Hrsg.), *Postsexualität. Zur Transformation des Begehrens* (S. 11–31). Psychosozial-Verlag.

De Lauretis, T. (2017). Der Queere Trieb. Rereading Freud mit Laplanche. In E. Hutfless & B. Zach (Hrsg.), *Queering Psychoanalysis. Psychoanalyse und Queer Theory – Transdisziplinäre Verschränkungen* (S. 211–257). Zaglossus.

Eribon, D. (2018 [2005]). *Der Psychoanalyse entkommen*. Turia + Kant.

Freedman, E.B. (2002). *No Turning Back. The History of Feminism and the Future of Women*. Ballentine Books.

Freiberger, E. & von Geiso, T. (2017). Jean Laplanche – der Ödipuskomplex. Überlegungen zum Normativen. *Kinder- und Jugendlichen-Psychotherapie. Zeitschrift für Psychoanalyse und Tiefenpsychologie, 48*(174), 191–207.

Freud, S. (1905d). *Drei Abhandlungen zur Sexualtheorie. GW V*, 27, 33–145.

Gherovici, P. (2010). *Please Select Your Gender. From the Invention of Hysteria to the Democratizing of Transgenderism*. Routledge.

Grieser, J. (2015). *Triangulierung*. Psychosozial-Verlag.

Heenen-Wolff, S. (2017). Unbehagen in der Tradition. Kritische Anmerkungen zu Normativen Konzepten von Männlichkeit und Weiblichkeit in der Psychoanalyse. In E. Hutfless & B. Zach (Hrsg.), *Queering Psychoanalysis. Psychoanalyse und Queer Theory – Transdisziplinäre Verschränkungen* (S. 97–133). Zaglossus.

Heenen-Wolff, S. (2018). *Gegen die Normativität in der Psychoanalyse*. Psychosozial-Verlag.

Hofstadler, B. (2022). Paul im Glück – zurück in die Zukunft. *Texte. Psychoanalyse. Ästhetik. Kulturkritik, 42*(4), 23–41.

Hutfless, E. (2017). Queer [Theory]. Annäherung an das Undarstellbare. Einleitung. In E. Hutfless & B. Zach (Hrsg.), *Queering Psychoanalysis. Psychoanalyse und Queer Theory – Transdisziplinäre Verschränkungen* (S. 31–49). Zaglossus.

Hutfless, E. & Zach, B. (Hrsg.). (2017). *Queering Psychoanalysis. Psychoanalyse und Queer Theory – Transdisziplinäre Verschränkungen*. Zaglossus.

Jones, E. (1927). The Early Development of Female Sexuality. *The International Journal of Psychoanalysis*, 21–35.

Klein, M. (2011 [1946]). *Das Seelenleben des Kleinkindes. Und andere Beiträge zur Psychoanalyse*. Klett-Cotta.

Kuhn, A. (1992). *Die Chronik der Frauen*. Chronik-Verlag.

Lacan, J. (2015 [1963–1964]). *Die Vier Grundbegriffe der Psychoanalyse. Das Seminar, Buch XI*. Turia + Kant.

Lacan, J. (2023 [1969–1970]). *Die Kehrseite der Psychoanalyse. Das Seminar, Buch XVII*. Turia + Kant.

Laplanche, J. (2005). *Die unvollendete kopernikanische Revolution in der Psychoanalyse*. Psychosozial-Verlag.

Laplanche, J. (2017). *Sexual*. Psychosozial-Verlag.

Laplanche, J. (2021). *Ein biologistischer Irrweg in Freuds Sexualtheorie*. Psychosozial-Verlag.

Laqueur, T. (1992). *Auf den Leib geschrieben. Die Inszenierung der Geschlechter von der Antike bis Freud*. Campus.

Lüdemann, S. (2023). Jenseits der Normalisierung. Das Inzestverbot und die Logik der Kultur. In S. Lüdemann & E. Seifert (Hrsg.), *Jenseits von Ödipus? Psychoanalytische Sondierungen sexualpolitischer Umbrüche* (S. 15–31). Psychosozial-Verlag.

McGowan, T. (2022). Vom Verbot zum Genießen. In T. Soiland, M. Frühauf & A. Hartmann (Hrsg.), *Postödipale Gesellschaft* [Band 1] (S. 102–117). Turia + Kant.

Pfaller, R. (2018). *Erwachsenensprache. Über ihr Verschwinden aus Politik und Kultur*. Fischer.

Quindeau, I. (2008). *Verführung und Begehren. Die psychoanalytische Sexualtheorie nach Freud*. Klett-Cotta.

Quindeau, I. (2014). *Sexualität*. Psychosozial-Verlag.
Ransmayr, J. (2022). Das Klinische ist politisch! Oder: das Leiden an der Unvollständigkeit der Kastration. *Texte. Psychoanalyse. Ästhetik. Kulturkritik, 42*(4), 20–23.
Recalcati, M. (2022). Untergang und Verdunstung des Vaters. In T. Soiland, M. Frühauf & A. Hartmann (Hrsg.), *Postödipale Gesellschaft* [Band 1] (S. 9–51). Turia + Kant.
Reiche, W. (1966 [1936]). *Die sexuelle Revolution*. Europäische Verlagsanstalt.
Seidl, C. (2023). Gleichgeschlechtliche Partnerschaft gilt als normal, Extremismus nicht. *Der Standard*, 16. August 2023. https://www.derstandard.at/story/3000000182950/gleichgeschlechtliche-partnerschaft-gilt-als-normal-extremismus-nicht
Seifert, E. (2023). Geschichten von Liebe und Begehren. Von der Bedeutung des Namens und der Opfer gebietenden Sprache. In S. Lüdemann & E. Seifert (Hrsg.), *Jenseits von Ödipus? Psychoanalytische Sondierungen sexualpolitischer Umbrüche* (S. 127–143). Psychosozial-Verlag.
Sigusch, V. (2005). *Neosexualitäten. Über den kulturellen Wandel von Liebe und Perversion*. Campus.
Soiland, T. (2022a). Genießen als Faktor des Politischen – psychoanalytische Zugänge zur Gegenwart. Eine Einleitung. In T. Soiland, M. Frühauf & A. Hartmann (Hrsg.), *Postödipale Gesellschaft Band 1* (S. 9–51). Turia + Kant.
Soiland, T., Frühauf, M. & Hartmann, A. (Hrsg.). (2022a). *Postödipale Gesellschaft Band 1*. Turia + Kant.
Soiland, T., Frühauf, M. & Hartmann, A. (Hrsg.). (2022b). *Sexuelle Differenz in der postödipalen Gesellschaft Band 2*. Turia + Kant.
Wood, J., Desmarais, S., Burleigh, T. & Milhausen, R. (2018). Reasons for sex and relational outcomes in consensually nonmonogamous and monogamous relationships. A self-determination theory approach. https://journals.sagepub.com/doi/10.1177/0265407517743082

Biografische Notiz

Daniela Kammerer, Mag.[a], lebt und arbeitet als Psychoanalytikerin in Wien. Sie ist Obfrau des Vereins »Forschungsgruppe für Psychoanalyse und Psychotherapie Junktim« und langjähriges Mitglied der Studiengruppe »Freud-Fließ-Briefe« des Sigmund Freud Museums Wien. Ihr Forschungsinteresse gilt alteritätstheoretischen Ansätzen innerhalb der Vielzahl psychoanalytischer Theorien und deren Auswirkungen auf die Subjektgenese, wobei sie sich besonders für lacanianische Positionen interessiert.

Identitätsdiffusion und trans Identität

Historischer Abriss und klinisches Beispiel

Elisabeth Imhorst

In dieser Arbeit widme ich mich klinischen Fragen vor dem Hintergrund gesellschaftlicher Umbrüche im Umgang mit dem Sexuellen und der Sexualität. Ich beginne mit einem kurzen Abriss zur Entwicklung dieser gesellschaftlichen Debatten, streife die Frage, warum es hilfreich ist, wenn wir uns als Psychotherapeut:innen und Psychoanalytiker:innnen dieser äußeren Realität und unserer eigenen Haltung dazu bewusst sind, um dann klinisches Material aus der Behandlung eines zu Beginn 14-jährigen trans Jungen vorzustellen, der in Sorge war, vielleicht doch nicht trans zu sein. In der Diskussion dieses Materials werde ich theoretische Überlegungen aufnehmen, die mir helfen, meine klinische Erfahrung zu konzeptualisieren. Ich beanspruche ausdrücklich nicht, einen vollständigen Überblick über die psychoanalytische Literatur zu trans Themen zu geben.

Gesellschaftliche Debatten über das Sexuelle und die Sexualität

Debatten über sexuelle Themen lassen aus psychoanalytischer Sicht immer nur eine vorläufige Befriedung zu. Das unorganisierte, polymorph Sexuelle (Morgenthaler, 1987) beziehungsweise Sexuale (Laplanche, 2017) kann immer nur für begrenzte Zeiten gebändigt werden – in Form einer organisierten Sexualität, die juristisch, sozial und moralisch innerhalb eines Landes als zulässig gilt. Nach meinem Verständnis (Imhorst, 2019; vgl. dazu Becker, 2016, S. 96) gehört zur sexuellen Identität nicht nur die sexuelle Orientierung, das begehrte Objekt, wie auch immer dessen Geschlechtskörper fantasiert wird, sondern auch die Geschlechtsidentität, das begehrende Ich mit seinem/ihrem wie auch immer fantasierten Geschlechtskörper. Geschlechtsidentität und sexuelle Orientierung bilden die sexuelle Identität eines Menschen, die unterschiedlich zusammengesetzt sein kann und die unterschiedlich lange stabil bleiben kann. Probleme in der sexuellen Entwicklung betreffen mal mehr die Geschlechtlichkeit und mal mehr die sexuelle Orientierung, obwohl beides zusammenhängt (Als was begehre ich wen?). Sexualität wird in moderner Lesart, so in den Gender Studies und in der Sexualwissenschaft, dimensional und nicht mehr kategorial gedacht. Deshalb wird im Plural von Sexualitäten und Identitäten gesprochen. Das Verständnis von einem Kontinuum, auf dem sich eine Person geschlechtlich und mit ihrem sexuellen Begehren positionieren *kann*, aber nicht *muss*, wird in der europäischen Rechtsprechung mittlerweile als Geschlechtsfreiheit gefasst und als Menschenrecht gesehen. Zugleich fühlen sich nicht wenige Menschen, auch in unserer Profession, von diesen Veränderungen bedroht.

Die individuelle Sexualität und die gesellschaftlichen Ideale und Normen zu Sexualität basieren immer auf Kompromissen. Das Individuum muss für sich zwischen Triebansprüchen, Ideal-Ich/Ich-Ideal und Über-Ich sowie familiären und gesellschaftlichen Forderungen vermitteln. Und die Gesellschaft muss immer wieder einen Konsens suchen für die Formen der Sexualität, die in ihrem Geltungsbereich als akzeptabel gelten sollen. Die Anteile des polymorph Sexuellen, die auf dem Weg zu einer individuell und kollektiv als akzeptabel definierten Sexualität verworfen, also unterdrückt werden müssen, bleiben dynamisch wirksam. Sie drängen ins Bewusstsein, drängen auf Befriedigung und Anerkennung und müssen immer wieder entweder abgewehrt oder neu verhandelt werden. Dabei kann das Verworfene bekräftigt werden (etwa Sexualität mit Kindern und nicht einwilligungsfähigen Personen); es kann etwas bislang Akzeptiertes nicht mehr zulässig sein (etwa Nötigung und Vergewaltigung in der Ehe); und es kann etwas, das bisher nicht legitim oder verboten war (etwa Homosexualität und Geschlechtswechsel), als Variante einer selbstbestimmten sexuellen Identität zugelassen werden.

Ein kleiner Rückblick auf die sexuellen Debatten der letzten Jahrzehnte

Anfang der 1960er Jahre[1] ging es in den sexuellen Debatten um die (nicht nur) sexuelle Selbstbestimmung der Frau, die ohne die Verbreitung hormoneller Kontrazeptiva (»Pille«) so nicht hätte stattfinden können. Und

1 Für einen weiter gespannten Überblick siehe etwa Sigusch (2015).

obwohl die sexuelle Selbstbestimmung als Ziel juristisch erreicht und als gesellschaftliches Ideal implementiert wurde, muss sie immer wieder neu errungen werden. Die MeToo-Bewegung zeigt, wie aktuell dieses Thema immer noch ist.

Ab den späten 1960er Jahren zentrierten sich leidenschaftliche Debatten dann um das Pro und Contra einer Entpathologisierung der Homosexualität. Eine starke Schwulenbewegung und wissenschaftliche Erkenntnisse aus den USA trugen wesentlich dazu bei, dass

- seit 1990 laut Weltgesundheitsorganisation (WHO) »Homosexualität an sich«[2] nicht mehr als Krankheit gilt und deshalb als Diagnose im ICD-10 gestrichen wurde,
- Homosexualität mittlerweile in den Staaten des Westens nicht mehr strafbar ist, und
- seit der Einführung der »Ehe für alle« 2017 die Gleichberechtigung homosexueller Menschen in Deutschland juristisch weitgehend erreicht ist.

Gleichwohl ist der Hass auf homosexuelle *Männer* nach wie vor virulent, und verbale und körperliche Angriffe auf Schwule sind eine reale Bedrohung. Und sofern sie als solche erkannt werden, sind auch homosexuelle *Frauen* Angriffsziele. Aber lesbische Frauen werden auch gern übersehen, weil Zärtlichkeit unter Frauen akzeptierter ist und Männer Frauen sexuell nicht als Konkurrenz sehen.

Als die Diagnose Homosexualität im ICD-10 entfernt wurde[3] (Drescher, 2015, S. 390, 392; Cochran et al., 2014, S. 672), wurde zugleich eine Reihe von Diagnosen, die die Geschlechtsidentität betreffen, *neu* in den ICD-10 aufgenommen. Diese Koinzidenz verstehe ich als jüngste Verschiebung in der Diskussion sexueller Themen[4] (sexuelle Selbstbestimmung

2 Ich-dystone Homosexualität verblieb als Diagnose im ICD-10; sie wird im ICD-11 nicht mehr enthalten sein.

3 Die Forschung hatte keine Belege dafür finden können, dass homosexuelle Menschen psychisch kränker seien als heterosexuelle Menschen, was nur widerstrebend zur Kenntnis genommen wurde.

4 »Although F66 categories mention gender identity, historically the categories emerged from earlier classifications of sexual orientation. […] It is explicitly stated in ICD-10 that sexual orientation by itself is not to be considered a disorder. […] Nevertheless, the descriptions of the F66 categories (Table 1) suggest that mental disorders exist that are uniquely linked to sexual orientation and gender expression« (Cochran et al., 2014, S. 672).

der Frau, Homosexualität, trans Identitäten) und zugleich als Ausdruck von Widerstand gegen die Veränderungen der sexuellen Ordnung. Das ist durchaus verständlich, denn die triebhafte, desorganisierende Macht des Sexuellen ist ebenso aufregend wie beängstigend.

Die Diskussion um trans Fragen gewann seit den 1990er Jahren (vgl. De Silva, 2015, S. 25) zunehmend an Bedeutung. Die Öffentlichkeitsarbeit von trans Interessenverbänden (etwa: Bundesverband Trans*; TransIdent e. V.), dazu Forschungsergebnisse, die seit der Jahrtausendwende in der Sexualwissenschaft und in den Gender Studies gewonnen wurden, sowie markante Gerichtsurteile deutscher und europäischer Gerichte spielten für die politische Überzeugungsarbeit im deutschsprachigen Raum eine wichtige Rolle (BMFSFJ, 2015; BzgA, 2015). 1997 wurden erstmals »Behandlungsstandards zur Behandlung und Begutachtung von Transsexuellen« (Becker et al., 1997) veröffentlicht. Damit gab es für Menschen, die – im damals unhinterfragten Rahmen der Zweigeschlechtlichkeit – ins jeweils andere Geschlecht wechseln wollten, einen geregelten Zugang zur Finanzierung der für eine Transition gewünschten Behandlungen durch die Krankenkassen. Diese »Standards« wurden aber, spätestens ab 2009, nach Veröffentlichung der »Begutachtungsanleitung« durch die Medizinischen Dienste der Krankenkassen (GKV-Spitzenverband und MDS, 2009), wegen der darin fixierten »starr[en]« Bedingungen (Güldenring, 2015, S. 33) zunehmend als erniedrigend und beschämend empfunden. Beide Regelwerke, die Behandlungsstandards und die Begutachtungsanleitung, waren getragen von

- dem bewussten Wunsch, den »echten Transsexuellen«, das war damals der Sprachgebrauch, die als krank und damit behandlungsbedürftig verstanden wurden, die notwendige Behandlung zukommen zu lassen (non-binäre Personen gab es terminologisch noch nicht);
- dem vorbewussten Wunsch, es den Menschen, die eine Transition anstrebten, nicht zu leicht zu machen, denn dass die Regelwerke der Behandlungsstandards und vor allem der Begutachtungsanleitung abschreckende Hindernisse waren, war vielleicht nicht gewollt, wurde aber in Kauf genommen, teils auch für sinnvoll gehalten;
- der unbewussten kollektiven Abwehr gegen die bewusste Zulassung der Vorstellung, dass trans Fantasien und gegengeschlechtliche Körperbilder in *jedem* Menschen wirksam sind und folglich durch die Anerkennung als *nicht per se* pathologisch psychisch Auftrieb erhalten und ins Bewusstsein gelangen könnten.

Ärztlichen und psychologischen Psychotherapeut:innen wurde mit den Regelwerken eine »Behandlungs- *und* juristische Gutachtenfunktion in Personalunion« (Güldenring, 2015, S. 37; im Original fett und kursiv hervorgehoben) übertragen. Das führte zu oft schwer lösbaren Verwicklungen, da diese Doppelrolle vielen Psychotherapeut:innen nicht bekannt war, während es für etliche »Begleittherapie«[5] suchende trans Personen eine implizite Selbstverständlichkeit war, dass sie ein Attest bekommen würden, um mit der Hormonbehandlung beginnen zu können – nicht wissend, dass keineswegs alle Psychotherapeut:innen die Begutachtungsfunktion übernahmen.

2002 formulierte der Europäische Gerichtshof für Menschenrechte (EGMR), es gebe »heute einen klaren und unangefochtenen Trend in den europäischen Ländern, nicht nur von zunehmender sozialer Akzeptanz von Transsexuellen, sondern auch der rechtlichen Anerkennung der neuen geschlechtlichen Identität von *postoperativen Transsexuellen*« (zit. n. Büchler & Cottier, 2005, S. 120, Hervorh. d. A.). Abgesehen davon, dass der Begriff transsexuell heute, da er historisch mit dem Konzept der Perversion verbunden ist, belastet ist, zog die Einschränkung »postoperativ« unter trans Menschen viel Kritik auf sich. Nicht alle trans Personen wollen die vollständige Angleichung an das empfundene Geschlecht. Und non-binäre Personen, die sich als männlich *und* weiblich verstehen oder die sich zwischen den Geschlechtern situieren, wollen nicht zu einer Vereindeutigung gezwungen sein, sondern die Dualität von männlich und weiblich transzendieren. Sie lehnen Geschlecht als Kategorie – Mann *oder* Frau – ab und sehen Geschlecht dimensional, so »dass die Identität an jedem beliebigen Punkt zwischen männlich und weiblich liegen kann« (Pauli, 2023, S. 66). Mittlerweile ergibt sich laut

> »dem Europäischen Gerichtshof für Menschenrechte […] aus dem Recht auf Achtung des Privatlebens (Art. 8 EMRK), insbesondere des Verfügungsrechts über den eigenen Körper, das Recht auf geschlechtliche Identität. Bis heute wird dieses Recht […] verstanden als Recht, zu *einer* der beiden rechtlich vorgesehenen Geschlechtskategorien zu gehören. Diese Beschränkung genügt jedoch nicht. Eine echte Geschlechtsfreiheit muss auch das

5 Eine Psychotherapie war untergesetzlich verpflichtend, was durch Gerichtsurteile bekräftigt wurde.

Recht beinhalten, sich jenseits der Zweigeschlechterordnung zu verorten« (Büchler & Cottier, 2005, S. 125f., Hervorh. d. A.).

Die Juristinnen Büchler und Cottier definieren das Recht auf Geschlechtsidentität als »Geschlechtsfreiheit« unter Wahrung des »Rechts auf körperliche Unversehrtheit« und verstehen darunter,

> »dass Menschen, die sich dazu entscheiden, die Geschlechterlinie zu überschreiten und als Angehörige des anderen als des ihnen zugedachten und biologisch als eindeutig eingestuften Geschlechts zu leben, den Anspruch haben sollen, dass diese neue Geschlechtsidentität auch rechtlich anerkannt wird, und dies unabhängig von körperlichen Merkmalen. Zum anderen bedeutet es aber auch die Freiheit, sich außerhalb oder zwischen den Kategorien ›männlich‹ und ›weiblich‹ zu verorten. Solche queere[n] Identitäten, die sich durch eine sich im Wandel begriffene Geschlechtsidentität oder durch Pluralität von Identitäten in einer Person auszeichnen, müssen als solche Anerkennung finden« (ebd., S. 125ff.).

2018 wurde die neue S3-Leitlinie zur Diagnostik, Beratung und Behandlung veröffentlicht (vgl. dazu Nieder & Strauß, 2019).[6] Und die aktuelle Bundesregierung plant, initiiert von den Grünen, unter deren Abgeordneten zwei trans Frauen sind, das seit 1981 geltende Transsexuellengesetz (TSG) durch ein »Selbstbestimmungsgesetz (SBGG)« zu ersetzen, um es trans Menschen zu erleichtern, ihren Geschlechtseintrag und ihren Vornamen zu ändern – *ohne* zweifache Begutachtung.[7] Im Herbst 2023 urteilte dann das Bundessozialgericht (BSG), »dass die Kosten für eine Mastektomie bei einer non-binären Person keine Kassenleistung [sei]. Es handele sich um eine ›neuartige Behandlung‹. Dafür brauche es zunächst eine Empfehlung des Gemeinsamen Bundesausschusses (GBA)« (Martin, 2024, S. 22). Ein Konsens ist noch nicht absehbar.

6 Die neue S3-Leitlinie »Geschlechtsinkongruenz und Geschlechtsdysphorie im Kindes- und Jugendalter: Diagnostik und Behandlung« befand sich bei Abgabe dieses Manuskripts noch im Review-Verfahren.

7 Der ursprünglich im Transsexuellengesetz (TSG) enthaltene Zwang zur Sterilisation und (bei heterosexuell verheirateten Menschen) zur Ehe-Scheidung wird bereits seit 2011 nicht mehr angewendet.

Wozu nutzt uns Wissen um die Historie und den aktuellen Stand gesellschaftlicher Debatten um sexuelle Themen?

Es ist hilfreich, die äußere Realität, in der trans Patient:innen leben, zu kennen, um das komplexe Zusammenspiel mit deren innerer Realität besser zu verstehen. Die äußere Realität bietet (nicht nur) Jugendlichen in den Wirren der Pubertät, etwa[8]

- bei Angst vor Homosexualität,
- bei einer schwer erträglichen Diskrepanz zwischen Körperbild (männlich/weiblich) und Körper (weiblich/männlich) oder
- bei Identitätsdiffusion

über das Internet die Möglichkeit an, trans sein zu können. Damit kann ein Erleben, für das diese Menschen selbst oft noch keine Sprache haben, einen Namen bekommen. Zur äußeren Realität gehört auch, dass trans Patient:innen von uns Psychotherapeut:innen die Übernahme einer Gutachter:innenfunktion erwarten, auf die viele von uns Psychoanalytiker:innen nicht vorbereitet sind, weshalb sie diese eher selten vor dem Beginn einer Behandlung ausschließen. Das führt regelmäßig zu Therapieabbrüchen aufseiten der Patient:innen und zu Widerstand gegen die Behandlung von trans Patient:innen aufseiten der Psychotherapeut:innen.

Ein Wissen um die zuvor beschriebenen gesellschaftlichen Entwicklungen von der Transsexualität als Perversion hin zu trans als *nicht per se* pathologischen Varianten von Geschlechtsidentität kann uns helfen, bewusst wahrzunehmen, wie weit die eigene Position von dem entfernt ist, was in Deutschland fachlich, etwa in den S3-Leitlinien konsentiert ist. Da Psychoanalytiker:innen üblicherweise den Theorien treu bleiben, die sie während der Ausbildung kennengelernt haben (Sandler, 1983; Lingiardi & Capozzi, 2004), kann dieser Punkt kaum überschätzt werden. Wie schon beim Thema Homosexualität führt auch bei trans Identität die Diskrepanz zwischen der vertrauten Konzeptualisierung von Trans(sexualität) als Perversion, mit der Patient:innen emotional auf Distanz gehalten werden können, und dem Wissen darum, dass dieser theoretische und klinische Zugang von den Betroffenen heute nicht mehr akzeptiert wird, zu teils

8 Diese Aufzählung beansprucht nicht, vollständig zu sein. Ich erwähne das, was mir in der klinischen Praxis häufiger begegnet.

verdeckten, teils offen abwehrenden Reaktionen. Dann kann zum Beispiel schon Ärger über die von trans Personen gewünschte gegengeschlechtliche Anrede im Verein mit der Unlust, sich mit aktuellen, auch psychoanalytischen Theorien zu trans Phänomenen vertraut zu machen, dazu beitragen, dass es zu unauflösbaren Konflikten kommt. Sie entzünden sich typischerweise an dem abgelehnten Wunsch von Patient:innen nach einem Attest, der oftmals zum Abbruch der Behandlung führt. Diese Erfahrung führt aufseiten der Psychoanalytiker:innen häufig zu der Entscheidung, überhaupt keine trans oder non-binären Patient:innen mehr in Behandlung nehmen zu wollen, weil das zu kompliziert sei.

In einer anderen Veröffentlichung (Imhorst, 2023) habe ich, ausgehend von eigenen Behandlungen, beschrieben, wie sehr es die Therapie von trans Patient:innen behindert, sich solcher Gegenübertragungswiderstände *nicht* bewusst zu sein.[9] Die Bereitschaft, sich empathisch in die Innenwelt von trans Patient:innen hineinzuversetzen, sollte einhergehen mit der Bereitschaft, eine passagere Identifizierung mit deren Vorstellungen vom eigenen Geschlechtskörper zuzulassen, wie groß der innere Widerstand dagegen auch sein mag. Nur dann können wir »in konkordanter Probeidentifizierung [...] Wunsch, Affekt oder Selbstbild« (Storck, 2023, S. 406f.) von trans Patient:innen so deuten, dass sie sich »richtig« gesehen[10] fühlen. Hier tut sich ein sehr interessantes, komplexes Forschungsfeld für die Psychoanalyse auf. In ihm ist der Körper erst einmal nur der konkrete Körper, und das Ich ist mit diesem vor allem über konkrete Gedanken zum Körper, aber kaum über Gefühle und Fantasien verbunden. Dass diese operative Form des Denkens *auch* der Abwehr dient, sollten wir mitdenken, aber zunächst nicht deuten. Tun wir es, riskieren wir, den bisher in der Ablehnung des eigenen Geschlechtskörpers gebundenen Hass auf uns zu ziehen, ohne ihn schon deuten zu können. Es kommt dann eher zum Therapieabbruch als zu einem vertieften Verständnis.

Um keine Missverständnisse aufkommen zu lassen, möchte ich betonen, dass ich nur über trans Menschen sprechen kann, die mit einem therapeu-

9 Dass diese Widerstände auch in unbewussten Ängsten vor einer Labilisierung der eigenen, mehr oder weniger mühsam erworbenen Geschlechtsidentität wurzeln können, ist naheliegend angesichts der Tatsache, wie basal das Geschlecht objektiv ist und wie komplex die Aneignung des eigenen Geschlechtskörpers für die subjektive Geschlechtsidentität ist (vgl. Imhorst, 2019).

10 Warum es für trans Menschen so wichtig ist, »richtig« gesehen, in heutiger Sprache: nicht misgendert zu werden, hat Lemma als eine der ersten Psychoanalytiker:innen bereits 2014 beschrieben, damals noch von Transsexuellen sprechend.

tischen Anliegen zu mir kommen. Trans Personen sind keine homogene Gruppe, und es ist nicht zu erwarten, dass es eine einzige metapsychologische Theorie geben wird, die für alle trans Personen passt (vgl. Lemma, 2018, S. 1100). Hinsichtlich der Entwicklung der Geschlechtsidentität gibt es sehr unterschiedliche Verläufe bei Kindern und Jugendlichen. Ein »Kind, das [vor der Pubertät] geschlechtsvariant und zufrieden ist, muss nicht sozial transitionieren« (Pauli, 2023, S. 107) und sollte auch nicht als trans gelabelt werden. (vgl. das Beispiel Sonja in Imhorst, 2017, S. 64f.). Und »geschlechtsvariante« Kinder, denen die Eltern vor der Pubertät eine soziale Transition erlaubt haben,[11] entscheiden sich manchmal, wieder in dem Geschlecht zu leben, das ihnen zugewiesen wurde.

Für die klinische Praxis scheint es differenzialdiagnostisch nützlich zu sein zu fragen,

- ob der Wunsch, im anderen Geschlecht als dem zugewiesenen zu leben oder leben zu wollen, bereits seit der Kindheit (Kindergarten und Grundschule) besteht oder erst in der Pubertät auftaucht und
- ob ein trans Kind sagt, ich *möchte* ein Junge/ein Mädchen *sein* oder ich *bin* ein Junge/ein Mädchen.

Bei trans Menschen, die schon im Kindergarten das ihnen zugewiesene Geschlecht abgelehnt haben und schon in sehr jungem Alter konsequent dabeigeblieben sind, dem jeweils anderen Geschlecht anzugehören oder angehören zu wollen, ist mit hoher Wahrscheinlichkeit zu erwarten, dass sie später geschlechtsangleichende Maßnahmen in Anspruch nehmen werden – nahezu unabhängig davon, ob sie für zwei bis drei Jahre eine Pubertätsblockade bekommen oder nicht (Pauli, 2023, S. 137ff.).

Bei Menschen, deren Trans-Sein erstmals in der Pubertät artikuliert wird, ohne dass es vorher erinnerte oder von den Eltern berichtete Anzeichen dafür gab, macht es nach meiner Erfahrung Sinn, hier von unbewussten Konflikten auszugehen und auch strukturelle Defizite wie eine Identitätsdiffusion in Betracht zu ziehen. Dann kann eine psychoanalytische Behandlung indiziert sein, damit es einen Ort/eine Beziehung gibt, wo diese Konflikte bewusst und fühlbar werden können.

11 »Alle Kinder sollten [...] die Möglichkeit haben, ihre Geschlechtsvarianz auszuleben, ohne dass voreilige Schlussfolgerungen über die spätere Geschlechtsidentität gezogen werden« (Pauli, 2023, S. 111). »Ob ein Kind sozial transitioniert, ist keine medizinische Entscheidung, sondern eine familiäre« (ebd., S. 118).

Probleme *können* in einer kaum vorhandenen Verbindung zum eigenen Körper wurzeln, wie wir es von der Magersucht und von schweren psychosomatischen Krankheiten kennen. Diese *können* mit Identitätsdiffusion (Erikson, 1973, S. 106ff.) und Depersonalisierung (Mertens & Waldvogel, 2008, S. 128ff.; vgl. auch Meyer, 1968) einhergehen. Probleme *können* bei Jungen in der Angst, homosexuell zu sein und damit abgelehnt zu werden (schwul ist auf Schulhöfen mehr denn je ein Schimpfwort), wurzeln. Bei Mädchen *kann* inkorporierter, unrepräsentierter Hass auf die Mutter so stark sein, dass sie sie konkret loszuwerden versuchen, indem sie sich der Brust entledigen wollen als dem Organ, das sie wie kein anderes konkret mit der Mutter verbindet. Eine tief verwurzelte Frauenfeindlichkeit kommt als Bedrohung von außen noch hinzu (vermittelt etwa über Pornografiekonsum in der Grundschule, vor allem durch Jungen, die den Mädchen damit zeigen, wie sie deren Körper sexuell verwenden können [vgl. Weber-Meewes, 2014]).

Klinisches Beispiel

Max war 14 Jahre alt, als ich ihn kennenlernte. Er[12] stellte sich als trans vor und äußerte die Sorge, »vielleicht doch nicht trans zu sein«.[13] Er litt seit der Grundschule unter Zwangsgedanken und seit jeher unter massiver Trennungsangst. Angst und Abwehr zeigten sich in einem Ritual, das jeden Abend stattfinden musste: Die Mutter hatte aufzuzählen, wer alles *nicht* sterben würde. Als er zwölf Jahre alt war, wurde bei Max eine Depression diagnostiziert, die sich über zwei Jahre hinzog.

Die erste Regelblutung mit 12 ½ Jahren hatte [damals] für ihn keine Bedeutung. Er verliebte sich in seine beste Freundin und dachte zuerst, dass er (damals noch sie) lesbisch sei. Er las schwule Literatur und konnte sich vorstellen, eine schwule Beziehung zu haben. Er probierte Pronomina aus und fand schließlich, dass »er« für ihn am besten passe. Bei diesem Stand

---

12 Ich habe Max mit dem Namen angesprochen, mit dem er sich vorgestellt hat. Es war ihm bewusst, dass dieser geschlechtlich mehrdeutig gelesen werden kann.

13 Vgl. die Autoethnografie der Psychologiestudierenden Marie Bendtsen: *What if I'm not really trans?* [Was ist, wenn ich nicht wirklich trans bin?] (2020). Sie stellt ihre Überlegungen nach vollzogener Transition in Form psychoanalytisch (lacanianisch) informierter, theoretischer Konstruktionen vor, explizit getrennt von ihrem emotionalen Erleben, das seinen Platz in ihrer Psychotherapie habe.

seiner Überlegungen kam er zu mir. Seine Bereitschaft und Fähigkeit, ehrlich zu sein und sich zu beobachten, nahmen mich für ihn ein. Ich war optimistisch, dass er von einem psychoanalytischen Ohr profitieren könnte, das offen für Fragen ist, und sagte ihm sofort einen Therapieplatz zu.

Ich stelle hier Auszüge aus den drei ersten Gesprächen mit Max vor. In der Rückschau ist in ihnen bereits der Keim dessen enthalten, was sich im folgenden Jahr entfaltete.

Erstgespräch

P: Ich bin trans. Ich möchte ein Junge sein. Nein, ich bin einer. Aber ich habe noch Zweifel. In den letzten Monaten habe ich mein altes Ich vermisst. Ich habe einen Teil des alten Ichs von vor der Depression verloren.

A: Was ist das, was du vermisst?

P: Nicht meinen Körper, aber mein Bild, wie ich war, wie ich mich verhalten habe. […]

Als ich elf Jahre alt war, ist mein Opa gestorben. Das war schlimm. Obwohl, so genau kannte ich ihn gar nicht. Aber ich war mit meiner Mutter oft da … das ist dann langsam in die Depression übergegangen.

A: Was war daran so schlimm?

P: Meine größte Angst war schon immer der Tod, vor allem die Angst vor dem Tod meiner Mutter. Es wurde immer schlimmer. Wir nennen es Depression. Es fühlt sich an, als wäre ich von mir selbst losgelöst. Surreal.

A: Wir nennen es Depersonalisation.

P: Es war das Schlimmste, was ich je erlebt habe. […]

A: Ist das nie wieder aufgetaucht?

P: Nein … doch, eine Sekunde nur, das war kurz vor Weihnachten.

A: Was war da?

P: Ich hab' gerade ein Kleid anprobiert und sah sehr feminin aus. Ich hatte kurz Angst, nicht trans zu sein. Das war im Zimmer meiner Mutter. Das ist unwichtig, glaube ich, oder? Nein, es ist doch wichtig. Bis ich zwölf war, habe ich im Zimmer meiner Mutter geschlafen … Ich hatte immer Angst, sobald meine Mutter wegging. Jetzt ist es etwas besser …

Nach dem anschließenden Gespräch mit seiner Mutter saß Max nicht wie erwartet in der Warteecke. Er hatte sich in der Toilette eingeschlossen. Es gelang ihm nicht, die Tür aufzuschließen, auch unter den Anweisungen der Mutter nicht, sodass ich – gegen den Protest der Mutter – den Schlüsseldienst anrufen wollte. Die Mutter zog dann mit brachialer Gewalt an der unteren Ecke der massiven Holztür, sodass ein Spalt entstand, durch den Max den Schlüssel hindurchschieben und die Mutter die Tür öffnen konnte.

Zweite Sitzung

A: Wie ist es dir nach der letzten Stunde ergangen?

P: Gut. Ich habe mich gewundert, wie tief das gegangen ist, und das gleich in der ersten Sitzung. Ich habe viel nachgedacht, v. a. darüber, dass ich nicht sagen konnte, ob ich in der Depression befürchtete, dass etwas Schlimmes passieren würde, passiert sei oder gerade passiere. Inzwischen denke ich, das Schlimme passierte in dem Augenblick. […] Wir treffen uns jetzt doch alle zwei Wochen, oder? Das finde ich gut. Dann habe ich Zeit, um nachzudenken. Ich habe im Internet über Depersonalisation gelesen. In dem Zustand war mir selbst meine Kommode fremd, obwohl ich wusste, dass es meine Kommode war; mein Leben kam mir nicht wie mein Leben vor, eher wie ein Film. Auch meine Mutter kam mir dann fremd vor, fremd und zugleich zu nah. […]

Ich erinnere mich, dass ich mich vor der Depression mit meinem Körper immer wohl gefühlt habe. Meine Therapeutinnen meinen, dass Trans-Sein eine Flucht aus der Depression war. Aber das war es nicht. Aber es irritiert mich, dass ich früher nie ein Junge sein wollte oder mich wie einer fühlte. […] Mein Kopf hat sich verändert, aber der Körper hat sich nicht mitverändert. Ich wollte dann wieder so sein wie vorher, aber das ging nicht. […]

Neulich hatte ich eine blonde Perücke an. Die stand mir gut. Ich sah damit gut aus, aber es stimmte für mich nicht. Innerlich fühlte es sich nicht so an.

A: Dein inneres Körper*bild* war anders als das, was du im Spiegel, außen, gesehen hast?

P: Ja!

Dritte Sitzung

P: Ich habe sehr viel nachgedacht und muss Ihnen einiges noch genauer erzählen. Den Wunsch, die Haare kurz zu schneiden, habe ich Ende 2020, Anfang 2021 gehabt … *Es folgte eine lange, sehr detaillierte, in der exakten zeitlichen Reihenfolge aufgefächerte Schilderung seiner Gedanken und Handlungen zu seinen Haaren und den Friseurbesuchen, ehe er eine kurze Pause machte.*

A: Kannst du mir sagen, wann du deine erste Regelblutung hattest?

P: Das weiß ich nicht genau. […] Anfang 2021 vielleicht. Mit meinem Körper habe ich mich damals noch nicht unwohl gefühlt. Ich hab' zwar Cross Dressing gemacht und es geschätzt, wenn ich als Junge wahrgenommen wurde, aber es war nur »Ich möchte ein Junge sein«. Ende 2021/Anfang 2022 hat es angefangen, dass ich mich mit meinem Körper unwohl fühlte. Der Schmerz war da aber noch nicht so tiefgründig. Ich dachte einfach, der Körper definiert nicht mein Geschlecht. Je mehr ich gemerkt habe, dass es nicht so einfach ist, trans zu sein, umso schwieriger wurde es.

A: Wie bzw. wodurch hast du das bemerkt?

P: Fragen wie »Bist du ein Junge oder ein Mädchen«, die ich früher einfach beantwortet habe, haben begonnen, mich zu stören. […] Vor einem halben Jahr gab es in der Schule [auf der Jungentoilette] eine Toilettensituation. Ein Junge hat gestutzt, als er mich sah und dann immer wieder gesagt, »Du bist doch ein Mädchen!« Dass ich gesagt habe, er soll mich in Ruhe lassen, hat nichts geholfen. Er hat mir noch beim Rausgehen hinterhergerufen, »Du bist doch ein Mädchen!« Und dann kannte plötzlich jeder meinen Namen, nicht wirklich jeder, aber viele haben mich dann angesprochen. […]

Besonders schmerzhaft wurde es, wenn ich mich im Spiegel sah. Dann dachte ich, das kann ich später ändern …

A: Was genau meinst du mit »das kann ich später ändern«?

P: Hormone und eine Brustoperation … […] aber meine Geschlechtsteile würde ich nie ändern!! […] Ich verstehe bis heute nicht, warum ich so schlimm depressiv wurde.

A: Damit werden wir uns beschäftigen, aber nicht so sehr in logischen Schritten, sondern assoziativ, nach bedeutungsvollen Zusammenhängen suchend

P: *nach kurzem Schweigen, in dem er etwas wie Überraschung, Berührung, Faszination zu empfinden schien:* Das ist gut. [...]

A: Es gibt unterschiedliche Formen der Depression, und es gibt unterschiedliche Gründe, warum jemand depressiv wird, aber immer gibt es Auslöser und Zusammenhänge, auch wenn die nicht leicht und nicht sofort deutlich werden.

P: Bisher hat man mir gesagt, es gibt keine Auslöser, sondern man rutscht da so rein. Einige Auslöser habe ich schon gefunden: den Geruch im Zimmer meiner Mutter; Dinge, die meine Eltern sagen, wenn ich ihnen mitteile, »es geht mir schlecht«; jetzt fällt mir ein Traum ein. Monatelang habe ich geträumt, dass ich wieder meine langen Haare hab. Kurz bevor ich sie wieder abgeschnitten habe, war der Traum vorbei. [...] Es war ein Alptraum.

A: Was genau?

P: Dass ich wieder wie früher wäre.

Diskussion

Es ist wichtig, die individuelle Bedeutung zu verstehen, die trans zu sein für Patient:innen hat (Lemma, 2014, S. 68). Ich verstehe Max so, dass trans zu sein der plausibelste Anker war, den er für seine Identität finden konnte, die bis zur Pubertät darin bestand, keine Identität zu haben *(Ich war als Mädchen keine Person)*[14]. Trans und das Pronomen »er« fühlten sich richtig an, weil sie eine Verbindung mit einem Aspekt seines unbewussten, undifferenziert bisexuellen Körperbildes hatten. Und trans zu sein war für ihn real, weil er damals in seiner Unabgegrenztheit[15] innere und äußere Realität noch nicht unterscheiden konnte. Deshalb gab es für ihn keinen Unterschied zwischen Körper und Körperbild. Der Körper stellt »das Bindeglied zwischen dem Konkreten und dem Metaphorischen her, durch ihn sind beide Bereiche miteinander verbunden« (Karacaoğlan, 2022). Aber Max war in seinem Körper nicht wirklich zu Hause. Seine »Leib-Seele-Beziehung« (Lombardi, 2009, S. 54) war empfindlich gestört. Er masturbierte zwar regelmäßig seit seinem achten Lebensjahr, weshalb er auch seine Genitalien nicht operieren lassen wollte, aber sein Körper war für

14 Kursivierte Sätze und Begriffe sind Zitate von Max.

15 Searles und Frank sprechen von »Fluktuation der Ich-Grenzen« (1965, S. 514).

ihn überwiegend ein konkretes Ding, das er nutzen konnte, da es nun mal da war. Max war nur in seinem Kopf zu Hause *(der Kopf gehört nicht zum Körper)*. Laut Winnicott »gehen [wir] mit größter Selbstverständlichkeit davon aus, daß die Psyche ihren Platz im Körper hat, und vergessen dabei, daß auch dieses Wohnen der Psyche im Körper einen Entwicklungsschritt darstellt, eine Errungenschaft, die keineswegs allen Menschen zuteil wird« (zit. n. Lemma, 2014, S. 69). Dass Max keine eigene, gefühlte Verbindung zu seinem weiblichen Körper hatte, wurde für ihn erst mit Eintritt der Pubertät zu einer existenziellen Bedrohung. Von »der essentiellen Verbindung zu den Emotionen abgeschnitten [zu sein, kann] das Risiko vom Tod der Persönlichkeit« (Lombardi, 2009, S. 55) bedeuten. Als Mädchen *keine Person* zu sein, war für Max im Moment des Gewahrwerdens wie eine tödliche Bedrohung. In diesem Kontext bekam der Tod (bewusst: des Großvaters, unbewusst: der Mutter) nachträglich seine Bedeutung als Auslöser der Depression.

Dass er unser Erstgespräch als *tief* empfand, hatte vermutlich damit zu tun, dass ich in Ergänzung zu seiner Mutter, die Max ihren physischen Raum (Schlafzimmer), ihre Sachlichkeit und ihre praktischen Fähigkeiten zur Verfügung stellte (meine Toilettentür), einen emotionalen Raum öffnete, den wir beide teilen konnten. Das »Teilen der Erfahrung von Gefühlsregungen (Co-Sinnlichkeit)« (Bolognini, 2021, S. 97) stärkt die Verbindung zum eigenen Körper und zu den primären Bezugspersonen und verankert uns in der Realität. Wenn uns jemand gehört, gespürt und gesehen hat und wenn er/sie »wiederum den Willen und die Fähigkeit hatte, uns dies spüren zu lassen […] dann ›wird man sich fühlen‹« (ebd., S. 98; vgl. auch Pollak, 2009). Dieser Konzeptualisierung folgend besteht unsere Aufgabe als Psychoanalytiker:innen darin, die Verbindung zum Körper zu stärken. Max zeigte mir im zweiten Gespräch, dass mein Hinweis zur Diskrepanz von Körper und Körperbild für ihn hilfreich war.

In unserer dritten Begegnung habe ich unbewusst wahrgenommen, dass in der Erzählung vom Abschneiden seiner langen Haare noch eine weitere, emotionale Mitteilung über seinen weiblichen Körper enthalten war. An seiner Monatsblutung konnte er nichts ändern, aber seinen Haarschnitt konnte er ändern – vielleicht ein erster Versuch der Aneignung seines realen Geschlechtskörpers. Max' Gedanke *der Körper definiert nicht mein Geschlecht* war für ihn eine intellektuell reizvolle Idee, die mit seinem Körper und seiner sozialen Realität zunächst nur wenig zu tun hatte. Die Schultoilettenszene war insofern ein Wendepunkt, als er wahrzunehmen begann, dass andere ihn anders sahen, als er selbst sich sah. Sich im Spiegel anzusehen, war eine weitere Konfrontation mit der Realität, die er anfangs nur wenige Sekunden aushielt, der er sich aber immer wieder stellte. Er sah, dass er (von außen betrachtet) ein hübsches Mädchen war. Zugleich bemerkte er, dass es sich (innen) nicht stimmig anfühlte. Später sah er manchmal (selektiv) *die männlichen Teile [s]eines Körpers*, war froh und fühlte sich mit diesen verbunden. Dann wieder, etwa in der Dusche, sah er (selektiv) *die weiblichen Teile [s]eines Körpers* und fand es nachvollziehbar *schwierig, das zusammenzubringen.*

Die Arbeit mit Max hat mich bestärkt, die »Disharmonie [sein]er Leib-Seele-Beziehung«, wie Ferrari es nennt (zit. n. Lombardi, 2009, S. 56), in den Fokus der Behandlung zu rücken und auch die damit verbundene Depersonalisation (Meyer, 1968, S. 320ff.) und die Denkstörungen (im Sinne Bions) aus diesem theoretischen Blickwinkel zu verstehen. Ich ahne bereits, dass Max' fluktuierende Ich-Grenzen und der Rückgriff auf die Ungetrenntheit mit der Mutter auch der Abwehr unerträglicher Gefühle dienen, denn auf die Mutter bezogene Angst und Wut tauchen bereits, für mich wahrnehmbar, am Horizont auf. Bewusst empfindet Max noch nichts dergleichen. Auf Zustände der Ungetrenntheit mit der Mutter und des Nicht-da-Seins (als getrenntes Individuum), zu regredieren, dürfte Max immer wieder geholfen haben, sich bedrohliche Affekte buchstäblich vom Leib zu halten. Die Verbindung zu seinem Körper hielt er über exzessive Onanie aufrecht *(ich war sexsüchtig)*, die zur Außenwelt über seine exzellenten schulischen Leistungen. Er war, anders als es bei Psychotiker:innen der Fall ist, nicht dissoziiert von seinem Körper (vgl. Karacaoğlan, 2018).

Trans Phänomene werden immer wieder durch den »theoretischen Filter« (Lemma, 2014, S. 68) der Perversion betrachtet, die nach Welldon (2003) am eigenen weiblichen Körper in Szene gesetzt wird und nach Stoller (1998) eine erotisierte Form von Hass ist. Das Perversionskonzept ist theoretisch durchaus überzeugend und klinisch nützlich, aber historisch durch die reale Entwertung und den realen Ausschluss[16] von sexuellen Minderheiten für mich noch zu sehr belastet, als dass ich den Begriff unbefangen verwenden könnte, zumal die pathologisierende Herabsetzung – aktuell von trans Personen – nach wie vor stattfindet. Schächter-Haas hebt in ihrer Arbeit »Zum

16 Die öffentliche *und* fachliche Meinung war in etwa: Homosexuelle sind psychisch nicht so gesund wie Heterosexuelle und deshalb ungeeignet für etwa eine psychoanalytische Ausbildung oder als Adoptiveltern.

weiblichen Fetischismus« den speziellen Umgang mit der psychischen und materiellen Realität hervor und zitiert aus Freuds Vorlesungen, »daß in der Welt der Neurosen die psychische Realität die maßgebende ist« (zit. n. Schächter-Haas, 1997, S. 54). Dann ergänzt sie: »Nicht nur die Neurose, sondern mehr noch die Psychose, und natürlich auch die Perversion sind durch das Vorherrschen der psychischen Realität gekennzeichnet« (ebd.). Ja, bei psychischen Erkrankungen ist »die psychische Realität die maßgebende«. Das ist auch bei Max der Fall, der wie etliche trans Patient:innen so sehr in seiner eigenen Welt ist, dass es autistisch anmuten kann. Searles und Frank weisen darauf hin, »dass der Schwerkranke subjektiv keine Phantasie hat. [Er erlebt das, was wir für eine Fantasie halten würden,] als ein tatsächliches, untrügliches Attribut seiner Umwelt« (1965, S. 507).

Die »gleichzeitige Annahme eines psychotischen und eines nicht-psychotischen Persönlichkeitsanteils« (Bion, 1967 [1957]; Karacaoğlan, 2018) und das Konzept eines »Ich-Kontinuums« (Paul Federn 1934, zit. n. Hoffmann, 2023, S. 417) sind theoretisch und klinisch hilfreich. Beide ermöglichen uns, Ich und Nicht-Ich, psychotische und nicht-psychotische Persönlichkeitsanteile dimensional zu denken. Max behält immer die Fähigkeit zur Selbstbeobachtung, egal wie verrückt die Zustände sind, in die er gerät. Er macht aber je nach Ich-Zustand und Triebdruck (mutmaßlich durch Hass und, damit verbunden, Angst vor der zerstörerischen Kraft desselben) unterschiedlich davon Gebrauch. Er verweigert nicht die Anerkennung der Realität, aber er schiebt sie temporär zur Seite und ist sehr schwankend in seiner Fähigkeit und Bereitschaft, sich ihr zu stellen. Er weiß, dass er einen Mädchenkörper hat. Aber dieses Wissen ist (bisher) ein nahezu rein »*abstraktes* Wissen ohne Äquivalenzen und Resonanzen mit […] Empfindungen, die in den Körper integriert sind, […] kein *wirkliches* Wissen« (Bolognini, 2021, S. 94f., Hervorh. d. A.).

Im ersten Behandlungsjahr wurde Max immer klarer bewusst, dass er überwiegend nicht in der Realität lebte, und damit auch nicht in seinem Körper, und dass die Zeit verging, ohne dass er sich *lebendig* fühlen konnte, wie er weinend sagte. Aus dieser schmerzhaften Erkenntnis erneuerte sich seine Motivation, sich der Realität zu stellen, der kaum erträglichen Diskrepanz zwischen seinem inneren Körperbild und seinem realen Körper sowie der Frage, wie er in Familie, Schule und Fitnessstudio gesehen wurde. *Einen Fuß in der Tür behalten* war seine Formulierung dafür, dass er dem Sog der Depersonalisation, des Nicht-da-Seins in seinem Leben, zu widerstehen suchte. Ich fasste seinen Schmerz über die Diskrepanz zwischen Körperbild und Körper immer wieder neu in Worte. Als er mir einmal erzählte, dass er sich beim Duschen erstmals bewusst zwischen den Beinen angefasst habe, sagte ich mitfühlend, du warst schockiert, dort keinen Penis vorzufinden? Er nickte und ergänzte schluchzend, *und dass da nie einer sein wird*! Er schien froh zu sein, dass ich seine heftigen Gefühle nachempfinden und stehen lassen konnte. Immer wieder ermutigte ich Max auch, für seine Männlichkeit Ausdrucksformen zu suchen. Er tat dies nicht nur mit Kleidung und Frisur, sondern auch mit Training im Fitnessstudio und mit Stimmtraining sowie mit Einnahme der Pille, die seine Menstruation zum Verschwinden brachte.

Nachdem er in einer Ferienpause Super 8-Filme aus seiner Kindheit angeschaut hatte, erwähnte Max eine Sequenz daraus: *Ich habe mir immer die Hose runtergezogen, um zu sehen, dass mein Körper wirklich da war. Ich wusste es ja, aber es ist [jetzt] so schmerzhaft zu sehen, ich bin dieser Körper, aber ich hab' nicht wirklich eine Beziehung zu ihm. […] Ich bin mehr ich selber, wenn ich dysphorisch bin. Dann passt alles zusammen.*

Diese Nicht-Beziehung mit seinem Körper, so schmerzhaft sie war, fühlte sich zu dem Zeitpunkt richtig an.

Literatur

Becker, S. (2016). Geschlecht und sexuelle Orientierung in Auflösung – was bleibt? *Zeitschrift für psychoanalytische Theorie und Praxis, 31*(1), 94–118.

Becker, S., Bosinski, H.A., Clement, U., Eicher, W., Goerlich, T.M., Hartmann, U., Kockott, G., Langer, D., Preuss, W.F., Schmidt, G., Springer, A. & Wille, R. (1997). Behandlung und Begutachtung von Transsexuellen. Standards der Deutschen Gesellschaft für Sexualforschung, der Akademie für Sexualmedizin und der Gesellschaft für Sexualwissenschaft. *Psychotherapeut, 42*(4), 256–262.

Bendtsen, M. (2020). What if I'm not really trans? Gender dysphoria beyond the Imaginary. https://independent.academia.edu/MarieBendtsen

Bion, W.R. (1967 [1957]). Differentiation of the psychotic from the non-psychotic personalities. In ders., *Second Thoughts. Selected Papers on Psychoanalysis* (S. 43–64). Heinemann.

Bolognini, St. (2021). Über das Selbstgefühl (Sul Senso di Sé). *Zeitschrift für psychoanalytische Theorie und Praxis, 36*(1), 92–108.

Büchler, A. & Cottier, M. (2005). Intersexualität, Transsexualität und das Recht – Geschlechtsfreiheit und körperliche Integrität als Eckpfeiler einer neuen Konzeption. *Queering Gender – Queering Society. Freiburger FrauenStudien, 17*, 115–140.

Bundesministerium für Familie, Senioren, Frauen und Jugend (BMFSFJ) (Hrsg.). (2015). Geschlechtliche Vielfalt. Begrifflichkeiten, Definitionen und disziplinäre Zugänge zu Trans- und Intergeschlechtlichkeiten. Begleitforschung zur Interministeriellen Arbeitsgruppe Inter- & Transsexualität. Berlin.

Bundeszentrale für gesundheitliche Aufklärung (BZgA) (Hrsg.). (2015). Geschlechtsidentität und sexuelle Orientierungen. *FORUM Sexualaufklärung und Familienplanung, 1*.

Cochran, S.D., Drescher, J., Kismödi, E., Giami, A., García-Moreno, C., Atalla, E., Marais, A., Meloni Vieira, E. & Reed, G.M. (2014). Proposed declassification of disease categories related to sexual orientation in the International Statistical Classification of Diseases and Related Health Problems (ICD-11). *Bulletin of the World Health Organization, 92*, 672–679.

De Silva, A.D. (2015). Bewegungssoziologische Analyse der Begrifflichkeiten der deutschen Trans*-Bewegung. In Bundesministerium für Familie, Senioren, Frauen und Jugend (BMFSFJ) (Hrsg.), *Geschlechtliche Vielfalt. Begrifflichkeiten, Definitionen und disziplinäre Zugänge zu Trans- und Intergeschlechtlichkeiten. Begleitforschung zur Interministeriellen Arbeitsgruppe Inter- & Transsexualität* (S. 25–30). Berlin.

Drescher, J. (2015). Queer diagnoses revisited. The past and future of homosexuality and gender diagnoses in DSM and ICD. *International review of psychiatry, 27*(5), 386–395.

Erikson, E.H. (1973). *Identität und Lebenszyklus*. Suhrkamp.

GKV-Spitzenverband & MDS (Hrsg.). (2009). Begutachtungsanleitung geschlechtsangleichende Maßnahmen bei Transsexualität. https://www.txkoeln.de/infothek/lexikon/behandlungsrichtlinien_2009.pdf

Güldenring, A. (2015). Zur Rolle der Medizin und aktuellen Trans*-Transgesundheitsversorgung in Deutschland. In Bundesministerium für Familie, Senioren, Frauen und Jugend BMFSFJ (Hrsg.), *Geschlechtliche Vielfalt. Begrifflichkeiten, Definitionen und disziplinäre Zugänge zu Trans- und Intergeschlechtlichkeiten. Begleitforschung zur Interministeriellen Arbeitsgruppe Inter- & Transsexualität* (S. 31–40). Berlin.

Hoffmann, S.O. (2023). Paul Federn (1934) Das Erwachen des Ichs im Träume. Die Orthogenese. *Forum der Psychoanalyse, 39*(4), 411–418.

Imhorst, E. (2017). Über den kreativen Umgang mit den Grenzen des Körpergeschlechts. Psychoanalytische Gedanken zur Transidentität. In B. Unruh, I. Moeslein-Teising & S. Walz-Pawlita (Hrsg.), *Grenzen* (S. 59–66). Psychosozial-Verlag.

Imhorst, E. (2019). Wir wären so gerne eindeutig! Geschlecht – Gender – Identität. In I. Moeslein-Teising, G. Schäfer & R. Martin (Hrsg.), *Geschlechter-Spannungen* (S. 28–40). Psychosozial-Verlag.

Imhorst, E. (2023). Schwierigkeiten in der Analyse von trans Patient:innen. Zur Bedeutung von Abstand und (technischer) Neutralität. *Jahrbuch der Psychoanalyse, 86*(1), 19–30. https://doi.org/10.30820/0074-2363-2023-1-19

Karacaoğlan, U. (2018). Welche Faktoren fördern die Gesundung bei psychotischen Erkrankungen? Psychotische Abwehr und die Rolle des Körpers in der Etablierung einer Grenze. Unveröffentlichter Vortrag im Berliner Karl-Abraham-Institut am 26.01.2018.

Karacaoğlan, U. (2022). Kommentar zu »Der graue Wolf ist schon da!« von U. Dudziak. Unveröffentlichter Vortrag im Rahmen der Vortragsreihe »Der Wahn und die Sinne« in der Psychoanalytischen Arbeitsgemeinschaft Köln-Düsseldorf am 12.08.2022.

Laplanche, J. (2017). Gender, Geschlecht und Sexual. In ders. (Hrsg.), *Sexual* (S. 137–171). Psychosozial-Verlag.

Lemma, A. (2014). Der Körper, den man hat, und der Körper, der man ist. Warum es für Transsexuelle wichtig ist, gesehen zu werden. In A. Mauss-Hanke (Hrsg.), *Internationale Psychoanalyse 9* (S. 67–87). Psychosozial-Verlag.

Lemma, A. (2018). Trans-itory identities. Some psychoanalytic reflections on transgender identities. *The International Journal of Psychoanalysis, 99*(5), 1089–1106.
Lingiardi, V. & Capozzi, P. (2004). Psychoanalytic attitudes towards homosexuality. An empirical research. *The International Journal of Psychoanalysis, 85*(1), 137–157.
Lombardi, R. (2009). Der Körper in der analytischen Sitzung. Fokussierung auf die Leib-Seele-Verbindung. In A. Mauss-Hanke (Hrsg.), *Internationale Psychoanalyse 4* (S. 51–82). Psychosozial-Verlag.
Martin, M. (2024). Geschlechtsangleichung. Rechtliche Grauzone. *Deutsches Ärzteblatt | PP,* (1), 22.
Meyer, J.-E. (Hrsg.). (1968). *Depersonalisation*. Wissenschaftliche Buchgesellschaft.
Morgenthaler, F. (1987). *Sexualität, Heterosexualität, Perversion*. Fischer TB.
Nieder, T. O. & Strauß, B. (2019). S3-Leitlinie zur Diagnostik, Beratung und Behandlung im Kontext von Geschlechtsinkongruenz, Geschlechtsdysphorie und Trans-Gesundheit. Hintergrund, Methode und zentrale Empfehlungen. *Zeitschrift für Sexualforschung, 32*(70–79). https://doi.org/10.1055/a-0895-8176
Pauli, D. (2023). *Die anderen Geschlechter. Nicht-Binariät und ganztrans* normale Sachen*. C. H. Beck.
Pollak, T. (2009). The ›Body-Container‹. A New Perspective on the ›Body-Ego‹. *International Journal of Psychoanalysis, 90*(3), 487–506.
Sandler, J. (1983). Die Beziehungen zwischen psychoanalytischen Konzepten und psychoanalytischer Praxis. *Psyche, 37*(7), 577–595.
Schächter-Haas, E. (1997). Zum weiblichen Fetischismus. *Bulletin. Zeitschrift der Wiener Psychoanalytischen Vereinigung, 9*, 44–69.
Searles, H. F. & Frank, K. (1965). Der Übergang vom konkretistischen zum metaphorischen Denken im Gesundungsprozess des Schizophrenen. *Psyche, 19*(9), 495–515.
Sigusch, V. (1991). Die Transsexuellen und unser nosomorpher Blick. *Zeitschrift für Sexualforschung, 3–4*, 225–256 und 309–343.
Sigusch, V. (2015). Sexuelle Vielfalt – eine Geschichte zunehmender Akzeptanz? *FORUM Sexualaufklärung und Familienplanung, 1*, 3–7.
Stoller, J. (1998). *Perversion. Die erotische Form von Haß*. Psychosozial-Verlag.
Storck, T. (2023). Versuch über die Probedeutung. *Forum der Psychoanalyse, 39*(4), 399–409.
Weber-Meewes, A. (2014). Die perverse Position in der männlichen Entwicklung. *Zeitschrift für psychoanalytische Theorie und Praxis, 29*, 207–231.
Welldon, E. (2003). *Perversionen der Frau*. Psychosozial-Verlag.
Wöller, W. (2008). Depersonalisierung. In W. Mertens & B. Waldvogel (Hrsg.), *Handbuch psychoanalytischer Grundbegriffe* (S. 128–130). Kohlhammer.

Biografische Notiz

Elisabeth Imhorst, Dr.in phil., studierte Psychologie in Köln und Nijmegen (NL). Erste analytische Ausbildung im Alfred-Adler-Institut, dort auch Lehranalytikerin; danach DPV-Ausbildung in der Psychoanalytischen Arbeitsgemeinschaft Köln-Düsseldorf und dort ebenfalls als Lehranalytikerin tätig; Supervisorin in Kliniken und Beratungsstellen; Dozentinnentätigkeiten an der TH Köln, an der Universität zu Köln und an der KathHo NRW. Ihr wissenschaftliches Interesse gilt Fragen rund um Körper und sexuelle Entwicklung, wozu sie regelmäßig vorträgt und publiziert.

Gender, Trauma und transgenerationale Weitergabe[1]

Avgi Saketopoulou & Ann Pellegrini

Als ich (A. S.) Ilana bei der Erstkonsultation kennenlernte, machte sie auf mich den Eindruck einer aufmerksamen Mutter, die sich ganz der Fürsorge für ihre acht Kinder widmete. Ilana erzählte von einem schwindelerregenden Terminplan, um ihre Kinder von der Schule zu Nachhilfestunden, Geigenstunden, Basketball und unzähligen Behandlungsterminen zu chauffieren. Sie und ihre Familie waren auch aktive Mitglieder in ihrer orthodoxen jüdischen Gemeinde. Sie war überfordert, aber trotzdem entschlossen, das alles zu schaffen, und zwar klaglos. Ihre Ehe schien entlang traditioneller Geschlechterrollen organisiert zu sein. Ihr Mann Aaron arbeitete viel und beteiligte sich wenig an der alltäglichen Versorgung der Kinder. Ilana begrüßte seine vielen korrigierenden Kommentare bezüglich ihres Umgangs mit ihrem Kind Ory, dessen:deren[2] Mädchenhaftigkeit Ilana Aarons Ansicht nach nicht genügend tadelte. Ilana gab mir gegenüber nervös zu, dass sie befürchtete, dass die Feminität ihres Sohnes ihre Schuld sei und sie sich frage, ob sie diese nicht bestärkt habe, indem sie Ory wegen seiner:ihrer »unmännlichen« Sprache und Gestik nicht strenger bestraft hatte.

---

1 Dieser Beitrag stützt sich auf Material, das im ersten Kapitel von *Gender Without Identity* (2023) veröffentlicht wurde.

2 Wir haben uns viele Gedanken darüber gemacht, welche Pronomen wir für dieses Kind verwenden, dessen Gender, wie der:die Leser:in gleich sehen wird, komplex war und sich wahrscheinlich noch entwickelte. Wir entschieden uns für they/them [Anm. d. Ü.: im Deutschen »er:sie«, da andere Optionen die Lesbarkeit stark einschränken; Anm. d. Hrsg.: Wir haben den ursprünglichen Vorschlag der Übersetzerin, »dey« zu verwenden, in »er:sie« verändert, da diese Variante ebenso non-binäre Positionen beinhaltet], nicht, um Ory als trans oder non-binär zu identifizieren, sondern um es den *Leser:innen* zu ermöglichen, der Versuchung zu widerstehen, Ory jetzt oder in der Zukunft auf ein Gender festzulegen. Wir behalten das Wort »Sohn« bei, um zu markieren, wie die Eltern von Ory sprachen, um die Echtzeit-Entwicklung des Falls für den:die Leser:in darzustellen.

Die meisten ihrer Kinder, erzählte sie mir, hatten Probleme mit Ängsten, aber Henry, ihr Ältester, hatte die meisten Symptome. Als er 14 Jahre alt war, beeinträchtigten seine Ängste seine Funktionsfähigkeit und er weigerte sich, in die Schule zu gehen. Nachdem unzählige Therapien gescheitert waren, schickten ihn die Eltern ins Internat: Aaron meinte, dadurch würde seine Anwesenheit im Unterricht gewährleistet und es würde ihn »lehren«, dass sein »Ausagieren« nicht toleriert werde. Ilana sagte mir, dass sie gezweifelt und nur zugestimmt habe, weil ihr Mann darauf bestanden hatte. Im Internat verschlechterte sich Henrys Zustand stark. Jahre später erkannten die Eltern mithilfe von Henrys Psychologen, dass Henry es als gewaltsame Verbannung erlebt hatte, ins Internat geschickt zu werden, als Vertreibung von zu Hause und aus der Familie. Henrys Behandlung drehte sich, wie Ilana erklärte, um die Verarbeitung dieses Traumas.

Obwohl ich in diesen frühen Sitzungen viel über die Familiendynamik lernte, wurde mir irgendwann klar, dass Ilana zögerte, über Ory zu sprechen. Auf manifester Ebene, erklärte sie, waren sie vorsichtig: Vor mir hatten sie eine Kollegin konsultiert, die ihnen gesagt hatte, dass Ory wahrscheinlich trans sei. Die Eltern fanden diese Diagnose vorschnell, sie basiere auf unzureichender Information, aber es war auch klar, dass eine derartige Möglichkeit höchst unwillkommen gewesen wäre. Die Eltern wollten eine Therapie, die helfen würde, Homosexualität und/oder Transgeschlechtlichkeit zu verhindern – daraufhin wurde ich abgeklopft.

Ilana beschrieb Ory als sensiblen Jungen mit einer Vielzahl an Lern- und emotionalen Problemen. Es war klar, dass sie ihn liebte und ihn beschützen wollte. Gleichzeitig war auch offensichtlich, dass Ilana von diesem Kind, dessen feminine Sprache, Gestik und Gewohnheiten sie peinlich fand, enttäuscht war. Dies beschäftigte Ilana auch aus einem anderen Grund: Aaron und ihre Eltern führten Orys Femininität auf ihre Schwierigkeit zurück, Grenzen zu setzen, sie fürchtete, das würde ihr ihr Leben lang vorgeworfen werden. Außerdem, erklärte sie, begann dies, sich negativ auf die Einheit der Familie auszuwirken. Aaron war Ory gegenüber ungeduldig und barsch geworden, was Ory wiederum irritierte und ihn:sie dem Vater ausweichen ließ. Ory klammerte sich auf eine Art und Weise an Ilana, die wiederum Aarons Angst schürte, dass die Bindung zwischen Mutter und Sohn zu eng sei. Orys Geschwistern war es peinlich, mit ihm:ihr gesehen zu werden, einige vermieden ihn:sie in der Schule, eine Schwester fürchtete, dass es ihre Heiratschancen vermindern könnte, ihn:sie vorzustellen. Der Ruf der Familie war den Eltern sehr wichtig, wodurch der öffentliche Anschein zum Brennpunkt wurde.

Ilana sah ein, dass es viel verlangt war, dass ein zwölfjähriges Kind den Ruf der Familie auf seinen:ihren schmalen Schultern tragen solle. In meinen Kontakten mit ihr wurde mir ihr Ringen klar: Sie wollte Ory gegenüber richtig handeln, sein:ihr »mädchenhaftes« Verhalten brachte sie aber häufig zur Verzweiflung: eine subtile, aber hartnäckige Handbewegung, die grazile Art, sich die Kleider zurechtzuziehen, das, wie sie mir zuflüsterte, »irgendwie schwule« Lachen. Da Ory das Gestikulieren nicht lassen konnte, bat Ilana ihn:sie, auf den Händen zu sitzen und nicht »mit dieser schrillen Stimme« zu sprechen, »die seinen Vater auf die Palme bringt«.

Die Mutter konnte sehen, dass diese Bitten nicht wirkten und Ory durcheinanderbrachten, da er:sie dadurch verurteilt und überwacht wurde. Sie war mit sich selbst unzufrieden, weil sie das weiter forderte, glaubte aber auch, dass Ory aufhören könnte, wenn er:sie das wirklich wolle. Manchmal erhielt ich aber auch tief empfundene, selbstreflektierte E-Mails darüber, dass sie wisse, dass es kein Fehler von Ory sei, sondern eine Problematik bei ihr selbst. Sie bedauerte, ihr Kind ihrem Verhalten auszusetzen, hatte aber auch das Gefühl, nicht anders zu können.

Im Gegensatz zu den Eltern, die den Satz »das ist *für mich* zu schwer« als Alibi benutzen, um nicht an sich zu arbeiten, fühlten sich Ilanas Worte für mich aufrichtig an.

An diesem Punkt hatte ich den Eindruck, dass Orys Femininität so sehr zum Zentrum der Aufmerksamkeit geworden war, dass ein Gespräch mit mir über seine:ihre Gefühle oder die Reaktionen der Familie sich für Ory wie die Kontrolle durch eine weitere erwachsene Person anfühlen könnte. Ich war pessimistisch, ob die Zeit für die Entfaltung des Therapieprozesses ausreichen würde; diese Eltern wollten Orys Gender »bereinigt« haben – das konnte ich weder garantieren noch gutheißen.

In einem Treffen mit den Eltern sprach ich an, dass Ory deren Unzufriedenheit mit ihm:ihr spüren könnte; er:sie könnte fürchten, ebenso wie Henry ins Internat geschickt oder aus dem Elternhaus ausgestoßen zu werden, wenn sein:ihr Verhalten der elterlichen Erwartung nicht entspräche. Die Behandlung, sagte ich ihnen, müsse Orys Wohlbefinden gegenüber einem spezifischen Genderergebnis den Vorrang geben. Aaron unterbrach mich: »Sie müssen wissen, dass er, wenn er homosexuell wird, in unserem Heim *nicht* willkommen wäre ... sobald klar ist, dass es darauf hinausläuft, müsste er gehen.«

Diese Erklärung verblüffte mich. Ich konnte mir nicht vorstellen, dass

Ilana ihr Kind verstoßen würde, aber es würde schwierig für sie sein, sich Aaron zu widersetzen. Nach dem Treffen war ich todunglücklich und hatte Angst. Wie konnte ich guten Gewissens die notwendige Arbeit leisten, wenn diese dazu führen könnte, dass ein Kind im Stich gelassen würde? Ich konnte keinen kleinsten Raum erkennen, der es der Familie erlauben würde, ihr Kind zu akzeptieren, wenn Ory sich irgendwann als schwul, genderqueer oder trans identifizieren würde. Es brauchte drei Monate, bis die Eltern entschieden, dass es an Zeit war, dass Ory sich mit mir träfe.

Ory war hübsch und wirkte verletzlich und äußerst scheu, was wie ein Selbstschutz wirkte. Hinter dem mir entgegengebrachten »oberflächlichen« Respekt konnte ich seine:ihre Tendenz erkennen, sich an den Erwartungen anderer auszurichten. Es anderen recht zu machen war ebenso zentral wie die Angst, dass Bindungen Differenz, geschweige denn Spannungen, nicht aushalten könnten. Ory zeigte kein Interesse, sah sich meine Brettspiele oder Bücher nicht an, wie es andere Kinder in seinem:ihrem Alter tun würden. Er:sie antwortete auf meine Fragen, indem er:sie diese zu Rückfragen über *meine* Vorlieben und *meine* Präferenzen machte, und saß dabei brav mit am Schoß verschränkten Händen (vielleicht, damit deren Gesten seine:ihre Mädchenhaftigkeit nicht verrieten?) auf der Couch.

Insofern war die erste Zeit angespannt. Ory war da, weil seine:ihre Eltern es von ihm:ihr erwarteten; in der Übertragung war ich der Elternteil, dem gegenüber er:sie Fügsamkeit demonstrierte. Nach einigen unbehaglichen Sitzungen in diesem gestelzten Prozess entspannte Ory eines Tages die Hände, ließ sie seitlich herunterfallen und berührte meine Couch. Ich bemerkte, wie er:sie mit den Fingern über den Stoff strich und machte eine Bemerkung darüber, wie weich dessen Beschaffenheit ist, und fragte, wie der Stoff sich auf seiner:ihrer Haut anfühle. Ory beschrieb daraufhin detailliert das Gefühl an den Fingern und überraschte mich dabei mit der Sinnlichkeit seiner:ihrer Sprache. Nach einer langen Diskussion über den Stoff der Couch sagte ich bewundernd, dass er:sie sehr viel darüber zu wissen scheine, wie sich Dinge auf der Haut anfühlen. Meine Bemerkung erschien vielleicht zu intim, zu verkörpert für ein derartig zurückhaltendes und vorsichtiges Kind, in dem Moment ergab sie jedoch intuitiv Sinn. Ory erwiderte mit einem Lächeln; etwas in ihm:ihr öffnete sich.

Ory begann zum ersten Mal spontan zu sprechen und erzählte mir von den Stoffmustern, die er:sie sammelte. Er:sie beschrieb angeregt ihre Texturen und begann, mich im Raum herumzuführen und anzuweisen, Gegenstände, Stoffe und Pflanzen zu berühren, die das Gefühl von dem einen, die

Textur vom anderen vermittelten, wie wiederum ein anderer Stoff raschelt, wenn der Wind darauf bläst. Ich erfuhr, wo er:sie diese Stoffe fand, wie er:sie sie auswählte und warum. Als ich bat, sie in unsere Sitzungen mitzunehmen und mir zu zeigen, zog sich Ory zurück. »Mom und Dad wissen nichts von dieser Tasche und könnten davon erfahren.« Ory konnte sich nicht vorstellen, wie er:sie sie hereinschmuggeln könnte. Auch wenn das Hereinschmuggeln nichts war, was er:sie tun konnte, konnte Ory es sich vorstellen; das deutete für mich auf eine Fähigkeit hin, sich geistig von den Wünschen der Eltern zu separieren.

In einer späteren Sitzung griff Ory in meine Spielzeugkiste – auch das ein erstes Mal –, um sich eine Puppe zu nehmen. Er:sie rubbelte den Stoff ihres Kleides zwischen den Fingern und verglich ihn mit Orchideenblüten. Aber, so fügte er:sie rasch hinzu, man solle die Blüten nicht berühren, sie seien so empfindlich: »Sie zu berühren, kann die Pflanze umbringen.« Ich war fasziniert von dieser ungewöhnlichen Gefühlsäußerung und fragte nach den Orchideen und erfuhr, dass es Orys liebster Zeitvertreib war, sich mit Orchideen auseinanderzusetzen: mit ihrer Pflege, den verschiedenen Arten; mit der feinfühligen Aufmerksamkeit, die sie zum Überleben brauchen, mit ihrer außerordentlichen Empfindlichkeit in Bezug auf Licht und Wasser. Ich bewunderte dieses Wissen und fragte Ory, ob er:sie es mir vermitteln würde. »Wie?«, fragte er:sie verwirrt. Ich schlug vor, für mein Büro eine Orchidee zu besorgen, die wir gemeinsam pflegen würden. Ory ließ sich sofort darauf ein. Wir gingen ins Internet, suchten Orchideenverkäufer und entschieden zusammen, welche Größe und Farbe die Pflanze haben sollte. Ory verabschiedete sich zum ersten Mal von mir.

Bei unserer nächsten Sitzung kam Ory eifrig in mein Büro und suchte den Raum nach der Pflanze ab. Er fand sie schnell, eine Pflanze mit zwei Trieben, von denen einer an einer Plastikstütze befestigt war; der andere hatte keine Stütze und bog sich leicht zur Seite. Begeistert stellte er:sie fest, dass die Pflanze »wundervoll« sei und inspizierte die Wurzeln, um mir Ratschläge zu Platzierung und Gießen zu geben. Er:sie sagte mir, dass sich die Pflanze in meinem Büro sehr gut entwickeln würde, eine Aussage, die ich als Übertragungskommentar verstand. Ich fragte, ob wir mit dem ungestützten, gebogenen Trieb irgendetwas machen sollten. Ich beabsichtigte mit diesem Satz keine Intervention, in dem Moment fühlte es sich wie eine aufrichtige Frage von mir als Orchideenneuling an ihn:sie als Orchideenexpert:in an. Doch als Ory sofort still wurde, wurde mir klar, dass die Frage für ihn:sie mehr als das bedeutete. Ich wartete.

Ory brach schließlich das Schweigen und erzählte mir, dass seine:ihre Mutter ihm:ihr auch eine Orchidee gekauft habe – es war das erste Mal, dass er:sie die Mutter in unserer Arbeit adressierte. Diese Pflanze hatte einen einzigen gebogenen Trieb, genauso wie der, nach dem ich mich gerade erkundigt hatte. »Sie hat versucht, ihn geradezubiegen und ihn abgebrochen. Sie ist eingegangen«, sagte Ory. Die folgende Stille war drückend. »Ich fand, dass sie gebogen eigentlich sehr schön war«, sagte er:sie leise. »Deine Mutter scheint geglaubt zu haben, dass sie geradegebogen gehört«, sagte ich sanft, »es klingt aber, als hätte sie gebogen, wie sie war, schön sein können.« Ory sah mich an und schaute mir zum ersten Mal in die Augen. Die Sitzung endete. Ory kam nie wieder zu mir.

Ory weigerte sich wiederzukommen und sagte seinen:ihren Eltern, dass unsere Arbeit nicht hilfreich sei. Meine Hypothese war, dass unser Austausch über die Orchidee und meine Bemerkung über seine:ihre Mutter viel damit zu tun hatte: War ich den Ängsten, die Ory in unseren früheren Sitzungen fügsam gehalten hatten, zu nahe gekommen, hatte ich sie zu früh in Worte gefasst? Jedwede Abweichung einer geradlinigen, aufrechten *(straight)* Entwicklung schien den psychischen Tod zur Folge zu haben. Wenn in unserer Arbeit Raum dafür bestand, das auszusprechen, fühlte sich das nach einer Bedrohung seiner:ihrer Beziehung zur Mutter an? Machte das Aussprechen die Angst realer? Die möglichen Deutungen, die ich im Laufe der Zeit in Betracht gezogen habe, sind vielfältig …

Aaron begrüßte Orys Entscheidung, die Behandlung abzubrechen; wenn es darum gehe, seine:ihre Femininität auszumerzen, meinte er, dann solle sein Sohn zu einem männlichen Therapeuten gehen. Außerdem fand Aaron, dass ich wie Orys Mutter nicht gut darin war, Orys Mädchenhaftigkeit Grenzen zu setzen. Auch Ilana war schnell damit einverstanden, dass Ory nicht wiederkommen müsse, nicht einmal für eine Abschiedssitzung. Sie fragte stattdessen, ob sie regelmäßig für eine »Erziehungsberatung« zu mir kommen könne. In der Hoffnung, einen Spalt für Ory offenzulassen, sagte ich zu.

Die Treffen zur »Erziehungsberatung« drehten sich bald weniger um Ory und eher um Ilanas eigene Geschichte. Ilana sprach stolz von ihrem religiösen Erbe und verwendete mehrere Sitzungen auf ihre Beziehung zu Gott und ihren Glauben. Sie war sicher, dass ihr tiefer Glaube an Gott einen Beitrag dazu geleistet hatte, dass ihre Eltern sich in ihrer Kindheit von ernsten, lebensbedrohenden Krankheiten erholt hatten. Erst als sie sicher war, dass ich ihr tiefes Bekenntnis zu ihrer Religion verstand, erzählte sie mir vom einzigen Zeitpunkt, als sie ihren Glauben hinterfragt hatte: Sie hatte begonnen, Inkonsistenzen in heiligen Texten und unübersehbare Widersprüche zwischen den Lehren religiöser Gestalten und ihrer Lebensweise zu bemerken. In einer emotionalen Sprache schilderte Ilana die große Not, in die sie der Zweifel an ihrer Religion und der Existenz Gottes gestürzt hatte, die Schockwellen von Panik und Scham, die ihr gesamtes Wesen erschütterten. Sie fürchtete, dass die Familienbeziehungen nicht überleben könnten, wenn ihre Familie ihre Zweifel bemerken würde. Würde sie zum intensiven Religionsunterricht weggeschickt werden? Zu entfernten Verwandten, um zu vermeiden, dass ihr Ungehorsam öffentlich bekannt würde? Von ihrer Familie gemieden? In der Angst, Scham und Schande über sie zu bringen, sprach sie mit niemandem darüber; ihre Angst wuchs und ging in Episoden über, in denen sie das Gefühl hatte, endlos zu fallen. Sie beschrieb Panikattacken, die sie am Schulbesuch hinderten. Ich bemerkte die Überlappung mit Symptomen, mit denen sowohl Ory als auch Henry gekämpft hatten.

Ilanas Krise, erfuhr ich, trat im Alter von zwölf Jahren auf, im selben Alter wie Ory gerade war, und spiegelte Ängste um Scham und Trennung, die Ory meiner Vermutung nach auch erlebte. Könnte ihr Bedürfnis, Orys Gender zu einer untadeligen Männlichkeit ohne drohend am Horizont aufziehende Queerness zu reparieren, eine symbolische Wiedergutmachung bedeuten, die sie unbewusst für ihre eigenen Entgleisungen gegenüber der »Normalität« ihrem Vater anbot? Könnte Ilanas »Investment« in die *Otherness* ihres Kindes und darin, es davon zu befreien, eine Verlagerung ihrer Schuld hinsichtlich des Zweifels an ihren religiösen Überzeugungen sein? Könnte Orys Gender für sie sowohl den »Schaden« umfassen, den sie ihrer Familie durch ihre »ketzerische« Differenz verursacht hatte, als auch eine fantasierte Wiedergutmachungsgeste darstellen?

Wenn dem so war, könnte bei Ilana ein konfliktgeladenes »Investment« in Orys genderbezogenen »Un-Gehorsam« vorliegen: sowohl sich einsetzend für als auch abweisend gegenüber Orys Genderkomplexität. Orys Femininität könnte den Ungehorsam fortsetzen, den sie als pflichtbewusste Tochter aufgeben musste, aber durch die Beseitigung von Orys Feminität könnte sie andererseits den Schaden durch ihre eigene Zuwiderhandlung »wiedergutmachen«.

Derartige Wiedergutmachungsfantasien können in Familien wirksam sein und schwer zu bewältigende elterliche »Investments« in die Normativität eines Kindes ebenso erklären wie den Grund, warum liebevolle

Eltern in ihrer Festlegung darauf, ihre Kinder von ihrer atypischen Genderidentität zu »reinigen«, selbstgerecht werden können, selbst wenn dieses »Investment« sich offensichtlich über das emotionale Wohl eines Kindes hinwegsetzt. Ilanas Sorge in Bezug auf Orys Gender spiegelte nicht nur die Gebote ihrer religiösen Welt wider, sondern auch unbewusste Dynamiken, in denen es ursprünglich nicht um Gender ging – zumindest nicht direkt. Gewiss, Gender ist nie unkompliziert; beziehungsweise geht es dabei nie »nur« um Gender.[3] In diesem Fall geht es bei Gender auch um ethnische Zugehörigkeit[4] und Religion. Genauer gesagt: Hatte die junge Ilana, als sie ihre Religion hinterfragte, auch das Gefühl gehabt, die männliche Autorität in der Interpretation religiöser Vorstellungen infrage zu stellen? Wenn dem so war, hatte Ilana vielleicht ihre eigene Version der Genderproblematik erlebt – nicht im Sinne der Infragestellung des ihr zugewiesenen Gender, sondern der allgemein anerkannten Wahrheiten, die zu hinterfragen ihr Gender ihr nicht erlaubte.

Die Überschneidung von Religion, Gender und ethnischer Zugehörigkeit in der Geschichte des Antisemitismus macht Gender vielleicht zu einem besonders geeigneten Kanal für die Art von Wiedergutmachungsfantasien, die hier besprochen werden. Der moderne Antisemitismus hat die jüdische »Differenz« durch das Prisma von Gender und Sexualität imaginiert und »ethnisierte« damit Gender/Sex und »sexualisierte« ethnische Zugehörigkeit/Religion (Boyarin, 1997; Geller, 2007; Gilman, 1991, 1993; Pellegrini, 1997). Die »Rassenwissenschaften« des späten 19. und frühen 20. Jahrhunderts untersuchten den männlichen jüdischen Körper nach Beweisen für eine »gefährliche« jüdische Differenz. In der antisemitischen Vorstellungswelt hielt man körperliche Zeichen – wie den »schwachen« jüdischen Fuß mit seinem »fehlerhaften« Gang oder den »verdorbenen« Akzent der jüdischen Stimme (Gilman, 1991) – für die äußeren Zeichen der spezifischen, negativen Distinktion »des Juden«.

Doch der zentrale »Beweis« für die ethnisierte jüdische Differenz war die Beschneidung, die die angeblich perverse Sexualität und das zweifel-

3 Diesen Punkt betont die Kritik nichtweißer Feministinnen und Trans-Personen (z. B. Bey, 2020; Crenshaw, 1989; Snorton, 2017; Spillers, 1987).

4 Anm. d. Ü.: Das im Deutschen höchst problematische, im Amerikanischen aber mehr oder weniger banale »race« wird hier mit »ethnische Zugehörigkeit«, »rassisized« mit »ethnisiert« wiedergegeben.

hafte, effeminierte Gender jüdischer Männer verkörperte.[5] Viele der antisemitischen Stereotypen, die um die (männliche) jüdische Differenz kreisen, wurden auch in das medizinisch-kulturelle Repertoire zur Identifikation von sexueller Inversion und später Homosexualität aufgenommen (Boyarin et al., 2003).[6] Obwohl der Großteil dieses antisemitischen Diskurses auf jüdische Männer bezogen war, hatte er auch Auswirkungen auf jüdische Frauen. Diese antisemitischen und homophoben Stereotypen haben eine gewalttätige, genozidale Geschichte. Könnte es sein, dass sie Teil der transgenerationalen Weitergabe zwischen Ilana und Ory waren – der Weitergabe eines religiös-ethnischen Traumas?

Grundlegende kulturelle Verschiebungen um Gender und sexuelle Nonkonformität bei Jugendlichen bewirken, dass es heutzutage nicht ungewöhnlich ist, dass Heranwachsende gefestigte homo-, bisexuelle oder trans Identitäten für sich beanspruchen. Selbst dort, wo Kinder derartige Identitäten nicht abstecken, denken Eltern bereits darüber nach. Es ist zum Beispiel üblich geworden, dass Eltern sich damit auseinandersetzen, ob die feminine Aufmachung eines Kindes mit männlich zugewiesenem Geschlecht oder die Männlichkeit eines Kindes mit weiblich zugewiesenem Geschlecht frühe Hinweise auf Homosexualität oder Transgeschlechtlichkeit darstellen. Und auch Psychoanalytiker:innen sind hartnäckig bemüht, dies korrekt zu diagnostizieren.

Wir glauben, dass solche Identitätsbehauptungen, wenn sie die Eltern suchen, oder besonders, wenn sie von einem:einer jugendlichen oder kindlichen Patient:in vorgebracht werden, mit nuancierter Komplexität zu behandeln und nicht einfach als Mitteilung der »wahren« Natur eines Kindes zu lesen sind.[7] Damit sei nicht gesagt, dass derartige Behauptungen hinsichtlich ihrer Aussagekraft hinterfragt und von dem:der Analytiker:in argwöhnisch oder antagonistisch zu behandeln wären, noch, dass Analytiker:innen kompetente Schiedsrichter:innen über Gender und Sexuali-

5 In einer Fußnote zum Kleinen Hans meint Freud, dass die Beschneidung in antisemitischen Fantasien der jüdischen Differenz eine entscheidende Rolle spielt (1909b, S. 271, Fn. 1). Eine weitere Diskussion dieser Fußnote findet sich bei Boyarin (1997, S. 231ff.).

6 Dass Orys Eltern beide von seiner:ihrer »schrillen Stimme« irritiert waren und sie als Symptom eines missglückten Gender betrachteten, könnte ein Beispiel für diese Überkreuzung von antisemitischen und homophoben Stereotypen sein.

7 Hier können wir darauf nicht weiter eingehen, doch kurz gesagt, wir schließen uns der Idee eines »wahren« Gender im Kern des Selbst nicht an (vgl. unseren Band *Gender Without Identity*, 2023).

tät ihrer Patient:innen seien. Vielmehr ist es die *Anfangsbedingung* für ein Verständnis, was Gender und Sexualität für den:die Patient:in bedeuten, atypischen Genderidentitäten oder Sexualitäten die Würde des Glaubens zuzugestehen (Salamon, 2014). Überdies widerspricht es der Anerkennung der Legitimität von atypischen Genderentwürfen nicht, sie aus dynamischen, objektbezogenen Prozessen entstehend zu begreifen.

Wir bewegen uns damit weg von der in der analytischen Literatur üblichen Fokussierung auf Geschlecht als Akkumulation von identifikatorischen oder gegen-identifikatorischen Prozessen oder als durch ödipale Krisen konstituiert (Corbett, 2011; Gherovici, 2019; Gozlan, 2008, 2014; Harris, 2008; Pula, 2015). Stattdessen fokussieren wir auf Faktoren, die, wie es bei Ory und Ilana der Fall sein könnte, transgenerational weitergegeben und dann psychisch *über* Gender gebunden werden können.[8] Worum es geht, ist eine analytische Arbeit, die unseren Patient:innen dabei helfen kann, ihr Gender weniger schamhaft und mit mehr Freude zu leben, Gender als eine von ihnen selbst geprägte Sprache zu bewohnen, auch wenn ihr Gender seinen Ursprung aus dem anderen hat, *wie das bei Gender immer der Fall ist.*

Um das zu erklären, wenden wir uns Jean Laplanche zu. Für Laplanche (2016 [1987], 2011 [2003]) operiert die Beziehung zwischen Erwachsenem und Kleinkind auf zwei Ebenen. Zunächst ist das Kleinkind regelmäßige:r Empfänger:in von elterlicher Fürsorge (Füttern, Wickeln usw.), die Überlebens- und Triebbedürfnisse befriedigt und Zuwendungsbotschaften vermittelt. Zweitens werden diese Botschaften allerdings immer vom sexuellen Unbewussten der Eltern parasitär besetzt. Das Kleinkind ist unvermeidlich dem sexuellen Unbewussten der Eltern ausgesetzt, das unermüdlich jede Kommunikation kompromittiert und eine Störung hervorruft, die Laplanche als rätselhaft beschrieben hat. Das Rätsel ist für ihn ein irritierendes Implantat, das durch die zwischenkörperliche Begegnung mit dem Elternteil unter die psychophysiologische Haut des Kleinkinds eingepflanzt wird, eine Art Stachel, der eine Dringlichkeit für das Kind generiert, aus den an ihm vollzogenen Interventionen Bedeutung zu produzieren.

8 Wir bestreiten nicht die Rolle, die Objektbeziehungen bei Gender spielen, sondern betonen, dass gegenderte Merkmale (z. B. die Feminität oder der überbordende Affekt eines Elternteils) manchmal wegen der Verbindung mit dem Objekt und ihren Beziehungskontexten als Übertragungscodes ausgewählt werden könnten.

Um diesem Reizstoff Sinn zu verleihen, »übersetzt« das Kind die rätselhafte Überladung. Der Begriff »Übersetzung« bezieht sich nicht auf eine genaue Transkription der eindringenden Botschaften des Erwachsenen, sondern vielmehr darauf, dass das Kind eine Fantasie generiert (Scarfone, 2016), die eine ausreichend gute Bindung ermöglicht (*ausreichend gut* im Sinne dessen, dass sie die rätselhafte Störung ausreichend bindet und ausreichend gut zum Sein des Kindes passt). Das Rätselhafte kann allerdings durch die Übersetzung nie vollständig ausgemerzt werden; ein Rest entzieht sich immer. Diese Reste werden verdrängt und bilden das sexuelle Unbewusste.

Laplanche zufolge wird das Ich durch den Versuch geformt, die Fremdheit des anderen durch die Übersetzung des Rätselhaften zu bewältigen. Wie aber übersetzen wir das Rätselhafte, wenn nicht durch einen Bezug auf irgendeine wesentliche Bedeutung in den Mitteilungen des Elternteils: durch die Entlehnung von Codes aus dem mythisch-symbolischen Bereich, den kulturellen Formen, die durch die Erwachsenen an das Kind weitergegeben (Laplanche, 2011 [2003]) und idiosynkratisch kombiniert werden, um der Wahrnehmung der erwachsenen Welt durch das Kind Gestalt zu verleihen. Übersetzungen führen zu dem, was wir als unbewusste Fantasie bezeichnen (Scarfone, 2016); sie bilden das Ich, und, so möchten wir hinzufügen, das Gefühl unserer Genderidentität, wenn die Codes sich auf unser Gender beziehen. Auch wenn diese Codes nicht vom Kind selbst produziert werden, wird die Übersetzungsleistung als eigenes Werk des Kindes erlebt, weil sie auf dem besonderen Einsatz und der Mischung dieser Codes beruht. (Es versteht sich von selbst, dass es sich hier nicht um einen bewussten Prozess handelt.)

Insbesondere verstand Laplanche Gender als eine Reihe von Codes, die dem Kind von den Eltern zur Verfügung gestellt werden, das dann auf dieser Grundlage seine eigenen Übersetzungen formatiert. Und er benutzt den Begriff *Zuweisung [assignment]*, um den Vorrang des Anderen in diesem Prozess zu betonen; wie bei »der Erklärung im Rathaus, in der Kirche oder an einem anderen offiziellen Ort, eine Erklärung, zu der die Zuweisung eines Vornamens, die Zuweisung in ein Verwandtschaftsnetzwerk etc. oder sehr häufig die Zuweisung der Zugehörigkeit zu einer Religion gehört« (Laplanche, 2011 [2003], S. 118).

Laplanches Erwähnung der religiösen Zuweisung verweist darauf, inwiefern gegendertes Sein eine religiöse Dimension haben kann und umgekehrt.[9] Das jüdische Ritual der Beschneidung *(Brit Mila)* ist ein eindrucksvolles Beispiel für die doppelte Zuweisung zu Religion und Gender. Die *Brit Mila* umfasst gewöhnlich zwei wichtige Rituale: die Beschneidung selbst, die den Eintritt des männlichen jüdischen Kindes in den Bund markiert, sowie eine Namensgebungszeremonie, die Verkündung des hebräischen Namens des Jungen. Religion und Gender treffen sich und werden gemeinsam im verknüpften Strang von Wort, Körper und gemeinschaftlicher Bezeugung artikuliert.

Wichtig ist hier die Tatsache, dass, obwohl das Ich Codes verwendet, die in der familiären Umgebung zur Verfügung stehen, um die Rätsel zu übersetzen, nicht einfach Codes aus dem Mythisch-Symbolischen »herunterlädt« und sie Wort für Wort reproduziert. Die Codes, die Pflegepersonen bereitstellen, sind nicht »unverfälscht«, sondern immer schon mit Fantasie und Geschichte der Erwachsenen legiert. Zudem können Individuen kulturelle Formen ausweiten, was ihr individuelles idiomatisches Werden erleichtert, und das geschieht auch häufig.

Ein beeindruckendes Beispiel dafür ist die Dichterin und Literaturwissenschaftlerin Joy Ladin, ein langjähriges Mitglied des Lehrkörpers der Yeshiva University in New York. Zum Zeitpunkt ihrer Transition 2008 war Ladin die erste offen trans Angestellte einer orthodoxen jüdischen Institution weltweit. Ladin beschreibt, wie jüdische Vorstellungen von Gottes Unrepräsentierbarkeit ihrem jüngeren Ich geholfen haben, ihr »völlig, unsagbares Anderssein« (Ladin, 2018, S. 3, Übers. B. P.) zu verstehen. Ladin fühlte sich bereits früh schmerzlich uneins mit dem Jungen, als den ihre Eltern und andere sie sahen. Aber, so schreibt sie, »Gott verwechselte mich nie mit dem Körper, den andere sahen [...] Gott hatte, wie ich, keinen Körper, der ihn sichtbar machte, kein Gesicht, das die Menschen sehen konnten« (ebd., S. 2, Übers. B. P.). Bei Ladin ist ein unerwarteter psychologischer Einsatz der Torah für die Übersetzungsaktivität des Ich zu sehen, in der »transgender zu sein [...] mich Gott näherbrachte« (Ladin, 2018, S. 3).

Nicht nur Gender, sondern viele der Begriffe, die wir verwenden, um die Welt zu ordnen – z. B. sexuelle Orientierung, *race*, ethnische Zugehö-

9 Laplanche spricht diese spannende Möglichkeit in Fußnote 8 des Appendix II von *Gender, Sex and the ›Sexual‹* an, wo er schreibt: »in manchen Ländern kann die Anzeige einer Geburt mit anderen Kategorien als Gender verbunden sein«, etwa »ethnische Zuordnung (›weiß‹), religiöse Zuordnung (katholisch, moslemisch, ohne Bekenntnis etc.)« (Laplanche, 2011 [2003], S. 195).

rigkeit, Klasse und Religion – können als »Fundstücke« (Saketopoulou, 2017) gedacht werden, die im Zuge der Übersetzungsarbeit des sexuellen Unbewussten aufgegriffen werden. Sie bieten uns »Abschlussverfahren« gegenüber »destabilisierenden Andeutungen eines Bewusstseins für die Zentralität des anderen Unbewussten/des Unbewussten des anderen« (Browning, 2016, S. 1042, Übers. B. P.) in unserem Wesen. Doch der Abschluss ist immer unvollständig (das kindliche Sexuelle wird nie ganz übersetzt), was zur Erklärung dessen beiträgt, warum so viele dieser Begriffe (wie etwa ethnische Zugehörigkeit und Gender) häufig schwer zu fassen sind, der Sprache widerstehen und bei näherer Betrachtung zerbröckeln und so ihre instabile Grundlage verraten. Doch ein derartiger Abschluss kann dem Sexualtrieb einen sprachlichen Anstrich geben und den Anschein einer stabilen psychischen Struktur schaffen. Es ist jedoch nicht zu vergessen, dass diese Übersetzungscodes und der ptolemäische Abschluss, den sie ermöglichen, immer der Entstehung des Subjekts vorausgehen und daher nie eigene Erfindungen sind.

Was also, wenn Orys Gender teilweise über die besondere Art konstruiert ist, wie es in der Psyche seiner:ihrer Mutter eingesetzt wird? Könnte Ilanas Bedürfnis nach Orys nicht-normativem Gender als Platzhalter für ihr eigenes Anderssein – das für ihre Familie und Religionsgemeinschaft inakzeptabel gewesen wäre – für Ory zum Übersetzungscode geworden sein? Könnten wir Orys Gender so verstehen, als transportiere es die frühen, von der Mutter verleugneten Konflikte in Bezug auf ihre Beziehung zu ihrer Religion, unter anderem auch Ängste vor elterlicher Ablehnung und sozialer Isolation? Hier könnte die Sorge über das Gender des Sohnes ein besonders starker Vermittler der religiösen Zweifel der Mutter sein, da »Queerness« im Gender in der antisemitischen Vorstellungswelt mit jüdischer Differenz verbunden war.

Diese Fragen verlangen die Wahrung einer paradoxen Spannung. Einerseits ist es notwendig, Orys Gender als Artefakt der transgenerationalen Vermittlung festzuhalten, das durch die Funktion, die es nicht im Selbst, sondern im Objekt (in diesem Fall Ilana) erfüllt, aufrechterhalten wird. Andererseits müssen wir diese Formulierung im Kopf behalten, ohne Orys Gender zu Ilanas Symptom zu machen, also ohne es als fremde Zumutung von elterlicher Fantasie zu behandeln, die Orys »ursprüngliches« und »wahres« männliches Gender verzerrt. Ein derartiger Schritt würde problematischen Strängen der analytischen Theoriebildung ähneln, die Genderkomplexität – als »Versagen« des Gender gelesen – auf elterliche

Konflikte oder Traumata zurückführen (z. B. Chiland, 2000; Coates, 1990; Socarides, 1984). *Jede* Genderidentität, auch eine normative, wird durch Codes zusammengestellt, die dem Subjekt nicht innerlich sind, sondern aus dem Anderen bezogen werden. Ory – nicht anders als jedes andere atypisch oder normativ gegenderte Individuum – steht somit mit seinem durch die Fantasie, die Wünsche oder Bedürfnisse des anderen flektierten Gender nicht alleine. Transgenerational weitergegebener Inhalt vermittelt sich nicht heimlich über Generationen hinweg von einem Unbewussten zum anderen; vielmehr können traumatische Einschreibungen bei der älteren Generation Teil des Code-Repertoires werden, die in der Übersetzung des Rätsels durch das Kind aufgegriffen werden können.

Der kritische Theoriebeitrag dieser Formulierung ist folgender: Die Idee des Rätsels wird von manchen Leser:innen von Laplanche als Darstellung des Mechanismus missverstanden, wie sich transgenerationale Weitergabe vollzieht – also über etwas »Rätselhaftes«. Doch damit wird übersehen, dass das Rätsel als inhaltslos definiert ist. Welche Folge hat somit transgenerationales Trauma auf die psychische Entwicklung? Hier setzen wir an: Ja, Material wird über die Generationen transportiert (z. B. Holocaust-Traumata oder die Gewalterfahrungen der Sklaverei), allerdings ist das kein Prozess auf der Ebene des Rätsels. Im Gegenteil, ein derartiges Trauma ist stark repräsentiert, auch wenn es nonverbal oder sekundär verdrängt ist. Es wird dem Kind über erzählte Geschichten über die Vergangenheit mitgeteilt oder nonverbal über die Affekte, Gesten und Wesensart der Bezugsperson kommuniziert, und somit wird transgenerationales Trauma dem Fundus an Codes hinzugefügt, aus dem das Kind schöpft, um das Rätsel zu übersetzen. So wird die Geschichte der älteren Generation in die Struktur des psychischen Lebens einer späteren Generation aufgenommen.

In Bezug auf Gender hat die Psychoanalyse bisher Prozesse der transgenerationalen Vererbung als pathognostisch betrachtet, also als Hinweis auf einen elterlichen Wunsch, der dem Kind *aufgegeben* und als *Verzerrung* des wahren Ichs des Kindes realisiert wird (vgl. Coates, 1990; Coates & Moore, 1988). In diesen Theorien werden Kinder als hilflose Bauchrednerpuppen der ungelösten Konflikte der Eltern betrachtet. Diese Argumentation geht allerdings von der Idee eines wahren Gender im Kern der Identität aus. Gender ist jedoch keine Art von Kryptogramm der Innerlichkeit, das darauf wartet, von dem:der richtigen, kompetenten Leser:in entschlüsselt zu werden. Wenn es sich bei Gender nicht um eine eigene, primäre, ontologische Kategorie, sondern eine Reihe von Übersetzungscodes handelt, durch die das kindliche Sexuelle gebunden wird, können wir Gender als Entstehungsprozess mit vielen Windungen betrachten.

Genderübersetzungen sind somit nicht richtig oder falsch (stimmen mit den biologischen Geschlechtszeichen des Körpers, der Genderzuordnung des Individuums bei der Geburt oder seinem »wahren« Gefühl von Gender überein), sondern es geht dabei eher darum, wie gut die Passform ist, wie *weit* die Übereinstimmung geht. Ganz wesentlich ist, dass *jedes* Gender definitionsgemäß mit elterlichem emotionalem Schutt flektiert ist, *jede* Genderposition trägt im Aufblühen oder in der Beschämung die Staffel von transgenerationalen Konflikten weiter; kein Gender bleibt von persönlicher Geschichte oder kultureller Unterwanderung unberührt.

Anders gesagt, was immer Ory für die Mutter sein oder nicht sein muss – ein Junge (damit sie beide »normal« sein können) oder ein nichtnormatives oder trans Kind (damit ihr Anderssein einen Ausweg findet) –, Ory muss sich noch immer ein Leben zimmern, trotz der Fantasien/Bedürfnisse/der Art von seiner:ihrer Mutter, wie sie ihn:sie psychisch benutzt.[10] Die Frage, ob Ory aus Ilanas Dynamik etwas entwickeln kann, ist letztlich der entscheidende Faktor. Nicht in dem Sinne, dass Orys Mutter bereits zu viel Schaden verursacht hat, sodass der:die Analytiker:in Ory helfen muss, mit seiner:ihrer »Verbogenheit« zurechtzukommen. Eltern haben ihre eigenen Bedürfnisse und alptraumhaften Fantasien, vermitteln ihre eigenen unbewussten Ängste an ihre Kinder und geben unabsichtlich ihre eigenen transgenerationalen Narrationen weiter. Das trifft auf die Eltern von cisgender und heterosexuellen Kindern ebenso zu wie von queeren und trans Kindern, da es eine Dynamik *aller* Erwachsenen-Kind-Dyaden ist.

Das Problem liegt somit nicht in der Vergangenheit und den Konflikten der Mutter, sondern in der Tatsache, dass Orys Eltern *aus ihren eigenen Beweggründen heraus* die Übersetzung ihres Kindes – das erfinderisch die Schwierigkeiten der Mutter in seine Version von Gender umgeformt hat – nicht ertragen. Ory ist nicht für den Widerwillen der Eltern gegenüber dieser Genderübersetzung verantwortlich zu machen, auch wenn es zu seiner:ihrer Aufgabe wird, herauszufinden, wie er:sie mit der Tatsache ihres Widerwillens leben kann, so unfair das auch sein mag. Was Ory psychisch aus dieser transgenerationalen Weitergabe gemacht hat, gehört Ory,

10 Wir sprechen hier nur die Mutter an, da Aarons Material, das ebenfalls signifikant zu dieser Dynamik beiträgt, uns nicht zur Verfügung steht.

nicht den Eltern, und so lange diese Übersetzung mit seinem:ihrem Wesen übereinstimmt, *ist es die Aufgabe des:der Psychoanalytiker:in, Ory bei ihrer Verteidigung zu helfen.*

Man stelle sich ein Kind mit männlicher Geschlechtszuweisung vor, das elterliche Konflikte um Perfektionismus und Selbstwert dadurch bewältigt, dass es ein begabter Fußballspieler wird (und damit Doing Gender »richtig« macht). Solche Kinder dürfen ihre Genderübersetzungen »behalten«, ohne überwacht, beaufsichtigt, kontrolliert, abgelehnt oder beschämt zu werden wie Ory. Unserer Ansicht nach hat Ory es nicht mit einer außergewöhnlichen Menge an unbewusstem Material in Bezug auf religiöse, ethnische und genderspezifische Probleme der Mutter zu tun, denn ein solches psychisches Material ist immer vorhanden, vor allem in Familien, deren soziale oder persönliche Geschichte besonders belastet ist. Aber Kinder, die aus diesen psychischen Themen etwas Normatives machen, »dürfen« ihre psychischen Schöpfungen behalten, während nicht-normative Übersetzungen häufig mit der Panik der Erwachsenen konfrontiert sind, die das Kind mit Scham und Ablehnung bedenkt. Bedrückend und tatsächlich tragisch ist, dass Erwachsene – und Analytiker:innen – so bewundernswerten und starken Kindern wie Ory, welche:r die Genderthemen *(gender trouble)* der Mutter für sich zu etwas Stabilem und Schönem gemacht hat, etwas Inspiriertem, Lebendigem und ausgesprochen Freudvollem, mit Angst und Regulierung begegnen (Corbett, 2011). Das nimmt dem queeren Leben die Schönheit und den Erfindungsreichtum und versucht, ähnlich wie bei Orys Orchidee, es »geradezubiegen« und dabei oft zu brechen. So wird queeren Kindern die Seele gebrochen.

In der Psychoanalyse gibt es eine lange Tradition, im atypischen Gender oder in homosexuellen Lernprozessen von Kindern elterliche Psychodynamiken zu erkennen, wenn auch von einem anderen Blickwinkel aus und mit anderen Zielen, als wir sie vorgestellt haben (d. h. die »Korrektur« von atypischem Gender). Denken wir etwa an Stollers frühes Argument (Stoller, 1966), dass weibliches Verhalten bei männlichen Kindern ein Hinweis auf mütterliche Trennungsschwierigkeiten ist, oder Coates' Vermutung (Coates, 1990), dass weibliches Verhalten bei Jungen aus nicht ausreichend mentalisiertem mütterlichem Trauma herrührt, das die natürliche Genderentwicklung des Kindes verbiegt. Derartige Suchen treiben eine Jagd nach ätiologischen Hintergründen an und stecken voller Beunruhigung um »richtige« Mädchen- oder Jungen-Kindheiten. Oft wird der Mutter die Schuld gegeben – wie das bei Ilana der Fall war, und wie es die Misogynie diktiert.

Wir halten diese Theorien nicht deshalb für problematisch, weil »echtes« und »authentisches« Gender nicht mit elterlichen Konflikten vermischt wäre, sondern weil das, was das eigene Gender ausmacht, nicht seine Unabhängigkeit vom Objekt ist, sondern die Freiheit, mythisch-symbolische Codes mit relativer Autonomie von der Kontrolle des anderen zu verknüpfen, *auch diejenigen im Zusammenhang mit dem Trauma des Elternteils*. Diese Autonomie ist immer »relative Autonomie«, weil Übersetzungen nie vom Objekt und seinem Einfluss unabhängig sind, wie Orys Fall zeigt; Autonomie bezieht sich eher darauf, dass der andere (ob nun Erwachsene:r, Analytiker:in oder Gesetzgeber:in etc.) nicht versucht, Kontrolle über den Übersetzungsprozess des Kindes auszuüben. Aus diesem Blickwinkel heraus kann das transgenerationale Erbe von Ilanas Trauma als Einfluss auf Orys Gender *sogar als Ressource dafür* betrachtet werden.

Zweifellos ist die Verbindung von transgenerationaler Weitergabe, Trauma und Gender riskant, da sie leicht zur Rechtfertigung von Angriffen gegen Transgeschlechtlichkeit mobilisiert werden kann. Hinter atypischen Gendern, so die Argumentation, liegen ungelöste Probleme, die, wenn sie durchgearbeitet werden, Patient:innen wieder zu einer normativen binären Position bringen können. Um es ganz deutlich zu sagen, wir schlagen hier nicht vor, dass es einen Weg geben könnte, Orys feminines Auftreten aufzuheben: Wir betrachten es als die ethische Verantwortung von Analytiker:innen, nicht in die Übersetzungsbemühungen von Patient:innen und ihre möglichen Ergebnisse einzugreifen.

Das verlangt von der Psychoanalyse, Homosexualität oder Transgeschlechtlichkeit (zwei der möglichen Wege für Ory) nicht als misslungene oder ungewollte Entwicklung zu fassen. Wir brauchen professionelle Ökosysteme in unserem Feld, die queere Menschen *wollen* (Sedgwick, 1991) und trans Personen *wollen* (Gill-Peterson, 2018). Unser ethischer Aufruf bezieht sich auf Metapsychologien und klinische Räume, die Gender- und sexuelle Diversität nicht einfach behandeln, indem sie Platz für sie schaffen oder sie »akzeptieren«,[11] sondern indem sie sich an Differenz erfreuen

11 Zu den Grenzen der Rubrik der liberalen »Toleranz« oder »Akzeptanz« vgl. Jakobsen und Pellegrini (2004). Dazu, inwiefern Inklusivität – als reine Erweiterung derer, die in der Psychoanalyse willkommen sind – gegenüber genderdiversen Patient:innen versagt, vgl. das Gespräch zwischen Jules Gill-Peterson und Avgi Saketopoulou auf dem Podcast *Couched*, Folge 5 (Juni 2022).

und sie als Möglichkeitsbedingung eines erweiterten kollektiven Lebens verstehen (Preciado, 2019).

Wenn Orys Gender in einer gewissen komplizierten Beziehung zum Konflikt seiner:ihrer Mutter (bezüglich ihrer eigenen Bravheit/Normativität) besteht, ist das keine Enthüllung darüber, was an der Basis von Orys Gender liegt. Worum es hier geht, ist keine Frage des Beginns (hat es bei Ory oder Ilana angefangen?), was Laplanche als »absurden Streit über Priorität« (Laplanche, 2017 [1998], S. 193) beschreibt, da das kindliche Sexuelle, wie zuvor dargestellt, immer durch die Intervention des anderen in uns stimuliert und ausgelöst wird. Vielmehr könnte Orys Gender eine Übersetzung sein, die *für ihn:sie* ausreichend gut passt – und eine Seinsweise, die eine Verzahnung von Subjekt-Objekt-Dynamiken aufnimmt, die die Geschichte der Mutter erforderlich gemacht hat. In dem Maße, wie die Mutter, wie wir hier annehmen, das atypische Gender ihres Kindes braucht, um eine Arbeit zu leisten, die sie ins Zentrum stellt, indem sie Ory am Rand verortet, stellen sie die Konflikte mit dem Anderssein ihres Kindes gegenüber ihrer Herkunftsfamilie/ihrem Mann als pflichtbewusste Tochter und Ehefrau dar. Genderprobleme werden nicht abgewendet, nur an die nächste Generation weitergegeben. Doch war nicht auch Ilanas cis Gender ein seltsames Gewirr von ererbten mythisch-symbolischen Ideen (über die Pflichten von Frauen gegenüber Religion und Familie) und ihren eigenen idiomatischen Übersetzungen? Ist Ilana in ihrer normativen cis Gender-Erfahrung und Präsentation nicht auch zum Teil ein Nebenprodukt der Vorstellungen anderer darüber, was Gender ist?

Wie verbleiben wir nun klinisch gesprochen in Bezug auf Orys Gender? Die klinische Aufgabe wäre komplex: Meinem:meiner (A. S.) Patient:in zu helfen, den elterlichen Druck zu erkennen, der ihm:ihr die Aufgabe stellt, sowohl Anderssein als auch konforme Normativität zu performen, *aber das, ohne zu implizieren, dass das Gender nicht das eigene ist*. Aber das ist nicht, was ich tat, und eben deshalb hat mein Kommentar über den gebogenen Orchideentrieb unsere Arbeit unterbrochen. Wie das? Obwohl er empathisch und mitfühlend wirkt – und auch so gemeint war –, behandelte er Orys Gender nicht als seine:ihre eigene Schöpfung, sondern als von den schädlichen Interventionen der Mutter »verbogen«. Damit soll nicht übersehen werden, dass sich ihr Missfallen auf Ory stark auswirkte; es geht darum anzumerken, dass, anstatt Orys innere Robustheit zu priorisieren – die sich durch seine:ihre persistente feminine Präsentation ausdrückte, eine Nicht-Konformität, die er:sie aufrechtzuerhalten entschlossen war, ein reiner Wille, er:sie selbst zu sein, anstatt unter der Belastung dessen, was von ihm:ihr erwartet wurde, zu verwelken –, fokussierte mein Kommentar auf Verletzung. Ory kämpfte bereits darum, die Person zu sein, als die er:sie sich fühlte. Die Bemühung der Mutter, die Orchidee geradezubiegen, war nicht das, worauf die Behandlung zu diesem Zeitpunkt fokussieren sollte: Meine Deutung unterbrach einen entstehenden Schwung in meinen Begegnungen mit Ory. Ory handelte nicht nach der unbewussten Agenda der Mutter; er:sie hatte sehr wohl eine eigene. Das Aufgeben der Behandlung war somit Teil von Orys Robustheit, und er:sie ließ mich damit zurück, mich zu fragen, was ich falsch gemacht hatte – was mir gebührte. Aus unseren Fehlern zu lernen, verlangt Demut; es verlangt von uns zuzugeben, dass wir einem:einer Patient:in nicht genützt haben, und das ist schwierig. Aber nichts Geringeres als diese Demut sind wir denen schuldig, die uns um Hilfe bitten, vor allem, wenn wir ihnen nicht gerecht werden.

Im Rückblick glauben wir, dass die Arbeit in diesem Stadium darin bestanden hätte, zu feiern, dass Ory das eigene Gender für sich beanspruchte wie den Stoff und die Orchidee. Wenn ich (A. S.) es noch einmal tun könnte, würde ich bei der Orchidee bleiben, den Blütenblättern, der Aufmerksamkeit, die ihre Pflege erfordert, der Unsicherheit ihres Überlebens. Anstatt zu deuten, würde ich warten.

Orys Falldarstellung legen wir nicht vor, weil wir überzeugt sind, dass die Abläufe, die wir beschreiben, korrekte Darstellungen dessen sind, wie sich sein:ihr Gender *tatsächlich* entwickelt hat. Vielmehr legen wir sie *provisorisch* vor und erkennen an, dass man »wie in einem Traum nie den ›Nabel‹ von Gender berühren kann« (Gozlan, in Gozlan et al., 2022, S. 209, Übers. B. P.). Dementsprechend geht es uns weniger darum, die Ursprünge von Orys Gender und Sexualität an sich zu theoretisieren, sondern vielmehr darum, dass dieser Fall die Möglichkeit bietet, ein nuancierteres Modell davon zu geben, wie Entwicklungsdynamik, familiäre Geschichte und transgenerationale Weitergabe die Genderbildung beeinflussen können, ohne dass dieses Modell nur »straight« gedacht werden muss. Damit soll weder Orys Leiden noch das Leid von Kindern geschmälert werden, die alltäglichen Bekehrungsversuchen unterworfen sind. Doch wir hoffen, dass unsere Darlegungen, über Genderkonstituierungen und transgenerationale Weitergabe von Traumata nachzudenken, Analytiker:innen helfen könnte, diese Kinder besser zu verstehen, als es die Norm ist.

Aus dem Englischen übersetzt von Brita Pohl

Literatur

Bey, M. (2020). *The Problem of the Negro as a Problem for Gender*. Minneapolis: University of Minnesota Press.

Boyarin, D. (1997). *Unheroic Conduct: The Rise of Heterosexuality and the Invention of the Jewish Man*. Berkeley: University of California Press.

Boyarin, D., Itzkovitz, D. & Pellegrini, A. (Hrsg.). (2003). *Queer Theory and the Jewish Question*. New York: Columbia University Press.

Browning, D.L. (2016). Laplanche: From the Enigmatic Message of the Other to the Unconscious Alterity Within. *Journal of the American Psychoanalytic Association, 64*(5), 1037–4109.

Chiland, C. (2000). The Psychoanalyst and the Transsexual Patient. *International Journal of Psychoanalysis, 81*(1), 21–35.

Coates, S. (1990). Ontogenesis of Boyhood Gender Identity Disorder. *Journal of the American Academy of Psychoanalysis and Dynamic Psychiatry, 18*, 414–38.

Coates, S. & Moore, M.S. (1998). The Complexity of Early Trauma: Representation and Transformation. In D. DiCeglie (Hrsg.), *A Stranger in My Own Body: Atypical Gender Identity Development and Mental Health* (S. 39–62). London: Karnac.

Corbett, K. (2011). Gender Regulation. *Psychoanalytic Quarterly, 80*(2), 441–59.

Crenshaw, K. (1989). Demarginalizing the Intersection of Race and Sex: A Black Feminist Critique of Antidiscrimination Doctrine, Feminist Theory and Antiracist Politics. *University of Chicago Legal Forum, 1*, Article 8, 139–167.

Freud, S. (1909b). Analyse der Phobie eines fünfjährigen Knaben. *GW VII*, 241–377.

Geller, J. (2007). *On Freud's Jewish Body: Mitigating Circumcisions*. New York: Fordham University Press.

Gherovici, P. (2019). Transgender Expressions and Psychosis: Towards an Ethics of Sexual Difference. *British Journal of Psychotherapy, 35*(3), 417–30.

Gill-Peterson, J. (2018). *Histories of the Transgender Child*. Minneapolis: University of Minnesota Press.

Gill-Peterson, J. & Saketopoulou, A. (2022, 6. Juni). Exposing Transphobic Legacies, Embracing Trans Life: A Conversation Between Jules Gill-Peterson and Avgi Saketopoulou. *Couched Podcast*. https://couchedpodcast.org

Gilman, S. (1991). *The Jew's Body*. New York: Routledge.

Gilman, S. (1993). *Freud, Race, and Gender*. Princeton: Princeton University Press.

Gozlan, O. (2008). The Accident of Gender. *Psychoanalytic Review, 95*(4), 541–70.

Gozlan, O. (2014). *Transexuality and the Art of Transitioning: A Lacanian Approach*. London: Routledge.

Gozlan, O., Osserman, J., Silber, L., Wallerstein, H., Watson, E. & Wiggins, T.(2022). Transgender Children: From Controversy to Dialogue. *Psychoanalytic Study of the Child, 75*(1), 198–214.

Harris, A. (2008). *Gender as Soft Assembly*. New York: Routledge.

Jakobsen, J.R. & Pellegrini, A. (2004). *Love the Sin: Sexual Regulation and the Limits of Religious Tolerance*. Boston: Beacon Press.

Ladin, J. (2018). *The Soul of the Stranger: Reading God and Torah from a Transgender Perspective*. Waltham: Brandeis University Press.

Laplanche, J. (2011 [2003]). Gender, Sex and the Sexual. In ders., *Freud and the Sexual:*

Essays 2000–2006 (S. 159–201). Hrsg. v. John Fletcher. New York: Unconscious in Translation.

Laplanche, J. (2016 [1987]). *New Foundations for Psychoanalysis*. Übersetzt von Jonathan House. New York: The Unconscious in Translation.

Laplanche, J. (2017 [1998]). Time and the Other. In ders., *Après-Coup* (S. 165–195). Übersetzt von J. House. New York: The Unconscious in Translation.

Pellegrini, A. (1997). *Performance Anxieties: Staging Psychoanalysis, Staging Race*. New York: Routledge.

Preciado, P. (2019). Intervention, Femmes en Psychanalyse. *Journées 49 de l'ECF (Ecole de la Cause Freudienne).*

Pula, J. (2015). Understanding Gender Through the Lens of Transgender Experience. *Psychoanalytic Inquiry, 35*(8), 809–22.

Saketopoulou, A. (2017). Structured Like Culture: Laplanche and the Translation of Enigma. *DIVISION/Review, 17*, 51–52.

Saketopoulou, A. & Pellegrini, A. (2023). *Gender Without Identity*. New York: Unconscious in Translation.

Salamon, G.(2014). The Dignity of Belief. *Undecidable Unconscious: A Journal of Deconstruction and Psychoanalysis, 1*, 113–18.

Scarfone, D. (2016). Fantasme et processus de fantasmatisation. *Revue Française de Psychosomatique, 50*(2), 47–68.

Sedgwick, E.Kosofsky (1991). How to Bring Your Kids Up Gay. *Social Text, 29*, 18–27.

Snorton, C.R. (2017). *Black on Both Sides: A Racial History of Trans Identity*. Minneapolis: University of Minnesota Press.

Socarides, Ch. W. (1984). Infantile Origins of Sexual Identity. *Psychoanalytic Quarterly, 53*, 454–59.

Spillers, H. (1987). Mama's Baby, Papa's Maybe: An American Grammar Book. *Diacritics, 17*(2), 64–81.

Stoller, R. (1966). The Mother's Contribution to Infantile Transvestic Behavior. *International Journal of Psychoanalysis, 47*, 384–395.

Biografische Notizen

Avgi Saketopoulou ist zypriotische und griechische Psychoanalytikerin und lebt in New York City, USA. Die Autorin lehrt an der New York University im Postdoc-Programm Psychotherapie und Psychoanalyse, wo sie auch studierte. Im Jahr 2021 war sie eine der Moderator:innen der ersten Konferenz zur Arbeit von Jean Laplanche in den USA, sie arbeitet seit mehr als 20 Jahren mit trans Erwachsenen und transKindern und ihren Familien. *Sexuality Beyond Consent: Risk, Race, Traumatophilia*, 2023 bei der NYU Press erschienen, geht den Verknüpfungen von Sexualität und Performanz, queerer Ästhetik und Überwältigung nach und untersucht die Ethik des Sadismus. Avgis kritische Zwiegespräche mit Dominique Scarfone ergänzen die Aufsätze in seinem Buch *The Reality of the Message: Psychoanalysis in the Wake of Jean Laplanche* (The Unconcsious in Translation Press, 2023). Mit Dr. Ann Pellegrini teilt sie sich den ersten Tiresias Award (2021) der IPA für einen Aufsatz, der in ihrem gemeinsamen Buch *Gender Without Identity* (The Unconscious in Translation Press, 2023) erschienen ist.

Ann Pellegrini lehrt Performance Studies & Social and Cultural Analysis an der New York University und hat eine psychoanalytische Privatpraxis in New York. Einige von Pellegrinis

Veröffentlichungen sind: *Performance Anxieties: Staging Psychoanalysis, Staging Race* (Routledge, 1997); *Love the Sin: Sexual Regulation and the Limits of Religious Tolerance* gemeinsam mit Janet R. Jakobsen (NYU Press, 2003; Beacon Press, 2004); und *»You Can Tell Just by Looking« and Twenty Other Myths About LGBT Life and People*, gemeinsam mit Michael Bronski und Michael Amico (Beacon Press, 2013). Pellegrini ist auch gemeinsam mit José Muñoz Gründer:in und Herausgeber:in der Reihe *Sexual Cultures* bei der NYU Press, dem Herausgeber:innenteam gehören heute auch Joshua Chambers-Letson und Tavia Nyong'o an. 2021 erhielten Pellegrini und Avgi Saketopoulou den ersten Tiresias Award von der International Psychoanalytical Association für einen gemeinsamen Aufsatz. Dieser Aufsatz bildet den Ausgangspunkt für ihr Buch *Gender Without Identity* (The Unconscious in Translation Press, 2023).